职业教育医药类专业系列教材

医学基础

陈洁　曾慧　主编

化学工业出版社

·北京·

内容简介

本教材根据课程教学大纲的基本要求和课程特点编写而成。教材在体例设计上进行了大胆的创新，根据药学类专业特点和岗位职业能力要求，本着必需够用、因材施教的原则，将教材内容按照身体结构划分为正常人体概论、运动系统、神经系统、内分泌系统、血液、脉管系统、呼吸系统、消化系统、泌尿与生殖系统和感觉器官等十个模块，每个模块内按照学习者探究问题的思维顺序，采取"认识结构（基本部分）、分析功能（进阶部分）、辨识疾病（提高部分）"的主线设计教学内容。提高部分是基本部分和进阶部分的深化和拓展，主要包括各系统常见疾病，目的是拓展学生的临床思维，为学生后续的专业课学习及毕业后从事的药学服务等工作打下相关的专业基础。同时本教材还精心设计有基本的临床实操，如血压测定、血型测定、血糖测定、心肺复苏等，增加课程的应用性和可操作性。本书全彩印刷，图片精美、直观，便于学生学习。

本教材可作为职业本科和高职高专院校药学类专业教材，也可供药品与医疗器械类、护理类专业师生教学使用，还可作为医药企业药学人员的参考书或培训用书。

图书在版编目（CIP）数据

医学基础 / 陈洁，曾慧主编. -- 北京 ： 化学工业出版社，2025. 3. --（职业教育医药类专业系列教材）.
ISBN 978-7-122-47515-2

Ⅰ. R3

中国国家版本馆CIP数据核字第2025BU3281号

责任编辑：刘红萍 迟 蕾 李植峰　　　装帧设计：关 飞
责任校对：田睿涵

出版发行：化学工业出版社
　　　　　（北京市东城区青年湖南街13号　邮政编码100011）
印　　装：北京瑞禾彩色印刷有限公司
787mm×1092mm　1/16　印张13　字数361千字
2025年7月北京第1版第1次印刷

购书咨询：010-64518888　　　　　　售后服务：010-64518899
网　　址：http://www.cip.com.cn
凡购买本书，如有缺损质量问题，本社销售中心负责调换。

定　　价：68.00元　　　　　　　　　　　版权所有　违者必究

编写人员

主　　编　陈　洁　曾　慧

副 主 编　张年凤　张　贝

参编人员（按姓氏笔画排序）

年新颖（武汉职业技术大学）

刘　斌（湖北省肿瘤医院）

李焱洪（广东江门中医药职业学院）

张　贝（江门市中心医院）

张年凤（岳阳职业技术学院）

陈　杰（岳阳职业技术学院）

陈　洁（武汉职业技术大学）

巢　汝（湖南环境生物职业技术学院）

曾　慧（长沙卫生职业学院）

谢明芳（武汉职业技术大学）

谭方方（武汉职业技术大学）

主　　审　丛淑芹（山东药品食品职业学院）

前言

医学基础是高职高专药学类、医学技术类、护理类等专业的一门重要的专业基础课程，内容涵盖人体解剖学、生理学及疾病学的基础知识。通过本课程的学习，学生能掌握相关职业所必需的正常人体形态结构和生命活动规律的基础知识与基本技能，并拓展相关的常见疾病知识。本教材可适应不同能力学生的需求，为学生后续药理学、药学服务等专业课的学习及从事医药相关行业的工作夯实基础。

教材编写以《中华人民共和国职业分类大典》（2022年版）规定医药卫生、食品药品行业从业人员职业资格准入为指导，充分分析"1+X"药品购销职业技能等级证书考试和执业药师资格考试相关内容要求，体现行业发展特点，科学规划，准确定位，将人体结构功能与临床疾病知识进行有机整合，注重医学知识和药学知识的渗透，强调专业基础课与专业核心课之间的沟通和衔接。教材内容按照身体结构划分为正常人体概论、运动系统、神经系统、内分泌系统、血液、脉管系统、呼吸系统、消化系统、泌尿与生殖系统和感觉器官等十个模块，每个模块内按照学习者探究问题的思维顺序，采取"认识结构（基本部分）、分析功能（进阶部分）、辨识疾病（提高部分）"的主线设计教学内容。

本教材各个模块均设有学习目标，有助于教师及学生把握学习重点；设有课堂互动，便于教师进行启发式教学；设有知识链接，可拓展学生知识面，增强教材趣味性；每个模块的病例分析可拓展学生的临床思维，培养学生将基础知识应用于临床的能力；另外，模块后的实训项目强化学生动手操作能力，培养其专业技能和职业素养。本教材是湖北省职业教育在线精品课程医学基础的配套教材，同时也是富媒体教材，即纸质教材有机融合数字资源，配套教学PPT、微课、图片、病例分析、题库、数字化教学服务，使教学资源更加多样化、立体化。

本教材是根据专业培养目标及就业岗位的能力需求，结合课程教学大纲，由职业本科、高职高专院校教师和三甲医院临床专家共同悉心编写而成，具体分工如下：陈洁负责模块一和模块十编写，曾慧负责模块二编写，陈杰负责模块三编写，刘斌和张贝负责模块四编写，谭方方和年新颖负责模块五和模块六编写，谢明芳负责模块七编写，巢汝和李焱洪负责模块八编写，张年凤负责模块九编写。丛淑芹负责全书的审核，陈洁负责全书策划、统稿和修改。

本教材可作为职业本科和高职高专院校药学类专业教材，也可供医学技术类、护理类相关专业师生作为教材使用，还可作为医药行业企业员工培训及执业药师考试的参考用书。

本教材在编写过程中进行了大量的调研，得到了许多行业专家、企业技术人员及参编单位的支持和帮助，尤其是武汉职业技术大学领导和同仁的鼎力支持和协助，在此表示衷心的感谢！由于编者水平所限，本书难免会有疏漏之处，望广大读者批评指正。

编者

2025年1月

目录

模块一 正常人体概论

1 概述

医学基础
课程简介

1.1 医学基础的研究内容

　　医学基础是研究正常人体的形态结构、生理功能以及常见病的病因、发病机制、临床表现和治疗原则的科学。它包含了人体解剖学、生理学等基础医学的知识和疾病诊断学等临床医学的内容。

　　人体解剖学是一门古老的医学学科，是通过用解剖工具和肉眼观察的方法来研究正常人体形态结构的科学。"解剖"的原意为切割、分离，是研究人体构造最基本的方法。人体解剖学的基础任务是阐明人体各器官的形态、结构、位置与毗邻关系。史前时期，经过长期的实践，如狩猎、屠宰畜类和战争负伤等，人类对动物和人体的外形与内部构造有了初步的认识。考古工作者发现，石器时代人类居住的洞穴的石壁上留有很多粗浅的解剖图画。战国时代，我国第一部医学经典著作《黄帝内经》中就已明确提出"解剖"一词，及其研究方法"度量切循"，并记载有胃、心、肺、脾等内脏的名称、大小和位置，很多名称仍为现代解剖学所沿用。

　　生理学是研究正常人体生命活动的现象、过程、规律和机制的科学。以人体结构为基础，主要通过实验的方法研究机体的各种生命现象，如呼吸、消化、循环、泌尿生殖、肌肉运动等发生的原理及机体的内、外环境变化对他们的影响，从而阐明生命活动的基本规律。生理学的发展与医学关系密切，医学中关于疾病问题的理论研究是以人体生理学的基本理论为基础的，同时，通过医学实践又可以检验生理学理论是否正确，并不断以新的问题丰富生理学理论和推动生理学研究。因此，生理学是医学的一门基础理论学科。

临床医学是研究疾病的病因、诊断、治疗和预后，提高临床治疗水平，促进人体健康的科学。临床即"亲临病床"之意，它根据患者的临床表现，从整体出发结合研究疾病的病因、发病机制和病理过程，进而确定诊断，通过各种预防和治疗手段，最大限度减轻患者痛苦、恢复患者健康。临床医学是一门实践性很强的应用科学，重点在诊断与治疗疾病。经过多年的发展，临床医学逐渐形成了包括内科、外科、妇科、儿科在内的 50 余个专业学科，为维护人类的健康各司其职，服务于患者。

基础医学和临床医学从不同的角度、用不同的研究方法来研究人的生命和疾病现象的本质及其规律，它们所研究的领域不断扩大并相互影响，基础医学为临床医学的发展提供了新的治疗技术和策略。

1.2 医学基础的学习方法

医学基础是将基础医学和临床医学的相关学科有机融合起来而形成的一门新课程。在学习中，应该注意应用科学的方法。同时，通过对这一课程的学习，同学们可以掌握从事药品相关工作及健康服务等工作所必需的医学基础知识和基本技能。

（1）重视形态结构与功能的联系

人体的形态结构是功能的物质基础，功能的长期改变也可影响器官的形态结构。如耳郭的形态位置有利于收集声波；眼呈球形，能灵活运动，有利于扩大视野。人的上下肢与四足动物的前后肢为同源器官，功能相似，形态结构相仿。因为劳动，使得前后肢功能逐渐分化、演变，人的上肢（尤其是手）成为握持工具、从事技巧性劳动的器官，下肢则成为支持体重和维持直立的器官，因而上下肢的形态功能有着明显的差异。坚持锻炼可使肌肉发达、骨骼粗壮；长期卧床则可导致肌萎缩、骨质疏松。

（2）形成局部与整体统一的观点

人体是一个有机统一的整体。任何一个器官或局部都是整体的一部分，都不能离开整体而单独存在，它们既相互联系又相互影响。如大叶性肺炎不仅影响呼吸系统，导致咳嗽咳痰，还会引起发热、白细胞增高等全身反应。

医学基础的学习从器官、系统入手，但同时也要始终注意各系统、各器官相互间的联系，以及它们在整体中的地位和作用。要从整体的角度来认识，防止片面、孤立地认识器官与局部。

（3）注意将理论与实践相结合

医学基础是一门理论和实践相结合的学科，其理论知识中有关形态结构的名词、内容及相应的描述比较多，不易理解记忆，因此必须重视实验课学习，要充分观察解剖及病理标本、组织切片、模型挂图并辅以虚拟仿真软件对结构进行反复拆分重构以加深印象，增进理解；在学习临床疾病时，要与典型的案例分析相结合，培养科学的临床思维方法和分析解决问题的能力。

（4）以发展变化的观点认识疾病

疾病是一个过程，从发生、发展到转归是不断变化的，要用运动发展的观点加以理解，在疾病的动态变化中把握内在联系，随着病情的演变不断修正自己的认识。

2 人体基本结构认知

2.1 解剖学姿势及常用术语

正确地描述人体结构的形态必须采用统一的标准，人体解剖生理学上常采

解剖学姿势及
常用术语

用一些公认的统一标准和描述用语。

（1）解剖学姿势

解剖学所采用的标准姿势是身体直立，面向前，两眼向正前方平视，两足靠拢，足尖向前，上肢下垂于躯干两侧，手掌向前。研究的对象处于横位时，仍要按标准姿势描述（图1-1）。

（2）常用的方位术语

① 上和下　是对部位高低关系的描述。头部在上，足在下。靠近头侧者为上，远离头侧者为下。如眼位于鼻之上，而口则位于鼻之下。

② 前和后（腹侧和背侧）　凡距身体腹面近者为前（腹侧），距背面近者为后（背侧）。如乳房在前胸壁，脊柱在消化道的后面。

③ 内侧和外侧　是对各部位与正中面相对距离的位置关系的描述。如眼位于鼻的外侧，而在耳的内侧。

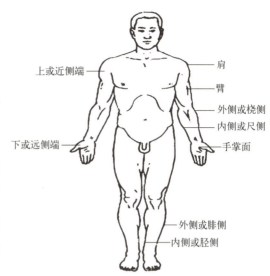

图1-1　解剖学姿势和方位术语示意图

④ 内和外　是表示与内腔相互关系的描述。如胸（腔）内、外等。

⑤ 浅和深　是对与皮肤表面相对距离关系的描述。即离皮肤表面近者为浅，远者为深。

⑥ 近侧和远侧　用于四肢，接近躯干的一侧为近侧，远离躯干的一侧为远侧。

【课堂互动】

　　请某位同学离开座位展示解剖学姿势，请大家讨论解剖学姿势与军姿中立正的区别。

（3）轴和面

① 轴　为了分析关节运动时骨的位移轨迹，在解剖学姿势下，可将人体设3个互相垂直的轴，即矢状轴、冠状轴和垂直轴（图1-2）。

A.垂直轴　上、下方向，垂直于水平面，与人体长轴平行的轴。

B.矢状轴　前、后方向，和水平面平行，与人体长轴垂直的轴。

C.冠状轴　也称额状轴，左、右方向，和水平面平行，与垂直轴和矢状轴相垂直的轴。

② 面　按照轴线将人体或器官切成不同的切面，以便从不同角度观察某些结构。解剖学典型的切面是矢状面、冠状面和水平面（图1-2）。

A.矢状面　矢状面是沿矢状轴方向所做的切面，是将人体分为左右两部分的纵切面。如该切面恰通过人体的正中线，则叫作正中矢状面。

B.冠状面　冠状面是沿冠状轴方向所做的切面，是将人体分为前后两部的纵切面，与矢状面和水平面相垂直。

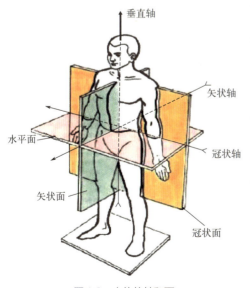

图1-2　人体的轴和面

C.水平面　水平面也叫横切面，为沿水平线所做的横切面。它将人体分为上下两部，与上述两个纵切面相垂直。

须注意的是，器官的切面一般不以人体的长轴为准而以其本身的长轴为准。与长轴平行的切面为纵切面，与长轴垂直的切面为横切面。

人体的组成与分部

2.2 人体的组成与分部

人体结构和功能的基本单位是细胞。许多形态和功能相似的细胞与细胞间质共同构成组织。几种不同的组织有机地结合在一起，构成了具有一定形态、能够完成一定功能的器官，如心、肝、肾等。许多功能相关的器官联系在一起，能够完成一种连续的生理功能，将它们称为一个系统（图1-3）。人体可分为九大系统，即运动系统、消化系统、呼吸系统、泌尿系统、生殖系统、脉管系统、感觉器官、内分泌系统和神经系统。其中，呼吸系统、消化系统、泌尿系统和生殖系统的大部分器官位于胸腔、腹腔及盆腔内，并通过一定的孔道与外界相通，故又总称为内脏。人体各器官、系统彼此联系，相互协调，构成一个完整的有机体。

人体可分为头、颈、躯干和四肢四个部分。头的前面称为面部，后面称为颅部。颈的前面为颈部，后面称为项部。躯干前面分为胸部、腹部、盆部和会阴；后面上部称为背，下部称为腰。四肢分为上肢和下肢，上肢又分为肩、臂、前臂和手；下肢又分为臀、股、小腿和足。

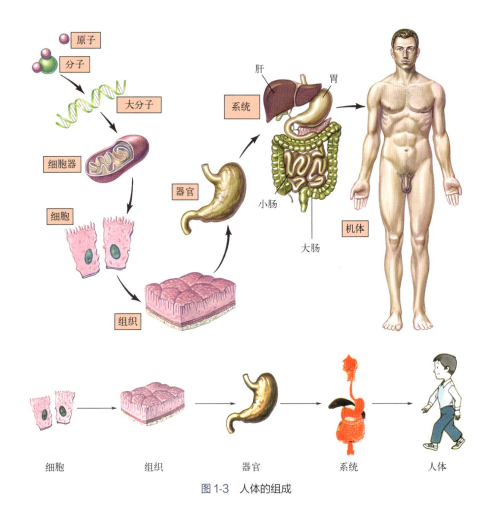

图1-3　人体的组成

3 人体生理功能的调节

神奇的人体
功能调节

人体的一切生命活动都是在一定环境条件中进行的。环境是机体赖以生存和发展的必要条件，如果环境发生改变，人体的功能活动随之受到影响。机体直接接触的外界环境称为外环境，包括自然环境和社会环境。体内细胞生存的具体环境，即细胞外液称为内环境。

3.1 人体内环境与稳态

（1）人体内环境

机体内的液体总称体液，成人的体液约占体重的 60%。体液可以分为两部分：存在于细胞内的部分，叫作细胞内液，约占体液总量的 2/3；存在于细胞外的部分，叫作细胞外液，主要包括组织液、血浆、淋巴液和脑脊液等，约占体液总量的 1/3。细胞外液中约 3/4 为组织液，分布在全身的各种组织间隙中，是血液与细胞进行物质交换的场所。细胞外液中约 1/4 为血浆，分布于心血管系统，血浆与血细胞共同构成血液，在全身循环流动。细胞外液构成了人体绝大部分细胞直接生活的液体环境，这个液体环境叫作人体内环境。内环境对细胞的生存及维持正常的生理功能非常重要。机体的绝大部分细胞并不直接与外界环境接触，而是生活在细胞外液之中，通过与细胞外液不断进行物质交换而维持其生命活动。

（2）内环境稳态

正常情况下，机体细胞外液的化学成分和理化特性保持相对稳定的状态，称为内环境稳态，简称稳态。例如体温维持在 37℃左右，血浆 pH 值维持在 7.35～7.45，血糖保持动态平衡状态等。由于新陈代谢的进行，各种化学成分和理化特性，经常在一定范围内变化，处于动态的相对恒定状态中。因此，内环境的稳态不是固定不变的静止状态，而是处于动态平衡状态。

生命活动的根本就是维持内环境稳定。内环境稳态是细胞维持正常生理功能的必要条件，也是机体维持正常生命活动的必要条件。内环境稳态的维持是人体多种调节机制协同作用的结果。一方面，外环境的变化和细胞的新陈代谢不断破坏内环境的稳态；另一方面人体通过各器官、系统的协调活动及内环境中某些成分的缓冲作用（如水分可吸热，体液中存在缓冲对可缓冲 pH 的变化）又可使稳态重建。人体的生命活动正是在稳态的不断破坏和不断恢复的过程中得以维持和进行的。如果内环境稳态遭到破坏，机体功能将发生紊乱，导致疾病，甚至危及生命。

📖 知识链接

血糖与肝糖原的合成

19 世纪，法国著名生理学家克劳德·贝尔纳首先提出内环境这一概念。他认为，人类生存，除了外环境，如自然环境（沙漠瀚海、高原冰川、热带雨林）和社会环境之外，还包括内环境——体内细胞直接生存的环境，也就是细胞外液。

在贝尔纳所处的时代，流行的理论是：人体需要的糖是从食物中吸收，通过肝、肺和其他一些组织分解。而贝尔纳在实验中觉得这种理论存在谬误。他凭借天才的想象和猜测，认为合成糖原的"有功之臣"应当是——肝脏。

贝尔纳用狗做了实验来证实自己的理论，他先用碳水化合物和肉分别喂狗，几天后再把狗杀死，意外地发现有大量的糖分存在于他们的静脉当中。这种现象引起了他的深思。通过进一步实验他终于发现了肝脏的糖原合成与转化功能。

他发现当血液中血糖含量增高时，肝脏可以将血糖转化成糖原储存起来；反之，当血液中血糖含量降低时，肝脏可将储存的糖原转化成葡萄糖释放入血液。肝脏可使有机体血糖处于相对稳定的状态。这令贝尔纳意识到机体各部分间有着相互协调的关系。

也正是肝脏糖原合成和转化功能的发现，刺激了贝尔纳提出"内环境"概念，使得人们认识到动植物在生理上的统一性。

3.2 人体功能活动的调节

人体对外环境变化的适应和内环境稳态的维持都是通过人体功能活动的调节来实现的。人体有完整、精确的调节机制，主要包括神经调节、体液调节、自身调节三种。

（1）神经调节

神经调节是神经系统的活动对机体生理功能进行的调节。神经调节的基本方式是反射。反射是指在中枢神经系统的参与下，机体对刺激产生的规律性反应。反射活动的结构基础是反射弧，它由感受器、传入神经、神经中枢、传出神经和效应器五个部分组成。感受器和传入神经是感觉传入部分，感受器接受刺激，并将各种能量形式的刺激转化为生物电信号——神经冲动传向神经中枢。神经中枢是位于脑或脊髓内参与某一反射活动的神经细胞群。神经中枢是整合部分，对传入信号进行分析，并发出传出信号。中枢发出的信号经传出神经到达效应器，改变效应器的活动状态，从而完成反射活动。反射弧是完成反射活动的结构基础，任一部分被破坏，反射活动都将无法实现。例如，在膝半屈和小腿自由下垂时，轻快地叩击膝腱（膝盖下韧带），大腿肌肉的感受器将刺激能量转换成电信号，神经冲动通过传入神经（即感觉神经）传向中枢，信息经中枢分析综合后，发出传出冲动，经传出神经（运动神经）到达效应器股四头肌，从而引起肌肉收缩、小腿前伸，即膝跳反射（图1-4）。神经调节的特点是反应迅速、历时短暂、作用准确而局限。它是人体功能活动调节的主要方式。

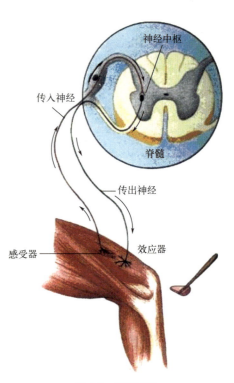

图1-4 膝跳反射

条件反射与非条件反射

反射是指在中枢神经系统参与下的机体对内、外环境刺激的规律性应答。17世纪人们即注意到机体对一些环境的刺激具有规律性反应，例如机械刺激角膜可以规律性地引致眨眼。当时就借用了物理学中"反射"一词表示刺激与机体反应间的必然因果关系。后来，俄国生理学家巴甫洛夫发展了反射概念，把反射区分为非条件反射和条件反射两类。

非条件反射是指在出生后无需训练就具有的反射。按生物学意义的不同，它可分为防御反射、食物反射、性反射等。这类反射能使机体初步适应环境，对个体生存与种系生存有重要的生理意义。

条件反射是巴甫洛夫研究狗的消化腺分泌时意外发现的。在狗的腮部唾液腺位置连接一导管，引出唾液，并用精密仪器记录唾液分泌的滴数。实验时给狗食物，并随时观察其唾液分泌量。巴甫洛夫意外地发现，除食物之外，在食物出现之前的其他刺激（如送食物人员脚步声、铃声等），也会引起狗的唾液分泌。他将狗对食物之外的刺激引起的唾液分泌现象，称之为条件反射。

条件反射是指在出生后通过训练而形成的反射。它可以建立，也能消退，数量可以不断增加。条件反射的建立扩大了机体的反应范围，当生活环境改变时条件反射也跟着改变。因此，条件反射较非条件反射有更大的灵活性，更能适应复杂变化的生存环境。

（2）体液调节

体液调节主要指激素调节。机体的内分泌腺和内分泌组织分泌的激素，通过血液循环被运送到全身各处，调节机体的新陈代谢、生长、发育、生殖等生理功能，这种调节方式称为体液调节。例如，胰岛 B 细胞分泌的胰岛素进入血液循环后，通过调节全身各组织细胞的糖与脂肪的代谢，保持血糖的相对稳定。内分泌系统可以看成是一个独立的调节系统，因为部分内分泌腺或内分泌细胞可以感受内环境中某种理化成分或性质的变化，并直接作出相应的反应。但是，不少内分泌腺本身还直接或间接地受中枢神经系统的调节，在这种情况下，内分泌腺就成为反射弧上传出神经的延伸部分，形成了所谓神经 - 体液调节的概念（图 1-5）。此外，细胞、组织所产生的一些特殊化学物质，通过局部组织液的转运，改变邻近细胞、组织的活动，称为局部体液调节。一般来说，体液调节的特点是缓慢、广泛和持久。

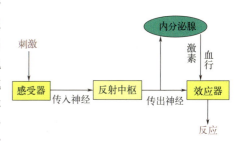

图 1-5　神经 - 体液调节示意图

（3）自身调节

自身调节是指机体某些器官、组织或细胞不依赖于神经或体液的因素，自身对周围环境变化自动产生的适应性反应。例如，肾动脉血压升高时，入球小动脉的口径会因血管壁所受的牵张刺激程度增加而缩小，从而保持肾血流量相对稳定。自身调节的特点是调节准确、稳定，但调节的幅度和范围较小。

（4）反馈

当机体的内、外环境发生变化时，神经系统和内分泌系统作为人体功能调节的控制部分，可以通过输出控制信息来实现对靶器官、组织或细胞的神经调节和体液调节。同时，被控制部分其功能发生变化时，又可将变化的信息传送至控制部分，改变其调节的强度。这种被控制部分对控制部分功能的影响称为反馈。

根据反馈信号对控制部分作用的结果，又将反馈分为负反馈和正反馈。

① 负反馈　通过反馈信号减弱控制部分的活动，这种反馈方式称为负反馈。体内的大多数反馈调节为负反馈，通过负反馈调节可维持机体的稳态。例如维持血压稳定的动脉压力感受性反射、恒温动物的体温调节等就属于负反馈调节。

② 正反馈　通过反馈信号加强控制部分的活动，这种反馈方式称为正反馈。正反馈常见于需要快速完成的一些生理过程，如血液凝固、分娩、排尿、排便等。正反馈的生理意义在于使机体某种生理活动不断增强，直到全部完成。

【课堂互动】
请大家积极思考，列举机体其他常见的正、负反馈调节活动。

4 生命基本特征

4.1 新陈代谢

新陈代谢是指新的物质不断替代老的物质的过程。机体与周围环境之间不断进行着新陈代谢。新陈代谢包括同化作用和异化作用两个方面。同化作用指机体从外界环境中摄取营养物质后，把它们转化成为机体自身物质的过程。异化作用指机体把自身物质进行分解，同时释放能量以供生命活动和合成物质的需要，并把分解的产物排出体外的过程。一般物质分解时释放能量，物质合成时吸收能量。机体只有在与环境进行物质与能量交换的基础上才能不断自我更新。新陈代谢一旦停止，生命也就终止。

4.2 兴奋性

机体受到周围环境发生改变的刺激时具有发生反应的能力，称为兴奋性。能引起机体或其组织细胞发生反应的环境变化，称为刺激。刺激引起机体或其组织细胞的代谢改变及其活动变化，称为反应。反应可分为两种：一种是由相对静止转变为活动状态，或者活动由弱变强，称为兴奋；另一种是由活动状态转变为相对静止状态，或活动由强变弱，称为抑制。刺激引起的反应是兴奋还是抑制，取决于刺激的质和量以及机体当时所处的机能状态。一般将引起组织发生反应的最小刺激量称为阈强度或阈值强度（简称阈值）。阈值的大小能反映组织兴奋性的高低。组织兴奋性高则阈值低，兴奋性低则阈值高。机体对环境变化作出适当的反应，是机体生存的必要条件，所以兴奋性也是基本生理特征。

4.3 适应性

在人类遗传和进化过程中，机体的结构与功能一方面不断分化，另一方面又在不断加强整体性。人类生存环境复杂多变，机体不同的细胞、组织、器官和系统在执行其功能的同时，也彼此密切配合协调，以整体功能活动的形式去适应复杂多变的环境。机体根据外部环境变化而调整内部关系的生理特性称为适应性。适应性以兴奋性为基础，但其又有一定限度，超过此限度，机体就会发生适应不全，甚至完全不能适应。

4.4 生殖

机体具有产生与自己相似子代的功能，称为生殖。任何机体的寿命都是有限的，都要通过繁殖子代来延续种系，所以生殖也是基本生理特征。高等动物及人体的生殖过程比较复杂。父系与母系的遗传信息分别由各自的生殖细胞中的脱氧核糖核酸（DNA）带到子代细胞，使子代细胞与亲代细胞具有同样的结构和功能。

 目标检测

一、选择题

（一）单项选择题

1. 解剖学术语"内侧和外侧"是（   ）。

　A. 表示与空腔相互关系的描述　　　　　　　B. 对部位高低关系的描述

　C. 对与皮肤表面相对距离的描述　　　　　　D. 对各部位与正中面相对距离的位置关系的描述

2. 机体的内环境是指（   ）。

A. 细胞液   B. 腹腔   C. 血液   D. 细胞外液

3. "望梅止渴""画饼充饥"是哪种调节机制？（   ）
     A. 神经调节   B. 体液调节   C. 自身调节   D. 反馈

4. 下列哪种活动不是正反馈活动？（   ）
     A. 血压的稳定   B. 排尿   C. 排便   D. 分娩过程

5. 机体组织在接受刺激而发生反应时，其表现形式是（   ）。
     A. 兴奋   B. 抑制   C. 兴奋或抑制   D. 不能肯定

6. 生物体内环境稳态是指（   ）。
     A. 细胞内液理化因素保持不变
     B. 细胞外液理化因素保持不变
     C. 细胞内液理化性质在一定范围内保持波动
     D. 细胞外液理化性质在一定范围内保持波动

7. 神经调节的基本方式是（   ）。
     A. 反馈   B. 反射   C. 反应   D. 反射弧

8. 下列哪项是体液调节的特点？（   ）
     A. 缓慢   B. 短暂   C. 不灵敏   D. 局限

9. 下列哪项不是神经调节的特点？（   ）
     A. 迅速   B. 局限   C. 持久   D. 时间短暂

10. 关于反射弧哪项是正确的？（   ）
     A. 感受器→传入神经→神经中枢→传出神经→效应器
     B. 感受器→传入神经→传出神经→神经中枢→效应器
     C. 效应器→传入神经→神经中枢→传出神经→效应器
     D. 效应器→传入神经→传出神经→神经中枢→感受器

（二）多项选择题

1. 关于解剖学标准姿势的描述，下列哪些项正确？（   ）
     A. 身体直立、面向前   B. 手掌向内   C. 两眼向正前方平视   D. 两足并立

2. 人体功能活动的调节方式有（   ）。
     A. 神经调节   B. 体液调节   C. 自身调节   D. 反馈

3. 下列描述正确的是（   ）。
     A. 冠状面将人体分成前后两部分   B. 矢状面将人体分成左、右两部分
     C. 水平面与地面平行   D. 与器官长轴平行的切面为横切面

4. 下列关于反射的叙述中，错误的是（   ）。
     A. 反射必须要大脑皮质参与
     B. 反射的结构基础是反射弧，反射弧中的效应器就是由传出神经末梢组成
     C. 反射活动不一定需要完整的反射弧
     D. 反射是在中枢神经参与下机体对刺激发生的规律性反应

5. 人体的分部可分为（   ）。
     A. 头   B. 躯干   C. 颈   D. 四肢

6. 下列属于负反馈的有（   ）。
     A. 动脉压力感受性反射   B. 体温调节   C. 血液凝固   D. 分娩

二、简答题

1. 叙述人体九大系统包括哪些。

2. 简述人体生理功能的调节方式及其特点。

模块二 运动系统

❖【知识目标】
1. 掌握骨的形态、分类及理化特性。
2. 掌握骨的构造、骨髓分类与功能。
3. 掌握骨连结即关节的结构与功能。
4. 了解人体骨骼肌的分布与功能。

❖【能力目标】
1. 能辨识骨的形态特征，说出全身骨的组成。
2. 能根据骨的生长与发育过程分析幼儿骨与成人骨的生理特点。
3. 能分析颈椎病与骨质疏松的成因，了解防治措施。

❖【职业素养目标】
1. 通过观察大体老师标本模型，强化尊重生命、敬畏生命、善待生命的意识。
2. 分析临床常见运动系统疾病，培养加强体育锻炼的意识，提高身体素质。

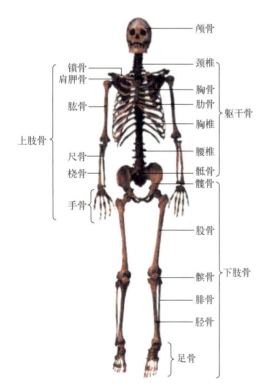

图 2-1 人体全身骨骼（前面）

颅骨
锁骨
肩胛骨
肱骨
颈椎
胸骨
肋骨
胸椎
躯干骨
尺骨
桡骨
腰椎
骶骨
髋骨
手骨
上肢骨
股骨
髌骨
下肢骨
腓骨
胫骨
足骨

运动系统由骨、骨连结及骨骼肌组成。骨通过骨连结互相联结在一起，组成骨骼。骨骼肌附着于骨，收缩时牵动骨骼，引起各种运动。骨、骨连结和骨骼肌构成人体支架和基本轮廓，并有支持和保护功能，如颅支持和保护脑，胸廓支持和保护心、肺等器官。运动系统作为人体的重要组成部分，是在神经系统支配下进行活动的（图 2-1）。

骨的形态与
分类

1.1 骨的概述

（1）骨的形态

骨具有一定的形态和功能，它由骨细胞、胶原纤维和骨基质构成。根据骨的
形态可分为长骨、短骨、扁骨及不规则骨四类。长骨呈中空管状，主要分布在四肢，如肱骨、股骨等。长骨中部细长称骨干，两端膨大称骺，在肢体运动中起杠杆作用。短骨呈立方形，位于联结牢固、运动较复杂的部位，如腕部和足后部等部位。扁骨较宽呈板状，它主要构成容纳重要器官的腔壁，对器官起保护和支持作用，如头颅的顶骨和骨盆的髋骨等。不规则骨形状不规则，如椎骨等。

骨的重量在成人约占体重 1/5，而新生儿仅占 1/7 左右。骨的形状与其功能有关，有的骨以支持、保护为主，有的便于支撑和运动。骨又可与邻近骨的连接或由于肌肉附着、神经和血管的通过等，而使其外形有沟、孔、凹、窝、突起等结构特点。

（2）骨的构造

骨由骨膜、骨质、骨髓和血管等构成（图 2-2）。

① 骨膜 骨膜是一层纤维结缔组织膜，紧贴于关节面以外的骨面上。骨膜含有丰富的血管、神经和成骨细胞，对骨的营养、生长和修复有重要意义。如果剥离骨膜，骨就易于坏死并不能修复。

② 骨质 骨质是骨的主要成分，分为骨密质和骨松质两种形式。骨密质坚硬、抗压、抗扭曲力强，构成长骨干和其他类型骨及骺的外层；长骨干中空称髓腔。骨松质分布于长骨骨骺或短骨内部，由许多片状的骨小梁交织排列而成，呈蜂窝状。骨小梁的排列与骨所承受力的方向是一致的，也具有抗压、抗扭曲作用。扁骨的内、外两面由骨密质构成骨板，两板之间充填以骨松质。

③ 骨髓 骨髓充填于骨髓腔和骨松质间隙内，分红骨髓和黄骨髓。红骨髓有造血功能，内含大量不同发育阶段的红细胞和某些白细胞。在胎儿和幼儿时期，骨髓腔内全部是红骨髓，随着年龄增大，在成人的骨髓腔内的骨髓，逐渐为脂肪所代替，成为黄骨髓。然而在长骨骨骺、短骨和扁骨的骨松质内，则终身都保留着具有造血功能的红骨髓。因此，临床上常在髂骨等处作骨髓穿刺，进行骨髓检查。

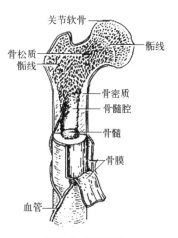

图 2-2 骨的构造

（3）骨的化学成分和物理特性

成年人的骨由 1/3 的有机质（主要是骨胶原纤维和黏多糖蛋白）和 2/3 的无机质（主要是磷酸钙等）组成。有机质与无机质的结合，使骨既坚硬而又有一定弹性。幼儿的骨有机质相对多些，故较柔韧，易变形，遇到暴力可发生不完全性骨折。老年人骨无机质相对较多些，故骨的脆性较大，稍受暴力极易骨折。此外，当机体内、外环境发生变化时，骨的形态、结构也可发生一定改变。例如经常进行体力劳动和体育锻炼，能使骨变得粗壮；长期卧床和瘫痪的患者，骨质会变得疏松；不正确的坐立姿势，可引起脊柱和胸廓的畸形。

（4）骨的发生和发育

人体骨的发生有两种形式。一种是先产生软骨雏形，再于软骨逐渐被破坏的基础上，由骨组织代替。如颅底、脊柱、肋骨和四肢骨（锁骨和髋骨除外）均是。另一种不经过软骨阶段，直接在胚胎的间充质膜的基础上形成骨组织，如颅盖骨和面颅骨等。以长骨的发育为例，骨干和骨骺的交界处有一层软骨板称骺软骨。骺软骨不断生长、骨化，使骨不断增长，到成人骺软骨才完全骨化、消

失，遗留一条骺线。骨干周围的骨膜内含大量的造骨细胞，也可不断生成骨质，使骨干增粗。

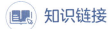 **知识链接**

骨龄

人的生长发育可用两个"年龄"来表示，即生活年龄（日历年龄）和生物年龄（骨龄）。

人类骨骼发育的变化基本相似，每一根骨头的发育过程都具有连续性和阶段性。不同阶段的骨头具有不同的形态特点，因此，骨龄评估能较准确地反映个体的生长发育水平和成熟程度。它不仅可以确定儿童的生物学年龄，而且还可以通过骨龄及早了解儿童的生长发育潜力及性成熟的趋势。通过骨龄还可预测儿童的成年身高，骨龄的测定还对一些儿科内分泌疾病的诊断有很大帮助。骨龄最早应用于医学研究上是衡量儿童的生长发育情况，随后被大量地应用在确定运动员的实际年龄以确定参赛资格上。此后骨龄鉴定方法被更加广泛地应用于司法判案过程中，并扮演着十分重要的角色。

1.2 骨骼

人体共有 206 块骨，各骨以骨连结互相结合构成骨骼，按部位不同可分为颅骨、躯干骨和四肢骨三部分。

骨骼的组成

（1）颅骨

颅骨由 23 块大小、形状不同的骨组成（3 对听小骨未计在内）。颅骨分脑颅和面颅两部分。脑颅位于颅的后上方，由单块的额骨、枕骨、蝶骨、筛骨和成对的顶骨、颞骨共同围成颅腔，中间容纳脑。面颅位于颅的前下方，形成面部轮廓，并分别构成眶腔、鼻腔和口腔的骨性支架。面颅的骨包括成对的上颌骨、腭骨、颧骨、泪骨、鼻骨、下鼻甲骨和单块的下颌骨、舌骨、犁骨。

（2）躯干骨

躯干骨由脊柱、肋骨和胸骨组成。

① 脊柱　脊柱是躯干背部中央的长形骨柱。由 24 个椎骨（颈椎 7 个、胸椎 12 个、腰椎 5 个）和 1 块骶骨与 1 块尾骨所组成（图 2-3）。

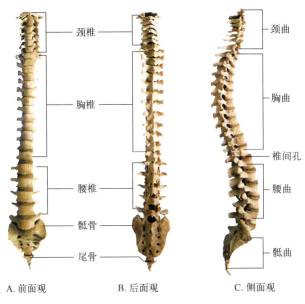

图 2-3　脊柱全貌

②肋骨 人肋骨有12对，左右对称，后端与胸椎相连接，前端仅第1～7肋借软骨与胸骨相连接，称为真肋；第8～12肋称为假肋，其中第8～10肋借肋软骨与上一肋的软骨相连，形成肋弓，第11、12肋前端游离，又称浮肋。

③胸骨 胸骨位于胸前壁的正中，是一块上宽下窄、前凸后凹的扁骨，分胸骨柄、胸骨体和剑突3部分。

12块胸椎、12对肋、1块胸骨及其之间的连结共同构成胸廓（图2-4）。

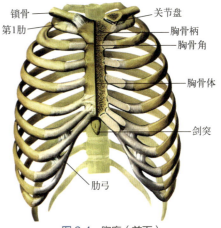

图2-4 胸廓（前面）

（3）四肢骨

上、下肢骨的组成基本相同，分为肢带骨和自由肢骨，对比列表如表2-1。

表2-1 上、下肢骨组成对比

上肢骨	下肢骨
上肢带骨：肩胛骨和锁骨	下肢带骨：髋骨
自由上肢骨：肱骨（上臂） 桡骨和尺骨（前臂） 腕骨（8块） 掌骨（5块）　手 指骨（14块）	自由下肢骨：股骨（大腿） 胫骨、腓骨髌骨（小腿） 跗骨（7块） 距骨（5块）　足 趾骨（14块）

上肢的骨骼较轻小，其关节囊松弛而薄，关节腔大，韧带少而弱。下肢的骨骼较粗大，其关节常由坚强的韧带加强，稳固性大于灵活性。

1.3 骨连结

骨连结

骨与骨之间借纤维结缔组织、软骨或骨组织相连，构成骨连结。骨连结分为直接连结和间接连结（图2-5）。

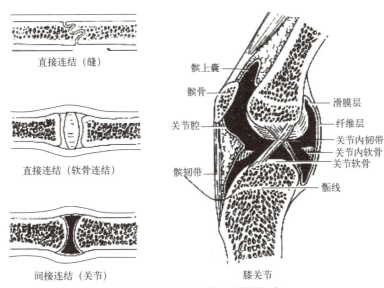

直接连结（缝）

直接连结（软骨连结）

间接连结（关节）

髌上囊

髌骨

关节腔

髌韧带

滑膜层

纤维层

关节内韧带

关节内软骨

关节软骨

骺线

膝关节

图2-5 骨连结的分类及关节的构造

（1）直接连结

直接连结是骨与骨之间由结缔组织膜（如颅顶骨之间的缝）或软骨（如椎体之间的椎间盘）直接连结，其间无间隙，不活动或仅有少许活动。

（2）间接连结

间接连结又称关节，在结构上的特点是骨与骨之间有空隙及滑液，相对的骨面（关节面）以外有纤维结缔组织膜相连，因而能作较广泛程度的活动。关节是人体骨连结的主要形式，在运动中，关节如同枢纽，作为杠杆装置的支点，骨骼以关节为轴心，在肌肉牵动下产生运动。

① 关节的基本结构　关节的基本结构包括关节面、关节囊和关节腔。关节面是相邻两骨的互相接触的面，一般多为一凸一凹，即关节头和关节窝，关节面上覆盖有一薄层光滑的关节软骨。关节软骨可以减少运动时的摩擦、震荡和冲击。关节囊是由结缔组织构成的膜性囊，其两端附于关节面以外的骨面。关节囊分内、外两层，外层为纤维层，厚而坚韧；内层为滑膜层，薄而柔润。滑膜层能分泌滑液，可以滑润并减少关节在运动时的摩擦。关节腔即关节囊内两关节面之间密封的腔隙，内含有少量的滑液。

② 关节的辅助结构　除具有以上三个基本结构外，具有不同功能的关节还有不同形态的辅助结构，以适应关节的灵活性和稳定性，包括韧带、关节盘和关节唇。韧带是由呈带状或索状的致密结缔组织束构成，分布在关节囊内或囊外，它们具有加强连结，增加稳固性的作用。关节盘由纤维软骨构成，它位于两骨关节面之间，关节盘能缓和外力对关节的冲击，并使两骨关节面接触更为适合。关节唇为附着于关节窝周缘的纤维软骨环，有加深关节窝并扩大关节面的作用，使关节更加稳固，如髋臼唇。

③ 关节的运动形式　关节在肌肉的牵引下，可作多种多样运动，归纳起来有下面几种运动形式。

屈和伸：运动时两骨腹侧面互相靠拢，夹角变小称屈；相反，角度增大为伸。如指关节的屈、伸动作。内收和外展：运动时骨向躯干正中线靠拢为内收，远离正中线为外展。如肩关节能使上肢外展或内收。旋转：围绕垂直轴或本身的纵轴转动称旋转，如头可以左右旋转。环转：运动时骨的近端在原地转动，而远端可作圆周动作。

 知识链接

1.4　骨骼肌

运动系统中的肌肉为骨骼肌，又称随意肌，属于横纹肌。骨骼肌是运动系统的动力部分，分布在人体内的每块肌肉都具有一定的形态、结构、位置和辅助装置，并附有血管和淋巴管。肌肉在神经系统支配下牵引附着的骨，使关节产生运动。

骨骼肌

（1）骨骼肌的一般形态与功能

① 骨骼肌的形态与构造　分布于人体内各块骨骼肌的部位和功能不同，大小、形状也是多种多样的，大致上分为长肌、短肌、阔肌、轮匝肌四种。每块骨骼肌分为肌腹和肌腱两部分。

② 骨骼肌的起止点、配布和作用　骨骼肌分布在关节的周围，通常以两端附着于两块或两块以上的骨面，中间跨过一个或多个关节。骨骼肌收缩时，使两骨彼此靠近而产生运动。通常把接近身体正中线的肌肉附着点称为肌肉的起点或定点；把另一端的附着点称止点或动点。在实际生活中，由于运动复杂多样化，肌肉的起点（定点）和止点（动点）也可以相互置换。

此外在肌肉周围，有许多辅助结构，协助肌肉进行活动，包括筋膜和腱鞘等。

（2）人体骨骼肌的分部

人体骨骼肌分为躯干肌、头肌、上肢肌和下肢肌四部分（图2-6）。

躯干肌可分为背肌、颈肌、膈肌、腹肌及会阴肌；头肌可分为面肌和咀嚼肌；上肢肌可分为肩肌、臂肌、前臂肌和手肌；下肢肌可分为髋肌、大腿肌、小腿肌和足肌。

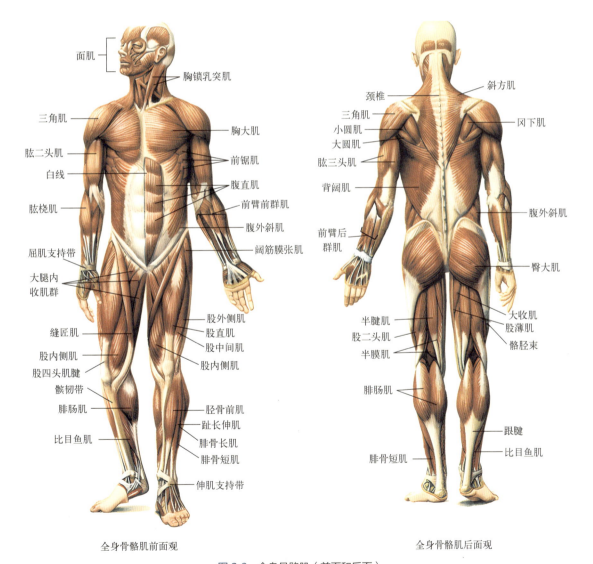

全身骨骼肌前面观　　　　全身骨骼肌后面观

图2-6　全身骨骼肌（前面和后面）

2 常见运动系统疾病认知

颈椎病、腰椎间盘突
出的病因与防治

2.1 椎间盘突出症

【病例分析1】

患者，男，56岁。间断性腰痛3年，加重1个月。3年前因劳累受凉致腰部疼痛，久坐久站后加重，伴腰部屈伸活动不利，左下肢后外侧放射痛。

专科检查情况：腰椎居中，生理曲度存在，L4-5、L5-S1旁压痛（+），椎旁叩击征（+），左直腿抬高及加强试验（+）。

问题：1. 患者初步诊断为什么疾病？

2. 如何对该患者做健康指导？

椎间盘突出症是椎间盘在退变的基础上，因轻微外力或无明显诱因导致椎间盘突出，压迫刺激脊髓和神经根，出现以颈、肩及腰腿疼痛、麻木等为主要临床症状的一类疾病，是常见的脊柱疾病。

（1）病因

椎间盘突出症基本病因是椎间盘的退行性变。这个过程是一个长期、复杂的过程。椎间盘在成人之后逐渐缺乏血液循环，修复能力也较差，特别是在退变产生后，修复能力更加微弱。椎间盘后外侧的纤维环较为薄弱，而后纵韧带在腰5、骶1平面时宽度显著减少，对纤维环的加强作用明显减弱。腰骶段先天异常、腰骶段畸形可使发病率增高，这些异常造成椎间隙宽度不等，并常造成关节突出，关节受到更多的旋转劳损，使纤维环受到的压力不一，加速退变。

其他因素包括外力作用，例如长期从事弯腰工作的煤矿工人和建筑工人需经常弯腰提举重物，这些长期反复的外力造成的损伤日积月累地作用于椎间盘，加重了退变的程度。

（2）临床表现

颈椎间盘突出症有颈背部疼痛、酸胀，四肢无力、沉重、踩棉花感、步态不稳，上肢放射性疼痛、颈部僵硬，压颈试验、压头试验和神经根牵拉试验阳性，神经支配区感觉减退和肌肉萎缩。

胸椎间盘突出症先出现胸背痛，随后是下肢感觉障碍，无力和尿便障碍。脊柱可有轻度侧弯及椎节局限性疼痛。

腰椎间盘突出症有腰腿痛，下腰部疼痛多先于腿痛，下肢呈放射状钝痛或触电感；下肢根部疼痛，也可出现会阴部疼痛和感觉障碍、小便异常和阳痿；下肢麻木，间歇性跛行。

（3）治疗

椎间盘突出症可选择保守治疗和手术治疗。保守治疗无效者可手术治疗。

保守治疗是休息、牵引、理疗、按摩及应用神经营养药物、非甾体类抗炎药等。可外用或口服抗炎、镇痛药物，如双氯芬酸（扶他林）等，外敷镇痛消炎药膏或使用活血化瘀类药物治疗。

颈椎间盘突出症反复发作，经非手术治疗无效或出现脊髓压迫症状者，应及早行手术治疗。手术方式包括常规开放手术、椎间孔镜微创手术、经皮穿刺切吸术。

常规开放手术包括全椎板切除、半椎板切除、椎间盘摘除、椎体融合术等，目的是直接切除病变的腰椎间盘髓核，解除神经压迫而达到治疗目的。

为了避免常规开放性手术损伤大的问题，减少手术的风险和并发症的发生，可在显微外科使用关节内窥镜辅助腰椎间盘手术，此法减少了手术过程中对正常骨关节的破坏，但也会使手术视野变小，有可能会难以彻底摘除病变腰椎间盘髓核。

经皮穿刺切吸术可以显著降低椎间盘内压，减少突出的椎间盘髓核，从而减轻或消除突出物对神经的压迫症状。

其他治疗方法有痛点封闭疗法，此法适用于腰部有明确的局限性压痛的腰椎间盘突出症的患者，常用 2% 普鲁卡因或 2% 利多卡因施行痛点封闭。髓核化学溶解法，将胶原蛋白酶注入椎间盘内，或注入硬脊膜与突出的髓核之间，该酶能选择性溶解髓核和纤维环，但不损伤神经根，使椎间盘内压降低，使突出的髓核缩小，以达到缓解症状的目的。

2.2　骨质疏松

认识骨质疏松

【病例分析 2】

患者，女，72 岁，间断腰背痛 12 年，加重 7 个月。患者自 12 年前出现劳累后腰背酸痛，休息可缓解，无明显活动受限。近半年来患者腰背痛逐渐加重，翻身、上下楼受限，睡眠受影响，夜间下肢抽搐。

影像学检查：腰椎侧位片示骨质疏松。测量骨密度示 L2：0.691g/cm^2，T 值：−3.6；股骨颈：0.621g/cm^2，T 值：−2.3；全髋：0.591g/cm^2，T 值：−2.9。

问题：1. 患者初步诊断为什么疾病？

2. 如何指导该患者正确用药？

3. 如何对该患者进行健康教育？

骨质疏松是一种多因素所致的慢性疾病，其特征是骨量下降和骨的微细结构破坏，表现为骨的脆性增加，因而骨折的危险性大为增加，即使是轻微的创伤或无外伤的情况下也容易发生骨折。该病女性多于男性，常见于绝经后妇女和老年人。在骨折发生之前，通常无特殊临床表现。随着我国老年人口的增加，骨质疏松发病率处于上升趋势，在我国乃至全球都是一个值得关注的健康问题。

（1）病因

① 内分泌因素　女性患者由于雌激素缺乏造成骨质疏松，男性则为性功能减退所致睾酮水平下降引起的，骨质疏松在绝经后妇女特别多见，卵巢早衰可使骨质疏松提前出现，雌激素减少是发生骨质疏松的重要因素。

② 遗传因素　骨质疏松以白人尤其是北欧人种多见，其次为亚洲人，而黑人少见。

③ 营养因素　低钙饮食者易发生骨质疏松，维生素 D 的缺乏导致骨基质的矿化受损，可出现骨质软化，长期蛋白质缺乏造成骨基质蛋白合成不足，可导致新骨生成落后。缺乏维生素 C 也可使骨基质合成减少。

④ 废用因素　肌肉可对骨组织产生机械力的影响，肌肉发达骨骼强壮，则骨密度值高，由于老年人活动减少，肌肉强度减弱，机械刺激少，骨量减少。如老年人患有脑卒中等疾病后长期卧床不活动，因废用因素导致骨量丢失，容易出现骨质疏松。

⑤ 药物及疾病　抗惊厥药，如苯妥英钠、苯巴比妥及卡马西平，可引起治疗相关的维生素 D 缺乏，肠道钙的吸收障碍，并且继发甲状旁腺功能亢进。过度使用包括铝制剂在内的制酸剂，能抑制磷酸盐的吸收及导致骨矿物质的分解。糖皮质激素能直接抑制骨形成，降低肠道对钙的吸

收，增加肾脏对钙的排泄。长期使用肝素会出现骨质疏松。

⑥ 其他因素 酗酒对骨有直接毒性作用，吸烟能增加肝脏对雌激素的代谢及对骨的直接作用，另外还能造成体重下降并致提前绝经，长期的大强度运动可导致特发性骨质疏松。

（2）临床表现

原发性骨质疏松最常见的症状是疼痛，以腰背痛多见，占疼痛患者中的70%～80%。疼痛沿脊柱向两侧扩散，仰卧或坐位时疼痛减轻，直立时后伸或久立、久坐时疼痛加剧，弯腰、咳嗽、大便用力时加重。一般骨量丢失12%以上时即可出现骨痛。老年人骨质疏松时，椎体压缩变形，脊柱前屈，肌肉疲劳甚至痉挛，产生疼痛。胸腰椎压缩性骨折，亦可产生急性疼痛，相应部位的脊柱棘突可有强烈压痛及叩击痛，若压迫相应的脊神经可产生四肢放射痛、双下肢感觉运动障碍、肋间神经痛、胸骨后疼痛类似心绞痛，若压迫脊髓、马尾神经还影响膀胱、直肠功能。

身长缩短、驼背多在疼痛后出现。脊椎椎体前部负重量大，尤其第11、12胸椎及第3腰椎，负荷量更大，容易压缩变形，使脊椎前倾，形成驼背，随着年龄增长，骨质疏松加重，驼背曲度加大，老年人骨质疏松时椎体压缩，每椎体缩短2mm左右，身长平均缩短3～6cm。

骨折是退行性骨质疏松最常见和最严重的并发症。胸、腰椎压缩性骨折，脊椎后弯，胸廓畸形，可使肺活量和最大换气量显著减少，患者往往可出现胸闷、气短、呼吸困难等症状。

（3）治疗

骨质疏松的治疗主要包括生活方式的干预和药物治疗两方面。

生活方式的干预包括鼓励患者多运动。在成年，多种类型的运动有助于骨量的维持。绝经期妇女每周坚持3h的运动，总体钙增加。但是运动过度致闭经者，骨量丢失反而加快。运动还能提高灵敏度及平衡能力，鼓励骨质疏松患者尽可能地多活动。

良好的营养对于预防骨质疏松具有重要意义，包括足量的钙、维生素D、维生素C及蛋白质。从儿童时期起，日常饮食应有足够的钙摄入，钙影响骨峰值的获得。应尽量减少骨质疏松患者摔倒概率，以减少髋骨骨折及柯莱斯骨折。

有效的药物治疗能阻止和治疗骨质疏松，用于治疗和阻止骨质疏松发展的药物分为两大类，第一类为抑制骨吸收药，包括钙剂、维生素D及活性维生素D、降钙素、双膦酸盐、雌激素及异黄酮；第二类为促进骨形成药，包括氟化物、合成类固醇、甲状旁腺激素及异黄酮。

只有在因骨质疏松发生骨折时，才需外科治疗。

实训一 骨与骨连结、骨骼肌的观察与识别

【实训目的】

1. 通过对人体骨架、分离件、骨连结及肌肉标本或模型的观察，建立一个完整的骨概念。
2. 掌握全身主要骨性、肌性标志，掌握主要关节的结构与功能。
3. 熟悉各骨及主要肌群的名称和位置。

【实训材料】

1. 全身骨架和全身各骨标本；
2. 骨剖面标本；
3. 颅的水平切面和正中矢状切面标本；
4. 男、女性骨盆标本；
5. 打开关节囊的肩关节、肘关节、髋关节和膝关节标本；
6. 全身肌肉浅层标本及模型；

7. 腹前外侧壁及腹股沟管模型与标本；

8. 膈肌模型与标本。

【实训内容和方法】

1. 利用各类骨标本辨认骨的形态、构造和分类，列举长骨、短骨、扁骨及不规则骨。

2. 利用骨架辨认全身各骨标本，并说出骨的名称及位置。

3. 观察颅的矢状和水平切面的标本，指出脑颅和面颅的构成，说出颅底的主要孔裂名称及通过物，认识翼点、眶、乳突、颧弓、枕外隆凸等结构。

4. 利用全身骨架标本观察脊柱、胸廓和骨盆的构成、形态及连结。

5. 利用肩关节、肘关节、髋关节和膝关节的标本观察各关节的组成和结构特点，并验证其运动。

6. 利用全身浅层肌的标本观察主要肌的名称及位置。

7. 利用膈肌标本观察膈的形态，说出膈上的裂孔名称、位置及通过的结构。

【总结与思考】

结合本次实训，思考正确的站姿和坐姿应该是怎样的？依据是什么？

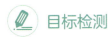 目标检测

一、选择题

（一）单项选择题

1. 每块椎骨均具有（　　）。

　　A. 横突　　　　　　　B. 横突孔　　　　　　C. 末端分叉的棘突　　D. 上下关节突　　　　E. 椎体

2. 胸骨角平对（　　）。

　　A. 第 1 肋　　　　　　B. 第 2 肋　　　　　　C. 第 6 肋　　　　　　D. 第 8 肋　　　　　　E. 第 9 肋

3. 属于脑颅骨的是（　　）。

　　A. 上颌骨　　　　　　B. 下颌骨　　　　　　C. 筛骨　　　　　　　D. 泪骨　　　　　　　E. 颧骨

4. 骨连结中没有的结构是（　　）。

　　A. 结缔组织　　　　　B. 韧带和半月板　　　C. 骨组织　　　　　　D. 软骨　　　　　　　E. 滑液

5. 人体最长和最结实的长骨是（　　）。

　　A. 股骨　　　　　　　B. 胫骨　　　　　　　C. 腓骨　　　　　　　D. 肱骨　　　　　　　E. 脊柱

6. 下列说法错误的是（　　）。

　　A. 膝关节是人体最大最复杂的关节

　　B. 颅骨共有 23 块，其中面颅骨 15 块

　　C. 胸骨包括胸骨柄和胸骨体两部分

　　D. 躯干骨的 24 块椎骨、1 块骶骨和 1 块尾骨借骨连结形成脊柱

　　E. 髌骨和胫骨之间可见髌下脂肪垫

7. 属于长骨的是（　　）。

　　A. 肋骨　　　　　　　B. 指骨　　　　　　　C. 跟骨　　　　　　　D. 胸骨　　　　　　　E. 蝶骨

8. 属于短骨的是（　　）。

　　A. 指骨　　　　　　　B. 鼻骨　　　　　　　C. 肋骨　　　　　　　D. 跟骨　　　　　　　E. 髋骨

9. 属于扁骨的是（　　）。

　　A. 指骨　　　　　　　B. 跟骨　　　　　　　C. 椎骨　　　　　　　D. 肋骨

10. 属于面颅的是（　　）。

　　A. 额骨　　　　　　　B. 下鼻甲骨　　　　　C. 颞骨　　　　　　　D. 蝶骨　　　　　　　E. 枕骨

（二）多项选择题

1. 属于胫骨上端的骨性标志的是（　　　　）。
   A. 内侧髁　　　　　B. 内踝　　　　　　C. 腓切迹　　　　D. 腓关节面　　　E. 髁间隆起

2. 体表可触及的骨性标志是（　　　　）。
   A. 乳突　　　　　　B. 剑突　　　　　　C. 横突　　　　　D. 胫骨粗隆　　　E. 坐骨结节

3. 颅骨的关节面是（　　　　）。
   A. 翼突　　　　　　B. 下颌窝　　　　　C. 髁突　　　　　D. 关节结节　　　E. 枕髁

4. 躯干骨与颅骨、四肢骨的连结有（　　　　）。
   A. 寰枕关节　　　　B. 肩关节　　　　　C. 髋关节　　　　D. 胸锁关节　　　E. 骶髂关节

5. 以下何结构属前臂骨之间的连结（　　　　）。
   A. 桡腕关节　　　　B. 肱桡关节　　　　C. 前臂骨间膜　　D. 桡尺近侧关节　E. 桡尺远侧关节

6. 外形显露且可触及的肌（腱）是（　　　　）。
   A. 小腿三头肌　　　B. 掌长肌腱　　　　C. 背阔肌　　　　D. 斜方肌　　　　E. 肱三头肌

7. 关于躯干肌，正确的是（　　　　）。
   A. 胸肌分为浅、深两群　　　　　　B. 背肌分为浅、深两群
   C. 有些躯干肌可使上肢运动　　　　D. 有些躯干肌可使下肢运动
   E. 大多数躯干肌与呼吸运动有关

8. 股四头肌的起点是（　　　　）。
   A. 胫骨粗隆　　　　B. 胫骨体前面　　　C. 髂前上棘　　　D. 髂前下棘　　　E. 股骨粗线

9. 大腿内侧肌群包括（　　　　）。
   A. 股薄肌　　　　　B. 大收肌　　　　　C. 半腱肌、半膜肌　D. 股二头肌　　　E. 耻骨肌

10. 位于肩关节囊内的结构是（　　　　）。
    A. 半月板　　　　　B. 盂唇　　　　　　C. 韧带　　　　　D. 肌腱　　　　　E. 翼状襞

二、简答题

1. 老年人与儿童比较，谁更容易发生骨折？为什么？

2. 试述骨的构造。

3. 骨直接连结的部位有哪些？

模块三 神经系统

❖【知识目标】
1. 掌握神经系统的基本组成和常用术语。
2. 掌握脊髓的位置、结构特点及功能。
3. 掌握脑的位置、组成、结构与功能特点。
4. 熟悉脑神经及脊神经的数目、名称及分布。
5. 了解神经系统的主要传导通路及功能，自主神经结构特点及功能。

❖【能力目标】
1. 理解神经冲动的传导过程及路径。
2. 能够说出中枢神经系统和周围神经系统在功能上的区别。
3. 能够根据所学神经系统知识分析脑卒中的主要症状。

❖【职业素养目标】
1. 培养严谨求实的科学精神，增强医学职业敬畏感与责任感。
2. 学习神经系统疾病的最新治疗进展，树立科学创新意识。

神经系统由脑、脊髓及与之相连遍布全身的周围神经组成，结构和功能复杂，在机体内主导调控其他系统器官的功能活动，使人体成为一个完整的统一体。

1 神经系统结构认知

1.1 神经系统的组成及常用术语

神经系统组成

（1）神经系统的组成

神经系统（图3-1）是完整的、不可分割的整体，为了便于阐述，按其所在部位、形态和功能，可分为中枢神经系统和周围神经系统。

中枢神经系统位于颅腔和椎管内，分别为脑和脊髓；周围神经系统一端与中枢神经系统的脑或脊髓相连，另一端通过神经末梢与身体其他器官系统相联系。

周围神经系统按与中枢的连接部位不同分为与脑相连的12对脑神经和与脊髓相连的31对脊神经；根据周围神经分布对象的不同，可分为分布于体表、骨、关节和骨骼肌的躯体神经和分布于内脏、心血管、平滑肌和腺体的内脏神经；根据神经冲动的传播方向，可分为将神经冲动自感受器传向中枢的传入神经或感觉神经和将神经冲动自中枢传向周围效应器的传出神经或运动神经。

（2）神经系统的常用术语

神经系统中不同部位的神经元胞体和突起，因编排和组合不同，而具有不同的术语名称。

① 灰质和白质　中枢神经系统中，神经元胞体和树突聚集的部位，因富含血管，在新鲜标本上呈灰暗色，称灰质，如脊髓灰质。在大脑半球和小脑，由于灰质集中在表层，故常称为皮质。

中枢神经系统中，神经纤维表面的髓鞘含有类脂质，在新鲜标本中呈亮白色，称白质，如脊髓白质。在端脑和小脑，白质被皮质所包绕而位于深方，故称为髓质。

② 神经核和神经节　两者都是由形态和功能相似的神经元胞体聚集形成的团块。在中枢神经系统中，称为神经核；在周围神经系统中，称为神经节。

③ 纤维束和神经　在中枢神经系统中，起止、走行、功能相同的神经纤维聚集成束，称为纤维束。在周围神经系统，神经纤维聚集成粗、细不等的束状结构，称神经束。若干神经束聚集在一起，外包结缔组织膜（神经外膜）构成神经（图3-2）。

④ 网状结构　在中枢神经系统内，神经纤维交织成网，网眼内有散在的神经元胞体，这些白质和灰质混杂而成的区域称网状结构。

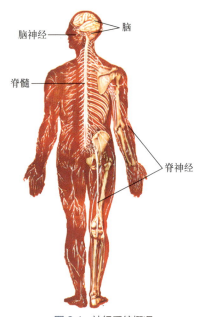

图3-1　神经系统概况

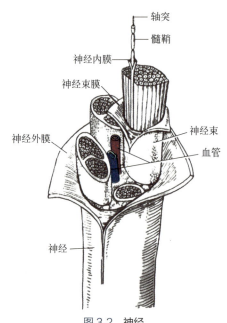

图3-2　神经

1.2　中枢神经系统

（1）脑

脑位于颅腔内，由胚胎早期神经管的前端演化而成，重量平均为1.4kg。一般分为端脑、间脑、小脑及脑干4部分（图3-3）。

① 脑干　脑干自下而上由延髓、脑桥和中脑3部分组成。位于颅后窝前部，其腹侧为枕骨的斜坡。脑干上为间脑，下连脊髓，背侧面与小脑相连。延髓、脑桥和小脑之间围成第四脑室。

A. 脑干的外形　分为腹侧面和背侧面（图

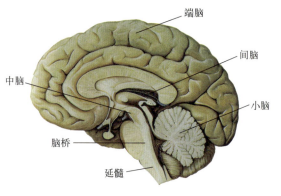

图3-3　脑的正中矢状切面

3-4）。延髓位于脑干下部，呈倒置的锥体形，上宽下窄，上以横行的延髓脑桥沟与脑桥分界，下端平枕骨大孔处移行为脊髓。延髓腹侧面有与脊髓相同的前正中裂，前正中裂的上部两侧的纵行隆起，称为锥体，内有皮质脊髓束通过。皮质延髓束的大部分纤维在锥体的下部左右交叉，构成椎体交叉。延髓背侧面，上部中央管开放为第四脑室，第四脑室向上通中脑水管，向下通脊髓中央管。

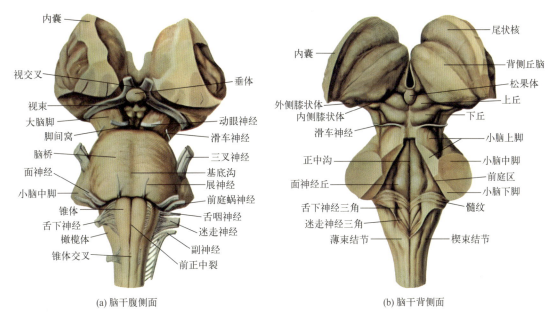

图 3-4　脑干示意图

脑桥位于脑干中部，下缘由延髓脑桥沟与延髓分界。沟中有 3 对脑神经根，由内侧向外侧依次是展神经根、面神经根和前庭蜗神经根。脑桥腹侧面的宽阔隆起称基底部，正中有一纵行的浅沟，称基底沟，内有基底动脉通过。

中脑位于脑干上部，上界为间脑的视束，下界为脑桥上缘，腹侧面有两个粗大的柱状结构称大脑脚，由来自大脑皮质的下行纤维束组成。两脚之间的凹陷称脚间窝，动眼神经根由此出脑。

B. 脑干的内部结构　脑干的内部由灰质、白质和网状结构构成。

a. 脑干的灰质：为分散的神经核，包括脑神经核和非脑神经核。脑神经核直接与 3～12 对脑神经相连。按性质、功能不同可分为四大类，由内侧向外侧纵行排列为躯体运动核、内脏运动核、内脏感觉核和躯体感觉核（图 3-5）。非脑神经核参与组成各种神经传导通路与反射通路，包括中继核和网状核。中继核联系经过脑干的上、下行纤维束，在此交换神经元，如延髓中的薄束核、楔束核，中脑中的红核和黑质；网状核位于脑干的网状结构中。

b. 脑干的白质：主要由上、下行的神经传导束组成，是大脑、小脑和脊髓相互联系的重要通路。上行传导束主要有内侧丘系、外侧丘系、脊髓丘脑束、脊髓小脑束等；下行传导束主要有皮质脊髓束、皮质脑干束和红核脊髓束等。

c. 脑干网状结构：是指在脑干内除界限清楚的神经核和纤维束外，尚有纵横交错的神经纤维交织成网，网眼内散布着大小不等的细胞核团。脑干网状结构的功能也是多方面的，涉及大脑皮质觉醒、睡眠的周期节律，中枢内上、下行信息的整合，躯体和内脏各种感觉和运动的调节，并与脑的学习、记忆等高级功能有关。

C. 脑干的功能　脑干具有传导功能，脑干内上、下行纤维束是实现传导功能的重要结构。此外，脑干内有多个反射的低级中枢，如角膜反射中枢、瞳孔对光反射中枢等，延髓网状结构内有呼吸中枢和心血管活动中枢。

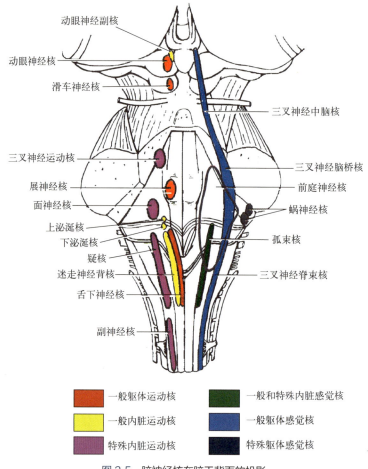

动眼神经副核

动眼神经核

滑车神经核

三叉神经中脑核

三叉神经运动核

展神经核

面神经核

三叉神经脑桥核

前庭神经核

蜗神经核

上泌涎核

下泌涎核

疑核

孤束核

迷走神经背核

三叉神经脊束核

舌下神经核

副神经核

	一般躯体运动核		一般和特殊内脏感觉核
	一般内脏运动核		一般躯体感觉核
	特殊内脏运动核		特殊躯体感觉核

图 3-5 脑神经核在脑干背面的投影

② 小脑 小脑位于颅后窝内，延髓和脑桥的背侧，上方借小脑幕与端脑分隔，并借小脑下脚、中脚和上脚连于脑干背面。小脑中间缩窄的部分，称小脑蚓，两侧膨隆，称小脑半球。小脑上面稍平坦，其前、后缘凹陷，称小脑前后切迹。小脑下面的前内侧近枕骨大孔处膨出的部分，称小脑扁桃体。小脑表面有许多平行的浅沟，其中小脑上面，前、中 1/3 交界处有一略呈 "V" 字形的深沟，称为原裂（图 3-6）。根据小脑发生、形态功能和纤维联系，可把小脑分为绒球小结叶、前叶和后叶。绒球小结叶与维持身体的平衡功能有关，故又称前庭小脑；前叶与调节肌张力有关；后叶主要接受大脑皮质的信息，参与调控骨骼肌的精巧随意运动。

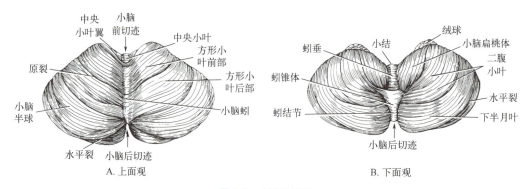

中央小叶翼

小脑前切迹

中央小叶

方形小叶前部

原裂

方形小叶后部

小脑半球

小脑蚓

水平裂

小脑后切迹

A. 上面观

绒球

小结

蚓垂

小脑扁桃体

二腹小叶

蚓锥体

水平裂

蚓结节

下半月叶

小脑后切迹

B. 下面观

图 3-6 小脑的外形

小脑的浅表为灰质，称小脑皮质，小脑内部的白质称小脑髓质，包埋于髓质的灰质核团，称小脑核。小脑是重要的运动调节中枢，主要功能是维持身体平衡、调节肌张力和协调随意运动。

③间脑　间脑位于中脑与端脑之间，背面被大脑半球掩盖，仅部分露于脑底。间脑可分为5个部分，背侧丘脑、后丘脑、上丘脑、底丘脑和下丘脑（图3-7）。虽然间脑体积不到中枢神经系统的2%，但其结构和功能却十分复杂，是仅次于端脑的中枢高级部位。

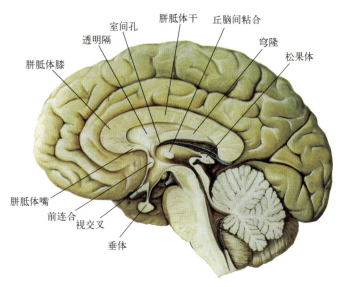

图3-7　间脑内侧面观

A. 背侧丘脑　背侧丘脑又称丘脑，为一对卵圆形的灰质团块，借丘脑间粘合相连，背侧丘脑的前端突起称前结节，后端膨大称丘脑枕，其外侧面连接内囊，背面游离，内侧面参与组成第三脑室的侧壁。在背侧丘脑灰质的内部有一层由白质构成的结构称为内髓板，在水平面上呈"Y"字形，将背侧丘脑分为3大核群，前核群、内侧核群和外侧核群。其中外侧核群又可分为背、腹两层，背层由前向后分为背外侧核、后外侧核和丘脑枕，腹层由前向后分为腹前核、腹中间核（又称腹外侧核）和腹后核，腹后核又分为腹后内侧核和腹后外侧核。腹后内侧核接受三叉丘系和味觉纤维，传导头面部感觉和味觉。腹后外侧核接受内侧丘系和脊髓丘系的纤维，传导躯干四肢的浅、深感觉（图3-8）。

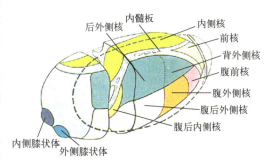

图3-8　右侧背侧丘脑核团的立体示意图

B. 后丘脑　后丘脑位于丘脑枕的下外方，包括内侧膝状体和外侧膝状体。内侧膝状体是听觉传导通路在间脑的中继站；外侧膝状体是视觉传导通路的中继站（图3-8）。

C. 下丘脑　下丘脑位于背侧丘脑前下方，构成第三脑室底壁和侧壁的下部，在脑底面，由前向后可见视交叉、灰结节和乳头体，灰结节向下移行为中空的圆锥状结构称为漏斗，漏斗下端与垂体相接。下丘脑的主要核团包括视上核和室旁核，视上核位于视交叉外端的背外侧，室旁核位于第三脑室上壁的两侧（图3-9）。

D. 第三脑室　第三脑室位于两侧背侧丘脑和下丘脑之间的狭窄矢状位腔隙，前借左、右室间孔连通大脑半球内面的侧脑室，后借中脑水管与第四脑室相通。

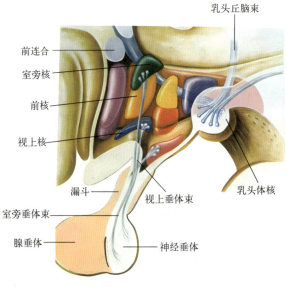

图 3-9　下丘脑主要核团

④ 端脑　端脑位于脑的最上部，是脑的最高级部位，又称大脑。端脑被大脑纵裂分为左、右两侧大脑半球。大脑纵裂的底面有连接两半球的横行纤维，称胼胝体。大脑半球和小脑之间的裂隙为大脑横裂。

A. 大脑半球的外形和分叶　每个半球分为上外侧面、内侧面和下面。大脑半球表面凹凸不平，凹陷处形成大脑沟，沟与沟之间形成长短、大小不一的隆起，称为大脑回。半球内有 3 条恒定的沟，将每侧大脑半球分为 5 个叶。3 条沟分别为外侧沟、中央沟和顶枕沟。外侧沟起于半球下面，至上外侧面，绕大脑半球下缘行向后上方；中央沟起于半球上缘中点稍后方，斜下前下方；顶枕沟位于半球内侧面后部，起自距状沟，自前下向后上并略转向上外侧面。5 个叶分别是额叶、颞叶、枕叶、顶叶和岛叶。在外侧沟上方和中央沟以前的部分为额叶；外侧沟以下的部分为颞叶；在半球内侧面后部，顶枕沟以后的部分为枕叶；外侧沟上方、中央沟以后、枕叶以前的部分为顶叶；外侧沟深面，被额叶、顶叶、颞叶所掩盖的部分为岛叶（图 3-10）。

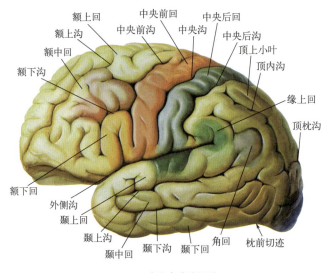

A. 大脑半球外侧面

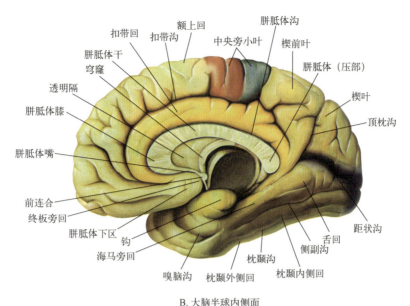

图 3-10 大脑半球示意图

B. 大脑半球内侧面

B. 大脑半球的重要沟回

a. 外侧面：在中央沟前方，有与之平行的中央前沟。在中央前沟的前方有两条近水平方向走行的沟，为额上沟和额下沟。由上述三沟将额叶分成四个脑回，中央前回居中央沟和中央前沟之间；额上回居额上沟之上；额中回居额上、下沟之间；额下回居额下沟和外侧沟之间。在中央沟后方，有与之平行的中央后沟，此沟与中央沟之间为中央后回。顶下小叶又分为包绕外侧沟后端的缘上回和围绕颞上沟末端的角回。在外侧沟的下方，有与之平行的颞上沟和颞下沟。颞上沟的上方为颞上回，在外侧沟的下壁上有 2～3 条短的颞横回。颞上沟与颞下沟之间为颞中回。颞下沟的下方为颞下回。

b. 内侧面：自中央前、后回绕半球上缘延伸到内侧面的部分为中央旁小叶。在内侧面中部有呈前后方向上略为弯曲的胼胝体。在胼胝体后下方，有呈弓形的距状沟向后至枕叶后端，此沟中部与顶枕沟相连。距状沟与顶枕沟之间称楔叶，距状沟下方为舌回。在胼胝体沟上方，有与之平行的扣带沟，扣带沟与胼胝体沟之间为扣带回。

c. 底面：在半球底面可见额叶、颞叶和枕叶各一部分。额叶内有纵行的嗅束，其前端膨大为嗅球，嗅球与嗅神经相连（图 3-11）。

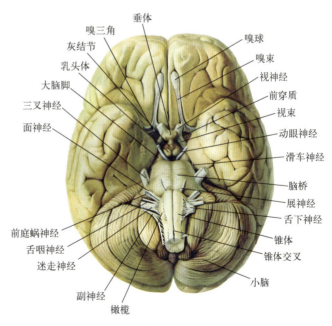

图 3-11 脑的底面

脑容量

正常成年人的脑容量大约在1400～1650mL的范围，而脑容量的大小并不明显影响到智力、智商水平，与头的大小也不一定成正比。部分人群看起来头部较大，但颅骨后脑容量反而并不大，部分人群看起来头部较小，但因为头骨较薄，反而脑容量很大。

人体在各个阶段的脑容量也不一样。刚出生时，为了适应产道分娩的需要，新生儿的脑容量大概在400mL，随着生长发育，头部脑容量逐步地增加，基本在3岁时，脑容量可以达到700mL，到了12岁青春期前，脑容量可以接近900～1000mL，过了青春期后，也就是18～20岁阶段，脑容量可以达到1300mL，接近成人水平，25岁左右脑容量已经达到成人水平，在1400～1650mL，所以这时脑部的发育结构比较完善。

脑容量的大小和智力、智商的水平并不是明显符合，智力和智商水平也跟后天教育、生长环境密切相关。

C.端脑的内部结构

大脑半球表层的灰质称大脑皮质，表层下的白质称髓质。夹杂在髓质深部的灰质为基底核，位置靠近大脑半球底部，包括尾状核、豆状核、屏状核和杏仁体。尾状核和豆状核组成纹状体，它是锥体外系的重要组成部分，在调节躯体运动中起重要作用。端脑内的不规则室腔为侧脑室，左右各一，位于大脑半球内，借室间孔与第三脑室相通。

大脑髓质由联系皮质各部和皮质下结构的神经纤维组成，其中最重要的是内囊。内囊位于尾状核、背侧丘脑和豆状核之间，为宽厚的白质纤维板。内囊在水平切面上，为尖向内侧的"V"字形，分前肢、膝和后肢3部分（图3-12）。前肢位于豆状核与尾状核之间，主要有额桥束和丘脑前辐射通过。膝部位于前、后肢之间，主要有皮质核束通过。后肢位于豆状核与背侧丘脑之间，主要有皮质脊髓束、皮质红核束、丘脑中央辐射、听辐射和视辐射通过。

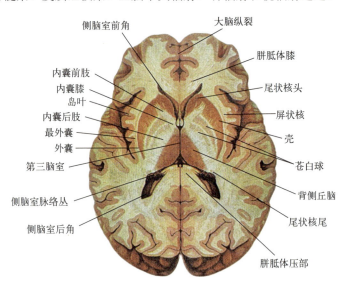

图3-12　大脑半球水平切面（示内囊）

"三偏"综合征

内囊包含大量上、下行纤维，一侧内囊小范围损伤时，可引起对侧肢体偏瘫（皮质脊髓束、皮质核束损伤）和偏身感觉障碍（丘脑中央辐射受损），大范围损伤还可以有对侧同向性偏盲（视辐射受损），即出现"三偏"综合征。

内囊部位病变多由急性脑血管病，如脑梗死、脑出血、脑栓塞、蛛网膜下腔出血等引起，发病急骤，以突然晕倒、不省人事，伴口角歪斜、语言不利、半身不遂，或不经昏迷仅以口歪、半身不遂为临床主要症状。近年来该病发病率不断增高，发病年龄也趋向年轻化，因此，是威胁人类生命和生活质量的重大疾患。

D. 大脑皮质的功能定位 大脑皮质是人体活动的最高中枢，它由大量的神经元、神经胶质细胞组成。大脑皮质在不同区域形成了接受某些刺激，完成某些反射活动的相对集中区，称大脑皮质功能区（图 3-13）。

大脑的布罗德曼分区

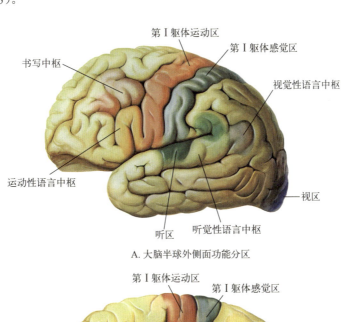

A. 大脑半球外侧面功能分区

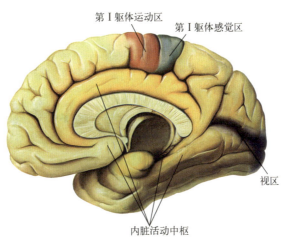

B. 大脑半球内侧面功能分区

图 3-13 大脑皮质重要功能区

a. 躯体运动区：位于中央前回和中央旁小叶前部，该区对骨骼肌运动的管理有一定的局部定位关系，其特点为：（a）上下倒置，但头部是正的，中央前回最上部和中央旁小叶前部与下肢、会阴部运动有关，中部与躯干和上肢的运动有关，下部与面、舌、咽、喉的运动有关。（b）左右交叉，即一侧运动区支配对侧肢体的运动，但一些与联合运动有关的肌则受两侧运动区的支配，如眼球外肌、咽喉肌、呼吸肌、咀嚼肌等。（c）身体各部分代表区的大小主要取决于其功能的重要性和复杂程度，与各部位形态大小无关。

b. 躯体感觉区：位于中央后回和中央旁小叶后部，接受背侧丘脑腹后核传来的对侧半身体的深、浅感觉。其特点是：（a）上下倒置，但头部是正的。（b）左右交叉，即躯体一侧的感觉冲动传导到对应侧的皮质。但头面部感觉是双侧投射的。（c）身体各部在该区投射范围的大小取决于该部感觉敏感程度，如手指和唇的感受器最密，在感觉区的投射范围最大。

c. 视区：位于距状沟上下的脑回，该区接受来自外侧膝状体的视辐射纤维。一侧视区接受同侧视网膜颞侧半和对侧视网膜鼻侧半节细胞传导的视觉信息，一侧视区损伤可引起双眼对侧视野同向性偏盲。

d. 听区：位于颞叶的颞横回，接受内侧膝状体来的听辐射纤维。每侧的听觉中枢都接受来自两耳的冲动，因此一侧听觉中枢受损、可出现双耳听力下降，但不至于引起全聋。

e. 语言中枢：人类所特有的皮质区。大脑皮质中与说、写、听、读有关的区域称语言中枢，分别位于额下回后部、额中回的后部、颞上回后部和角回。各语言中枢不是彼此孤立存在的，它们之间有着密切的联系，语言能力的完成需要大脑皮质有关区域的协调配合。

 知识链接

左、右大脑半球的功能优势

在长期的进化和发育过程中，大脑皮质的结构和功能都得到了高度的分化，而且左、右大脑半球的发育情况不完全相同，呈不对称性。左侧大脑半球与语言、意识、数学分析等密切相关，因此语言中枢主要在左侧大脑半球；右侧半球则主要感知非语言信息、音乐、图形和时空概念。左、右大脑半球各有优势，它们互相协调和配合完成各种高级神经、精神活动。

【课堂互动】
神经病和精神病是不是一回事？如果不是，他们有什么区别？

认识脊髓

（2）脊髓

【病例分析3】

患儿，男，4岁，因发烧、头痛，呕吐，4d后发现左下肢不能活动住院。体格检查：头、颈、两上肢、右下肢活动良好，左下肢瘫痪、肌肉萎缩、肌张力下降，左膝跳反射消失，病理反射（−），全身深浅反射均正常。

问题：1. 患儿何器官受损？
2. 损伤部位在何处？损伤何结构？

① 脊髓的位置和外形　脊髓位于椎管内，长42~45cm，约占椎管全长的2/3。脊髓上端与延髓相连，下端平第1腰椎体的下缘。脊髓呈前后略扁的圆柱状，有两处膨大，颈膨大位于第4颈髓节段至第1胸髓节段之间。腰骶膨大位于第1腰髓节段到第3骶髓节段之间，这两处膨大的形成是因为内部的神经元数量相对较多，与四肢的联系有关。腰骶膨大以下逐渐变细呈圆锥形，称脊髓圆锥。脊髓圆锥下端接无神经组织的终丝，由软脊膜向下逐渐变细形成，其末端附于尾骨的背面（图3-14）。

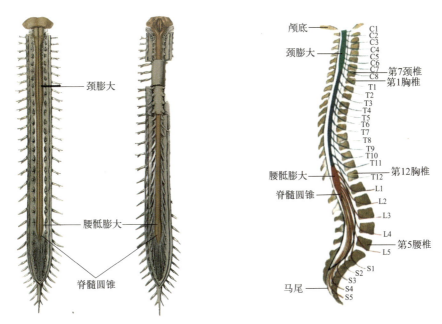

图 3-14　脊髓外形及脊髓节段与椎骨对应关系

【课堂互动】
　　临床腰椎穿刺常在第 3、4 或第 4、5 腰椎间进行，想一想为什么？

　　脊髓表面有 6 条纵贯全长且彼此平行的沟裂。前面正中的深沟称为前正中裂，后面正中的浅沟称为后正中沟。这两条纵沟将脊髓分成左右对称的两半。此外还有两对外侧沟，即前外侧沟和后外侧沟，分别有脊神经前根、后根的根丝附着。脊神经前根由运动纤维组成，后根由感觉纤维组成，前根、后根在椎间孔处汇合成一条脊神经，并由相应的椎间孔穿出，后根近椎间孔处有一膨大，称脊神经节（图 3-15）。脊髓的两侧连有 31 对脊神经，因此脊髓可以分为相应的 31 个节段，即 8 个颈髓节段、12 个胸髓节段、5 个腰髓节段、5 个骶髓节段和 1 个尾髓节段。

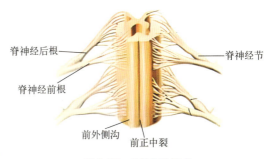

图 3-15　脊神经的组成

　　② 脊髓的内部结构　脊髓主要由灰质和白质构成。在脊髓横断面上，可见中央有贯穿脊髓全长的中央管，灰质围绕在中央管的周围呈"H"形构造，灰质的外周是白质（图 3-16）。

　　灰质前端膨大，称前角，主要由运动神经元组成，其轴突构成前根；灰质后端窄细为后角，主要由与感觉有关的中间神经元组成，接受后根传入的感觉冲动。在脊髓的第 1 胸髓至第 3 腰髓节段，前、后角之间还有向外侧突出的侧角，内含交感神经元，是交感神经的低级中枢。

　　白质借脊髓表面的沟裂分为 3 部分，前正中裂与前外侧沟之间称前索；前、后外侧沟之间称外侧索；后正中沟与外后侧沟之间称后索。各索主要由许多上、下行纤维束组成。其中，上行（感觉）纤维束起自脊髓灰质和脊神经节，将各种感觉冲动上传入脑，主要有外侧索内的脊髓丘脑束和脊髓小脑束，后索内的薄束和楔束。下行（运动）纤维束，起自脑的不同部位，下行终于脊髓的不同节段，将脑发出的冲动传给脊髓，主要有外侧索内的皮质脊髓侧束和前索内的皮质脊髓前束、前庭脊髓束（图 3-17）。

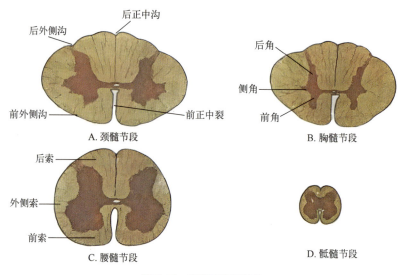

A. 颈髓节段

B. 胸髓节段

C. 腰髓节段

D. 骶髓节段

图 3-16　脊髓各部横断面

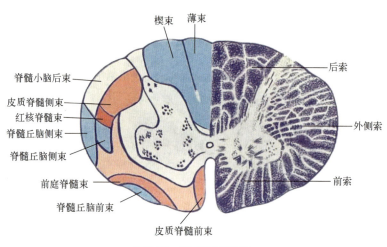

图 3-17　脊髓的内部结构

③ 脊髓的功能　脊髓主要具有传导功能和反射功能。脊髓是脑与躯干、四肢感受器和效应器联系的枢纽。脊髓内上、下行纤维束是实现传导功能的重要结构。脊髓灰质有多种反射中枢，如腱反射、屈肌反射、排便和排尿反射中枢等。当脊髓受损时，可引起排尿、排便等功能的障碍。

📖 知识链接

脊髓受伤的表现

1. 脊髓全横断　脊髓受到外伤或感染后引起的脊髓完全横断损伤，横断平面以下全部感觉和运动丧失，反射消失，处于无反射状态，称为脊髓休克。数周至数月后，各种反射可逐渐恢复，但恢复后的深反射和肌张力比正常时高，且损伤平面以下的感觉和运动不能恢复。

2. 脊髓半横断　伤侧平面以下，同侧肢体痉挛性瘫痪，即同侧肢体硬瘫；同侧位置觉、运动觉、振动觉和精细触觉丧失；损伤平面以下的对侧痛、温觉和粗触觉丧失。

3. 脊髓前角受损　主要伤及前角运动神经元，表现为这些神经元所支配的骨骼肌呈弛缓性瘫痪，肌张力低下，腱反射消失，肌萎缩，无病理反射，但患者感觉无异常，如脊髓灰质炎。

4.脊髓中央部损伤　若侵犯白质前联合，则引起双侧对称性分布的痛、温觉丧失，而本体感觉和精细触觉无障碍，这种现象称感觉分离。

1.3　周围神经系统

（1）脑神经

脑神经是与脑相连的周围神经，共12对，其顺序通常用罗马数字Ⅰ～Ⅻ表示。根据每对脑神经所含纤维成分的不同，可将脑神经分为感觉性神经，包括Ⅰ、Ⅱ、Ⅷ对脑神经；运动性神经，包括Ⅲ、Ⅳ、Ⅵ、Ⅺ、Ⅻ对脑神经；混合性神经，包括Ⅴ、Ⅶ、Ⅸ、Ⅹ对脑神经（图3-18）。

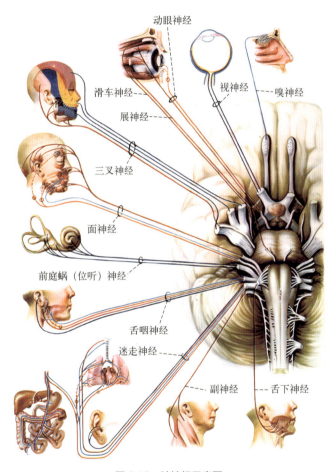

图3-18　脑神经示意图

① Ⅰ嗅神经　嗅神经由嗅细胞的中枢突聚集而成，向上穿筛孔入颅腔，止于嗅球，传导嗅觉冲动。

② Ⅱ视神经　视神经由视网膜节细胞的轴突穿过视神经盘后聚集而成，经视神经管入颅腔，连于下丘脑的视交叉，后者延续为视束，终止于间脑，传导视觉冲动。

③ Ⅲ动眼神经　动眼神经含有躯体运动和内脏运动两种纤维。自脚间窝发出，向前穿眶上裂入眶支配上睑提肌、上直肌、下直肌、内直肌、下斜肌、睫状肌和瞳孔括约肌。一侧动眼神经损伤后，可出现上睑下垂、眼向外下方斜视，瞳孔散大及对光反射消失等症状。

④ Ⅳ滑车神经　滑车神经由中脑的下丘下方发出，绕过大脑脚外侧前行，经眶上裂入眶，支配上斜肌。

⑤ Ⅴ三叉神经　三叉神经含躯体感觉和躯体运动两种纤维。躯体运动纤维起自脑桥的三叉神经运动核，支配咀嚼肌的运动。躯体感觉纤维发自三叉神经节，该神经节细胞的周围突组成眼神经、上颌神经和下颌神经三大分支，分布于面部皮肤、口腔鼻腔及鼻旁窦的黏膜、眼球、结膜、泪器、牙、硬脑膜等（图3-19）。

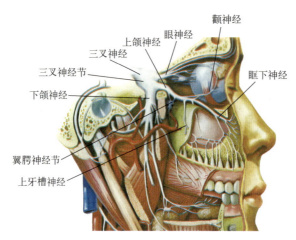

图3-19　三叉神经

 知识链接

三叉神经损伤

三叉神经节以上损伤时，可出现患侧头面部皮肤及舌、口、鼻腔黏膜的一般感觉丧失；角膜反射消失；患侧咀嚼肌瘫痪，张口时下颌偏向患侧。三叉神经节以下受损时，可出现各单支损伤表现，眼神经受损时，出现患侧睑裂以上皮肤感觉障碍，角膜反射消失；上颌神经损伤时可致患侧下睑及上唇皮肤、上颌牙齿、牙龈及硬腭黏膜的感觉障碍；下颌神经受损时可致患侧下颌牙齿、牙龈及舌前2/3和下颌皮肤的一般感觉障碍，并有患侧咀嚼肌的运动障碍。

⑥ Ⅵ展神经　展神经自延髓脑桥沟出脑，向前经眶上裂入眶，支配外直肌。该神经损伤可引起外直肌瘫痪，患侧眼球不能转向外侧，产生眼内斜视。

⑦ Ⅶ面神经　面神经从延髓脑桥沟出脑，含有运动纤维、内脏感觉纤维和躯体感觉纤维。运动纤维支配面肌的运动及泪腺、舌下腺、下颌下腺及鼻、腭部黏膜腺的分泌活动；内脏感觉纤维分布于舌前2/3味蕾，传导味觉；躯体感觉纤维传导耳部皮肤的躯体感觉和表情肌的本体感觉。

面神经及其
分支

⑧ Ⅷ前庭蜗神经　前庭蜗神经又称位听神经，由前庭神经和蜗神经组成。前庭神经传导平衡觉。蜗神经传导听觉。

⑨ Ⅸ舌咽神经　舌咽神经为混合性神经，含有4种纤维成分，躯体运动纤维支配茎突咽肌；内脏运动纤维在耳神经节交换神经元，其节后纤维控制腮腺的分泌；内脏感觉纤维分布于舌后1/3、咽、咽鼓管、鼓室等处的黏膜及颈动脉窦和颈动脉小球等处；躯体感觉纤维分布于耳后皮肤。

⑩ Ⅹ迷走神经　迷走神经与延髓相连，为混合性神经，是行程最长、分布最广的脑神经。其躯体运动纤维支配咽喉肌和大部分腭肌；内脏运动纤维分布于颈、胸和腹部脏器，支配平滑

肌、心肌的运动和腺体的分泌；躯体感觉纤维，分布于硬脑膜、耳郭及外耳道皮肤；内脏感觉纤维，分布于颈、胸和腹部的脏器。

知识链接

迷走神经损伤

迷走神经行程长，分支多，分布广泛，是副交感神经系统中重要的组成部分。迷走神经主干损伤后，内脏功能活动将受到影响，表现为脉速、心悸、恶心、呕吐、呼吸深慢甚至窒息。由于咽、喉部黏膜感觉障碍和喉肌瘫痪，患者可出现声音嘶哑、发音和吞咽困难等症状。由于一侧喉肌瘫痪松弛，腭垂可偏向一侧。

⑪ XI副神经　副神经由延髓发出，支配胸锁乳突肌和斜方肌。

⑫ XII舌下神经　舌下神经从延髓的前外侧沟发出，主要由躯体运动纤维组成，支配舌肌。一侧舌下神经损伤，可致患侧舌肌瘫痪，伸舌时，舌尖偏向患侧。

（2）脊神经

脊神经共31对，包括颈神经8对、胸神经12对、腰神经5对、骶神经5对和尾神经1对。每对脊神经均由前根和后根在椎间孔处汇合而成。前根由运动神经元的轴突组成，属运动性。后根由假单极神经元的中枢突组成，属感觉性。因此，每对脊神经均为混合性神经。脊神经后根在椎间孔附近有一椭圆形膨大，称为脊神经节，内含假单极神经元胞体，其中枢突构成了脊神经后根，其周围突随脊神经分布至感觉器（图3-20）。

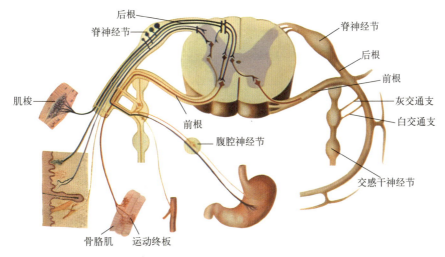

图 3-20　脊神经的组成、分支和分布示意图

脊神经干很短，出椎间孔后立即分为脊膜支、交通支、后支和前支。脊膜支细小，经椎间孔返入椎管，分布于脊髓的被膜、韧带和椎间盘等处。交通支为连于脊神经与交感干之间的细支。后支为混合性，分为肌支和皮支，肌支分布于项、背、腰、骶部的深层肌；皮支分布于枕、项、背、腰、骶、臀部的皮肤。前支是脊神经干发出的最粗大分支，为混合性，分布于躯干前外侧和四肢的肌肉和皮肤。除胸神经前支仍保持原有的节段性走行和分布外，其余各部前支均交织成脊神经丛，即颈丛、臂丛、腰丛和骶丛。

① 颈丛　颈丛由第1～4颈神经前支组成，位于胸锁乳突肌上部的深面。颈丛最重要的分支是膈神经，其运动纤维支配膈肌，感觉纤维分布于胸膜、心包及膈下面中央部的腹膜。右膈神经的感觉纤维还分布到肝、胆囊表面的腹膜。

呃逆

呃逆，俗称"打嗝"，是以胃气上逆，喉间频频作声，声音急而短促而得名，是一种常见的生理现象。引起打嗝的原因有很多种，如进入胃内的空气过多、精神神经因素、饮食习惯不良、吞咽动作过多等，这些均可导致膈神经受刺激，引起膈肌的痉挛性收缩而导致呃逆的产生。

② 臂丛　臂丛由第5～8颈神经前支和第1胸神经前支大部分组成，经锁骨后方进入腋窝。臂丛在锁骨中点后方分支比较集中，且位置表浅，临床上常在此处做臂丛神经阻滞麻醉。臂丛分支分布于颈部、背部、胸部与上肢。

A. 肌皮神经　发自臂丛外侧束，向下斜穿喙肱肌，经肱二头肌与肱肌之间下行，发出肌支支配上述三肌。皮支分布于前臂外侧皮肤。

B. 正中神经　发自臂丛内、外侧束，沿肱二头肌内侧沟下行至肘窝，在指浅、深屈肌之间，沿前臂正中下行，经腕管入手掌。正中神经在肘部、前臂及手掌发出许多肌支，支配大部分的前臂屈肌、手掌外侧肌群及中间群的小部分肌，皮支分布于掌心、鱼际、桡侧3个半指的掌面及其中节和远节手指背面的皮肤。正中神经损伤出现"枪形手"畸形。在腕管中，正中神经也易因周围结构的炎症、肿胀和关节的病变而受压损伤，表现为鱼际肌萎缩，手掌变平坦，称为"猿手"（图3-21）。

C. 尺神经　发自臂丛内侧束，在前臂发出肌支，支配尺侧少部分的屈肌、手掌内侧肌群及中间群的大部分肌。皮支分布于手掌小鱼际、小指和环指尺侧半掌面的皮肤及手背尺侧半、小指、环指及中指尺侧半背面的皮肤。尺神经损伤出现"爪形手"畸形（图3-21）。

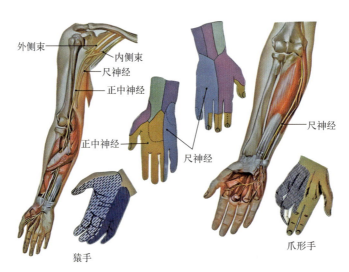

图 3-21　正中神经和尺神经

D. 腋神经　从臂丛后束发出，绕肱骨外科颈至三角肌深面，发出肌支支配三角肌和小圆肌，皮支分布于肩部和臂外侧区上部的皮肤。肱骨上段骨折易导致腋神经损伤（图3-22）。

E. 桡神经　发自臂丛后束，是臂丛最粗大的分支，沿肱骨桡神经沟下行，皮支分布于前臂背面皮肤、手背桡侧半和桡侧两个半手指近节背面的皮肤，肌支支配臂、前臂的伸肌。桡神经损伤出现"垂腕"畸形（图3-22）。

③ 腰丛　腰丛由第12胸神经前支一部分、第1～3腰神经前支及第4腰神经前支的一部分组成，位于腰大肌深面。腰丛中最大的分支是股神经，其肌支支配耻骨肌、股四头肌和缝匠肌，皮支分布于大腿、膝关节前面的皮肤和小腿内侧面、足内侧缘的皮肤。

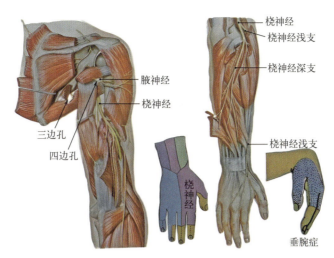

图3-22 腋神经和桡神经

④ 骶丛 骶丛由第4腰神经前支一部分、第5腰神经前支及全部骶神经、尾神经前支组成，位于盆腔内。骶丛分支分布于盆壁、臀部、会阴、股后部、小腿及足肌和皮肤。

骶丛最重要的分支坐骨神经是全身最粗大，最长的神经。经梨状肌下孔出盆腔，在臀大肌深面，经坐骨结节与股骨大转子之间下行于大腿后面，至腘窝上方分为胫神经和腓总神经（图3-23）。胫神经沿腘窝中线下行，走行小腿后面浅、深层肌之间，经内踝后方下达足底，分为足底内侧神经和足底外侧神经。胫神经分支支配小腿后群肌、足底肌和小腿后面及足底皮肤。胫神经损伤出现"钩状足"畸形。腓总神经由坐骨神经分出后，沿腘窝上外侧缘向下方走行，分布于小腿前、外侧群肌和小腿外侧、足背和趾背的皮肤。腓总神经损伤出现"马蹄内翻足"畸形。

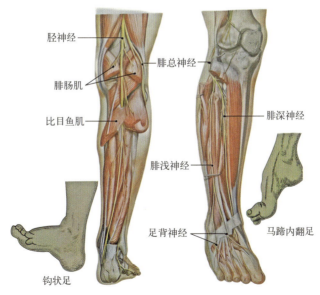

图3-23 胫神经和腓总神经

（3）内脏神经

内脏神经主要分布于内脏器官、心血管和腺体。按性质可将其分为内脏感觉神经和内脏运动神经。内脏感觉神经元位于脑神经节和脊神经节内，周围支分布于内脏和心血管等处的感受器，信息经中枢整合后，通过内脏运动神经调节这些器官的活动，从而在维持机体内、外环境的动态平衡，保持机体正常生命活动中发挥重要作用。

① 内脏运动神经　内脏运动神经支配内脏、心血管的运动和腺体的分泌，在一定程度上不受人的意志控制，是不随意的，故又称之为自主神经；同时由于它影响的主要是动、植物共有的物质代谢活动，并不支配动物所特有的骨骼肌运动，因此也称之为植物神经（图3-24）。根据形态和功能特点，自主神经分为交感神经和副交感神经两部分。

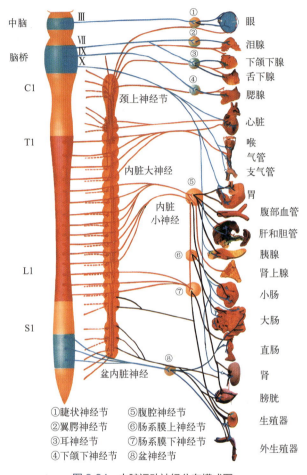

图3-24　内脏运动神经分布模式图

A. 自主神经的结构特征　从中枢发出的自主神经在抵达效应器前必须先进入外周神经节（肾上腺髓质的交感神经除外），此纤维在神经节换元后再发出纤维支配效应器官。由中枢发出到神经节的纤维称为节前纤维，由神经节发出到效应器的纤维称为节后纤维。

交感神经节距离效应器较远，因此节前纤维短而节后纤维长；副交感神经节距离效应器较近，有的神经节就在效应器官壁内，因此节前纤维长而节后纤维短。

交感神经的低级中枢位于脊髓胸1～3节段的灰质侧角内。副交感神经的起源比较分散，一部分起自脑干（第Ⅲ、Ⅶ、Ⅸ、Ⅹ对脑神经核），另一部分起自脊髓骶部相当于侧角的部位。交感神经的全身分布广泛，几乎所有内脏器官都受其支配；而副交感神经的分布较局限，某些器官不具有副交感神经支配，例如皮肤和肌肉内的血管、汗腺、肾上腺髓质、肾脏等就只有交感神经支配。

B. 自主神经的功能活动特征

a. 双重神经支配　许多组织器官都受交感和副交感神经的双重支配。但交感神经几乎支配全身所有内脏器官，而副交感神经则分布较局限。有些器官如肾上腺髓质、汗腺、竖毛肌、皮肤和肌肉内的血管等，就只接受交感神经支配。

b. 拮抗作用　交感神经和副交感神经对接受它们双重支配的大多数器官具有相反的作用。例如，交感神经兴奋能加强心脏的活动，而副交感神经则起相反作用；副交感神经可促进小肠的运动和分泌，而交感神经则起抑制作用。这种正反两方面的调节可使器官的活动状态能很快调整到适合于机体当时的需要。

c. 紧张性作用　交感神经和副交感神经持续地发放低频神经冲动，使其支配的效应器官经常维持一定程度的活动状态，这种作用即称为紧张性作用。各种自主功能的调节都是在紧张性作用的基础上进行的。

d. 对整体生理功能的调节　在环境急骤变化的情况下，交感神经系统可以动员机体许多器官的潜在能力以适应环境的急剧变化。例如，在肌肉剧烈运动、窒息、失血或寒冷环境等情况下，机体出现心率加速、皮肤与腹腔内脏的血管收缩、支气管扩张、肝糖原分解加速及血糖浓度升高、儿茶酚胺分泌增加等现象。交感神经系统活动具有广泛性，但对于一定的刺激，不同部分的交感神经的反应方式和程度是不同的，表现为不同的整合形式。副交感神经系统的活动相对比较局限。其整个系统活动的意义主要在于保护机体、休整恢复、促进消化、积蓄能量及加强排泄和生殖功能等方面。例如，机体在安静时副交感神经活动往往加强，此时心脏活动减弱、瞳孔缩小、消化功能增强以促进营养物质的吸收和能量的补充等。

C. 自主神经的生理功能　自主神经系统的功能在于调节心肌、平滑肌和腺体的活动（表3-1）

表3-1　自主神经的主要功能

器官	交感神经	副交感神经
循环器官	心跳加快加强；腹腔内脏血管、皮肤血管及分布于唾液腺和外生殖器官的血管收缩；肌血管可收缩（肾上腺素能）或舒张（胆碱能）	心跳减慢，心房收缩减弱，部分血管（如软脑膜动脉与分布于外生殖器官的血管等）舒张
呼吸器官	支气管平滑肌舒张	支气管平滑肌收缩，促进黏膜腺分泌
消化器官	分泌黏稠唾液；抑制胃肠运动；促进括约肌收缩，抑制胆囊活动	分泌稀薄唾液，促进胃液、胰液分泌；促进胃肠运动和使括约肌舒张，促进胆囊收缩
泌尿器官	促进肾小管的重吸收，使逼尿肌舒张和括约肌收缩	使逼尿肌收缩和括约肌舒张
眼	使虹膜辐射状肌收缩，瞳孔扩大，使睫状体辐射状肌收缩，睫状体环增大，使上眼睑平滑肌收缩	使虹膜环形肌收缩，瞳孔缩小；使睫状体环形肌收缩，睫状体环缩小；促进泪腺分泌
皮肤	竖毛肌收缩，汗腺分泌	—
代谢	促进糖原分解，促进肾上腺髓质分泌	促进胰岛素分泌

② 内脏感觉神经　内脏感觉神经元一般为假单极神经元，其胞体位于脑神经节和脊神经节内，周围突随交感神经和副交感神经分布，中枢突分别止于脑干的内脏感觉核（孤束核）和脊髓后角。内脏感觉纤维一方面借中间神经元与运动神经元联系，完成内脏反射，另一方面经过比较复杂的传导途径，将冲动传到大脑皮质，产生内脏感觉。

A. 内脏感觉的特点　正常内脏活动一般不产生主观感觉，如胃肠蠕动、心跳等；但较强烈的内脏活动，则可产生内脏感觉，如胃的饥饿感、膀胱充盈的膨胀感。内脏感觉对牵拉、膨胀、痉挛、缺血、炎症等刺激较敏感，但对切割、烧灼、温度等刺激不敏感。

B. 内脏痛　内脏中有痛觉感受器，但无本体感受器，所含温度觉和触压觉感受器也很少。因此，内脏感觉主要是痛觉。内脏痛是临床常见症状，常由机械性牵拉、痉挛、缺血和炎症等刺激所致。内脏痛的特点是：（a）定位不准确，这是内脏痛最为主要的特点，如腹痛时患者常不能说出所发生疼痛的明确位置，因为痛觉感受器在内脏的分布要比在躯体稀疏得多；（b）发生缓慢，持续时间较长，即主要表现为慢痛，常呈渐进性增强，但有时也可迅速转为剧烈疼痛；（c）对切割、烧灼等刺激不敏感，但对扩张性刺激和牵拉性刺激十分敏感；（d）能引起不愉快的情绪活动，并伴有恶心、呕吐和心血管及呼吸活动改变；（e）常伴有牵涉痛。

C. 牵涉痛　当某些内脏器官发生病变时，常在体表的一定区域产生感觉过敏或疼痛的现象，称为牵涉痛。例如，肝胆疾病时，常在肝区和右肩皮肤感觉到疼痛；心绞痛时，常在左胸前区和左臂内侧皮肤感到疼痛。

2 神经系统功能认知

2.1 神经系统活动的一般规律

（1）神经元之间的信息传递

中枢神经系统内含有大量形态和功能各异的神经元，它们按照一定的方式建立起一定形式的联系。一个神经元的轴突末梢与其他神经元的胞体或突起相接触而形成的特殊结构称为突触（图3-25）。突触传递是神经系统中信息交流的一种重要方式。神经元与神经元之间、神经元与效应器细胞之间都是通过突触来传递信息的。根据信息传递物性质的不同，突触可分为化学性突触和电突触两类，前者以轴突末梢释放的特殊化学物质为传递媒介物，而后者则以局部电流为传递媒介物。

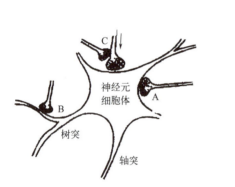

A：轴突-胞体式突触；B：轴突-树突式突触；C：轴突-轴突式突触

图3-25　突触的结构

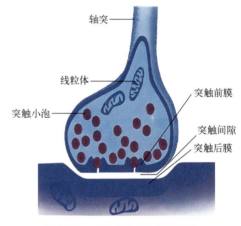

图3-26　突触的微细结构模式图

① 突触的结构　经典的突触是由突触前膜、突触间隙和突触后膜三部分构成（图3-26）。一个神经元的轴突末梢形成多个分支，每个分支末端膨大形成突触小体，突触小体末梢的膜称为突触前膜；与突触前膜相对应的另一个神经元的胞体膜或突起膜，称为突触后膜；两膜之间的间隙称为突触间隙。突触前膜上有 Ca^{2+} 通道，膜内含有大量的线粒体和囊泡，囊泡内含有神经递质，又称突触小泡。突触后膜上含有与突触小泡内神经递质相对应的受体或化学门控通道。突触间隙内充满细胞外液。

② 突触传递　突触传递是指突触前神经元的信息抵达突触后神经元，引起突触后神经元活动的过程，它与神经-肌肉接头处的传递有许多相似之处。

当神经冲动到达轴突末梢时，引起突触前膜发生去极化的变化，继而使突触前膜对 Ca^{2+} 通透性增加，细胞外的 Ca^{2+} 进入突触小体；Ca^{2+} 的进入促使一定数量的突触小泡向前膜靠近，然后通过出胞作用将小泡内所含的化学递质释放到突触间隙中；递质经突触间隙扩散，迅速到达突触后膜，并与其上的特异性受体结合；这种结合引起受体蛋白质分子内部的变构作用，使突触后膜上某些离子通道开放，从而使得某些离子得以跨突触后膜转移，导致突触后膜发生电位变化，产生兴奋性或抑制性突触后电位，突触后电位可以总和，从而引起突触后神经元的兴奋或抑制。

（2）神经递质与受体

① 神经递质　神经递质是指在化学性突触传递过程中由神经末梢释放，作用于支配神经元或效应细胞膜上的受体，从而完成信息传递功能的特殊化学物质。也就是由一个神经元释放并作用于另一神经元或效应细胞膜受体而引起特定化学反应的特殊化学物质。

根据化学组成的不同，神经递质可分为胆碱类、单胺类和氨基酸类等。其中，胆碱类递质有乙酰胆碱；单胺类递质主要包括去甲肾上腺素、多巴胺和5-羟色胺等；氨基酸类递质有γ-氨基丁酸、甘氨酸和谷氨酸等（表3-2）。

表 3-2　神经递质的分类

分类	主要成员
胆碱类	乙酰胆碱
单胺类	去甲肾上腺素、多巴胺、5-羟色胺、组胺、肾上腺素
氨基酸类	γ-氨基丁酸、甘氨酸、谷氨酸、门冬氨酸
肽类	下丘脑调节肽、血管升压素、催产素、脑-肠肽、心房钠尿肽、降钙素基因相关肽、阿片肽
嘌呤类	腺苷、ATP

📖 知识链接

近年来，研究证实气体分子一氧化氮（NO）作为一种中枢或外周神经系统的递质，在神经冲动的突触传递过程中发挥着重要作用。已发现某些神经元含有一氧化氮合酶，它能使精氨酸生成NO。NO能直接结合并激活鸟苷酸环化酶，从而引起生物效应。一氧化碳（CO）也具有某些神经递质的特征。CO的作用与NO相似，也能激活鸟苷酸环化酶。此外，前列腺素和神经类固醇也被视为可能的递质。

根据作用产生的效应不同，递质可分为兴奋性神经递质和抑制性神经递质。兴奋性神经递质由神经元释放后，与受体结合，引起突触后膜产生去极化的电位变化，导致突触后细胞兴奋。谷氨酸是广泛分布于神经系统的兴奋性递质。抑制性神经递质与受体结合后，引起突触后膜产生超极化的电位变化，导致突触后细胞抑制。γ-氨基丁酸是典型的抑制性神经递质。

② 受体　受体是指能识别并特异结合化学信号分子（如递质、激素等），并诱发生物效应的特殊生物分子。不同受体在细胞的定位不同。有些受体分布在细胞膜，有些受体存在于细胞质或细胞核，分别命名为膜受体、胞质受体或胞核受体。神经递质受体一般位于突触后膜或效应细胞膜上，属于膜受体。

A. 胆碱能受体　泛指能与乙酰胆碱结合而发挥生理效应的受体，根据其分布和作用不同，可分为毒蕈碱受体和烟碱受体两种类型。

毒蕈碱受体又称 M 受体，是指能与毒蕈碱结合产生生理效应的胆碱能受体。其分布于胆碱能纤维所支配的效应器细胞膜上。乙酰胆碱与 M 变体结合后产生一系列副交感神经兴奋的效应，包括支气管平滑肌收缩、心脏活动抑制、胃肠道平滑肌收缩、膀胱逼尿肌收缩、消化腺分泌增加、瞳孔缩小等。另外，也表现出交感神经胆碱能纤维兴奋的效应，主要有骨骼肌血管舒张和汗腺分泌增加等。阿托品是 M 受体阻断剂，它能和 M 受体结合，阻断乙酰胆碱的 M 样作用。临床常用于解除胃肠平滑肌痉挛所致腹痛、治疗心动过缓、扩瞳等。

烟碱受体又称 N 受体，是指能与烟碱结合产生生理效应的胆碱能受体。N 受体可分为 N_1 和 N_2 两种亚型。N_1 受体分布在自主神经节前神经元突触后膜上，N_2 受体分布在骨骼肌终板膜上。筒箭毒是 N 受体的阻断剂，它能和 N 受体结合，阻断乙酰胆碱的 N 样作用。临床上多用于腹部外科手术，以松弛局部肌肉。

B. 肾上腺素能受体　能与儿茶酚胺类物质（如肾上腺素、去甲肾上腺素等含有邻苯二酚基本结构的胺类）结合的受体。肾上腺素受体广泛分布于中枢神经系统和外周神经系统，有 α 和 β 两种类型。

α 受体又可分为 $α_1$ 和 $α_2$ 两个主要亚型。$α_1$ 受体主要分布于平滑肌，儿茶酚胺与之结合产生的效应主要是使平滑肌兴奋收缩，包括血管收缩、子宫收缩、瞳孔开大肌收缩等，但也有抑制性的，如小肠平滑肌舒张。$α_2$ 受体主要分布于突触前膜，其产生的效应是抑制去甲肾上腺素的释放。酚妥拉明是 α 受体的阻断剂。

β 受体又可分为 $β_1$、$β_2$ 和 $β_3$ 三个亚型。$β_1$ 受体分布在心肌，儿茶酚胺与 $β_1$ 受体结合后能使心率加快、传导加速、心收缩力增强。$β_2$ 受体分布于平滑肌，产生的平滑肌效应是抑制性的，包括血管舒张、子宫舒张、小肠舒张、支气管舒张等。$β_3$ 受体主要分布于脂肪组织，与脂肪分解有关。

普萘洛尔是 β 受体阻断剂，可以同时阻断 $β_1$ 和 $β_2$ 受体。阿替洛尔能选择性阻断 $β_1$ 受体。

2.2　神经系统传导通路

神经系统传导通路是大脑皮质与感受器或效应器相联系的神经纤维通路，可分为感觉传导通路和运动传导通路。

神经系统
传导通路

（1）感觉传导通路

感受器感受刺激后所产生的神经冲动传导到大脑皮质的通路，称感觉传导通路，主要包括浅感觉和深感觉两条传导通路。

① 浅感觉传导通路　浅感觉是指皮肤与黏膜的痛、温、触、压等感觉而言，由于它们的感受器位置较浅，因此由这些感受器上行的感觉传导系统称为浅感觉传导通路。一般由三级神经元组成。

A. 躯干、四肢的浅感觉传导通路　其感觉神经元位于脊神经节内，在脊髓灰质后角更换神经元后其纤维交叉到对边，组成脊髓丘脑束上行至丘脑，在丘脑再次更换神经元后，发出纤维参与组成丘脑皮质束，再上行投射至大脑皮质躯干和四肢的感觉区。

B. 头面部的浅感觉传导通路　其感觉神经元位于三叉神经节内，感觉神经纤维经三叉神经传入，进入脑桥后更换神经元交叉到对边，组成三叉丘系上行至丘脑，在丘脑再次更换神经元，发出纤维参与组成丘脑皮质束，经内囊投射至大脑皮质感觉区。

② 深感觉传导通路　深感觉是指感受肌肉、肌腱、关节和韧带等深部结构的本体感觉和精细触觉。精细触觉是指辨别两点距离、感受物体形状及纹理粗细等的感觉。深感觉传导通路也由三级神经元组成。

躯干、四肢的深感觉传导通路感觉神经元也位于脊神经节内，进入脊髓后，在同侧后索内上行，并组成薄束和楔束上行至延髓，在延髓薄束核和楔束核换神经元交叉到对边，组成内侧丘系上行至丘脑，在丘脑再次更换神经元，发出纤维参与组成丘脑皮质束，经内囊投射至大脑皮质感觉区。

③ 感觉传导通路的特点　感觉传导通路一般有三级神经元，第一级位于脊神经节或脑神经节内；第二级位于脊髓后角或脑干内，第三级位于丘脑内。各种感觉传导通路的第二级神经元发出的神经纤维，一般交叉到对侧，最后投射到大脑皮质的相应区域。

（2）运动传导通路

运动传导通路是从大脑皮质发出神经冲动到达骨骼肌的通路，分锥体系和锥体外系，两者在功能上相互协调、相互配合，共同完成人体各项复杂的随意运动。

① 锥体系　锥体系主要管理骨骼肌的随意运动，是大脑皮质下行控制躯体运动的最直接通路，它包括皮质脊髓束和皮质核束，两者又合称锥体束。一般将大脑皮质的运动神经元称为上运动神经元，而脊髓前角和脑神经运动核的运动神经元称为下运动神经元。上运动神经元的轴突组成下行的锥体束。其中，下行止于脑神经运动核的纤维称为皮质核束，脑神经运动核的神经元发出的躯体运动纤维随脑神经到达并支配头面部的肌肉；下行止于脊髓前角运动神经元的纤维称为皮质脊髓束，脊髓前角的运动神经元发出的纤维随脊神经到达躯干或四肢的骨骼肌，支配躯干和四肢的随意运动（图 3-27）。

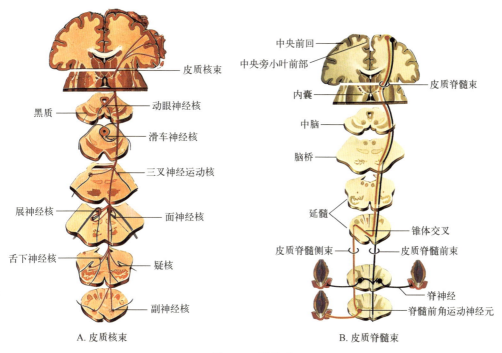

图 3-27　锥体系

② 锥体外系　锥体系以外所有下行控制躯体运动的传导系统统称为锥体外系。它包括大脑皮质、纹状体、丘脑、红核、黑质、脑桥、前庭核、小脑、脑干网状结构，以及其间的联络纤维等，这些结构共同组成复杂的多级神经元。经多次换元后，到达脊髓前角或脑神经运动核。锥体外系的通路有多条，如皮质 - 纹状体通路、纹状体 - 黑质环路、皮质 - 脑桥 - 小脑通路等，他们的主要功能是参与肌紧张的调节和躯体姿势的维持，以及协调肌群的活动。

大脑的运动功能需要锥体系与锥体外系的协同活动完成，在锥体外系维持机体稳定、保持适宜的肌张力和姿势协调的情况下，锥体系执行精细的运动动作。

📖 **知识链接**

帕金森病

帕金森病是一种常见于中老年的神经系统变性疾病，多在 60 岁以后发病。主要表现为患者动作缓慢，手脚或身体的其他部分的震颤，身体失去了柔软性，变得僵硬。帕金森病的病变部位在中脑的部位。该处有一群神经细胞，叫作黑质神经元，它们合成一种叫作"多巴胺"的神经递质，其神经纤维投射到大脑的其他一些区域，经纹状体 - 黑质环路，对大脑的运动功能进行调控。当这些黑质神经元变性死亡至 80% 以上时，大脑内的神经递质多巴胺便减少到不能维持调节神经系统的正常功能，便出现帕金森病的症状。

2.3 脑的高级功能和脑电图

（1）脑的高级功能

脑是中枢神经系统的最高级部位，有着一些复杂的功能，如学习与记忆、思维与语言、睡眠与觉醒等功能，一般将这些依赖于大脑皮质而存在的高级整合功能统称为脑的高级功能。

① 学习与记忆　学习与记忆是脑的高级功能之一，它是人或动物改变自身行为或产生新行为以适应生活环境的必要过程。学习是指人或动物获得新知识或新技能的过程，记忆是将学习到的知识或技能编码、储存及读出的神经活动过程。学习是记忆的前提和基础，记忆是学习的结果。

A. 学习的分类　学习可分为非联合型学习和联合型学习两大类。

a. 非联合型学习：非联合型学习也称简单学习，即刺激与机体反应之间不存在某种明确的联系。人或动物受到一次或多次单一的刺激后，即可完成非联合型学习。

b. 联合型学习：联合型学习是指两个刺激在时间上很靠近地重复发生，最后在脑内逐渐形成联系，使人或动物在不同刺激之间或刺激与行为之间建立联系。经典条件反射和操作式条件反射都属于联合型学习。

B. 记忆的过程　外界进入人脑的信息量相当大，但绝大部分都会被遗忘掉，只有 1% 左右的信息能被较长期记忆。根据记忆时间的长短将记忆分为短时程记忆和长时程记忆两大类。人类的记忆过程也相应地分成四个阶段，即感觉性记忆、第一级记忆、第二级记忆和第三级记忆（图3-28）。前两个阶段相当于短时程记忆，后两个阶段相当于长时程记忆。

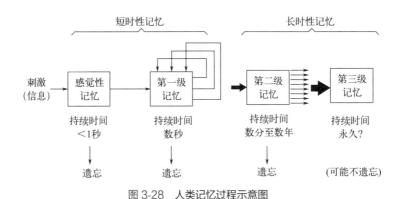

图 3-28　人类记忆过程示意图

a. 短时程记忆：当外界信息短暂地传入人脑后，首先在脑的感觉区储存，其储存时间很短，一般不超过 1s，其中不被注意的信息很快就会自动消退。这就是感觉性记忆阶段。如果对传入信息经过加工处理，就会转入第一级记忆。第一级记忆的保留时间也很短，平均约几秒。人们从电话簿上查到电话号码到拨出这个号码的间隔时间，即相当于第一级记忆的保持时间。

b. 长时程记忆：第一级记忆中储存的信息经反复运用，则可转入第二级记忆。第二级记忆是一个大而持久的储存系统，记忆保持时间可由数分钟至数年。一些反复刺激或重大事件的信息，可转入第三级记忆，成为永久性记忆。

C. 遗忘　遗忘是指部分或完全失去再认和回忆的能力。遗忘是一种正常的生理现象。产生遗忘的原因，一是条件刺激长期不予强化所引起的消退抑制，二是后来的信息干扰。遗忘有两条规律，一是遗忘在学习之后立即开始，与时间成正相关；二是遗忘的进程表现为先快后慢，即遗忘最初很快，以后逐渐减慢。

② 大脑皮层的语言功能　人类区别于其他动物的重要标志之一是可以对词语形成条件反射，具有抽象思维的能力。思维和语言是人类极复杂和重要的活动，而人类思维的主要特点之一就在于使用语言。

A. 大脑皮层语言中枢的分区　临床发现，人类大脑皮层一定区域的损伤可引起语言功能障碍（失语症）。损伤的部位不同，语言功能障碍的表现不同（表3-3）。说明人类大脑皮层的语言功能具有一定的分区（图3-29）。

表3-3　大脑皮层的语言中枢及其损伤表现

语言代表区	中枢部位	损伤后表现
语言运动中枢	中央前回底部前方	运动性失语症：患者不会说话（与发音有关的肌肉并未受损），但能看懂文字，听懂别人说话
语言听觉中枢	颞上回后部	感觉性失语症：患者能说话、书写，能看懂文字，也能听见别人的发音，但听不懂别人说话
书写中枢	额中回后部	失写症：患者能听懂别人说话，看懂文字，自己也会说话，手部的其他运动正常，但不会书写
语言视觉中枢	顶下叶角回	失读症：患者视觉和其他语言功能正常，但看不懂文字的含义

运动性失语症的现象首先由布罗卡（Broca）发现，故该区被称为布罗卡区。以上所述各区在语言功能上虽然有不同的侧重面，但语言活动的完整功能与大脑皮层广大区域的活动有关，且各区域的功能密切相关，严重的失语症可同时出现多种语言功能的障碍。

B. 大脑皮层功能的一侧优势　脑的高级功能向一侧大脑半球集中的现象称为一侧优势，该侧大脑半球称为优势半球。一侧优势现象为人类所特有。大部分人的语言功能优势半球在左侧，称为语言优势半球。语言优势半球除与遗传有一定关系外，主要与后天习惯使用右手有关。人类的语言优势半球在10～12岁以前逐步建立，此前如发生左半球损伤，尚有可能在右半球重建语言优势半球，恢复语言功能；如果成年后左侧半球受损，则很难在右半球建立新的语言中枢。

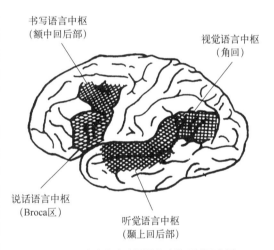

图3-29　大脑大脑皮层语言功能区域示意图

（2）脑电活动

在大脑皮层可记录到两种不同形式的脑电活动，一种是无明显刺激情况下，皮层自发产生的节律性电位变化，称为自发脑电活动；另一种是由于感觉传入或脑的某一部位受到刺激时，在皮层某一局限区域引出的电位变化，称为皮层诱发电位。

在头皮表面记录到的自发脑电活动，称为脑电图（EEG）。如果将无关电极放置在耳郭（R），在头皮表面不同部位分别安放引导电极，可以引导出各不同部位的脑电图。图3-30显示在枕叶（Ⅰ）及额叶（Ⅱ）描记脑电图的电极安放部位及记录到的脑电波形。

① 正常脑电图的波形　在不同脑区和人体处于不同情况时，引导出的脑电图波形有明显差别。在正常情况下，脑电图的基本波形有 α、β、θ 和 δ 波四种（表3-4）。

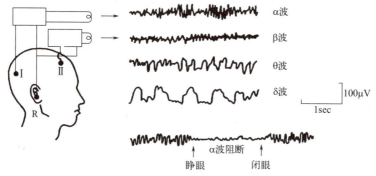

図 3-30 脑电图记录方法与正常脑电图波形

注：I 和 II 为引导电极分别放置在枕叶和额叶的部位。

表 3-4 正常人脑电图的几种基本波形

脑电波	频率/Hz	波幅/μV	常见部位	出现时状态
α	8～13	20～100	枕叶	清醒、安静、闭眼及正常血糖范围
β	14～30	5～20	额叶、顶叶	睁眼或大脑皮层处于紧张活动状态
θ	4～7	100～150	额叶、顶叶	困倦时
δ	0.5～3.5	20～200	颞叶、枕叶	入睡或极度疲劳、麻醉状态等

在成年人，α 波是清醒、安静、闭眼时的主要脑电波，在枕叶皮层最为显著。α 波通常为一些波幅由小变大、再由大变小的梭形波。α 波在闭眼时出现，睁眼或受其他刺激（如声音、触觉或思维活动）时消失的现象，称为 α 波阻断。β 波为皮层紧张活动时的脑电波，主要代表皮层处于兴奋状态，在额叶和顶叶较显著。θ 波见于困倦时。δ 波则见于入睡后，或处于极度疲劳、麻醉状态等情况。

正常脑电图波形可随年龄和不同生理情况而发生相应的改变。新生儿的脑电图呈不规则的低幅波；婴幼儿时期可出现 δ 波，少年时期常见到 θ 波，至 10 岁左右开始出现成人的 α 波。可见，随着年龄的增长，脑电波的频率由慢变快、波幅由低变高，由不规则变为规则。进入老年期，脑电波又出现频率变慢的趋势，在两侧颞部甚至可出现少量的 θ 波或 δ 波。在不同生理情况下，脑电波也出现相应的变化，例如，觉醒与睡眠时脑电图不同；血糖、体温及糖皮质激素处于低水平时，α 波频率减慢；动脉血氧压降低时，α 波的频率增高。

② 脑电图的临床意义　在临床上，脑电图可作为对某些疾病进行辅助诊断的依据。例如，癫痫患者常出现异常的高频、高幅的脑电波或在高频高幅波后跟随一个慢波的综合波形；即使在发作间歇期，亦有异常脑电活动出现。脑炎、颅内占位性病变（如肿瘤）、昏迷、脑死亡等，均可出现异常的脑电波形。因此，可结合临床资料及脑电图改变推测大脑病变的部位、观察疾病的转归及药物治疗效果。

3 常见神经系统疾病认知

阿尔茨海默病

3.1 阿尔茨海默病

【病例分析 4】

患者，女，73 岁，家人发现近 5 年来，患者经常丢三落四，东西放下就忘记，近期记忆力明显降低，重复购买相同的物品，做饭忘了关火以致将锅烧干，多次遗失贵重物品，不能回忆早餐内容，记不住邻居和熟悉人的名字。两周前上街，找不到回家的路。女儿来看他也不认识，指着自己的家说："这是谁的家呀？"吵着要回自己的家。

　　问题：1. 患者可能的疾病诊断是什么？

　　　　　2. 根据病情提出对患者的治疗措施。

　　阿尔茨海默病（AD）是以记忆力、抽象思维、定向力障碍及社会功能减退为主要临床表现的中枢神经系统退行性疾病。本病特征为隐匿起病、进行性智能衰退，多伴有人格改变，图 3-31 显示正常人大脑和阿尔茨海默病患者大脑的区别。一般症状持续进展，病程通常为 5～10 年。

（1）病因

　　① 遗传因素　调查发现 AD 患者的一级亲属有较高患病风险。

　　② 环境因素　独居、丧偶、经济困难、生活经历坎坷、文化程度低等因素都可增加 AD 患病的风险。

　　③ 头部外伤　多项研究提示严重脑外伤可能为导致 AD 的病因之一。

　　④ 其他　甲状腺疾病、免疫系统疾病、癫痫、神经递质系统功能障碍、神经毒性损伤、氧化应激、自由基损伤、血小板活化等也与 AD 的发病有关。

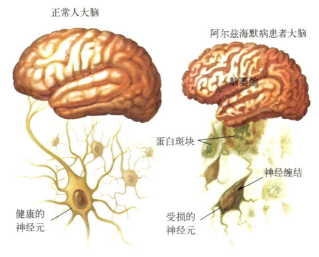

图 3-31　正常人大脑和阿尔茨海默病患者大脑的区别

（2）临床表现

　　起病隐匿，进展缓慢；多见于 70 岁以上老年人，女性较男性多，少数患者在躯体疾病、骨折或精神受到刺激后症状迅速明朗化。主要表现为认知功能下降、精神症状和行为障碍、日常生活能力的逐渐下降。根据认知能力和身体机能的恶化程度分成三个时期。

　　① 轻度痴呆期（起病 1～3 年）

　　表现为记忆减退，对近事遗忘突出；判断能力下降，患者不能对事件进行分析、思考、判断，难以处理复杂的问题；工作或家务劳动漫不经心，不能独立进行购物、经济事务等，社交困难。

　　② 中度痴呆期（起病 2～10 年）

　　表现为远近记忆严重受损，简单结构的视空间能力下降，时间、地点定向障碍；在处理问题、辨别事物的相似点和差异点方面有严重损害；不能独立进行室外活动，在穿衣、个人卫生以及保持个人仪表方面需要帮助；计算不能；出现各种神经症状，可见失语、失用和失认；情感由淡漠变为急躁不安，常走动不停，可见尿失禁。

③ 重度痴呆期（起病 8～12 年）

患者已经完全依赖照护者，严重记忆力丧失，仅存片段的记忆；日常生活不能自理，大小便失禁，呈现缄默、肢体僵直，查体可见锥体束征阳性，有强握、摸索和吸吮等原始反射。最终昏迷，一般死于感染等并发症。

（3）治疗

① 支持治疗　给予扩张血管、改善脑血液供应、营养神经和抗氧化等治疗。

② 社会心理治疗　对轻症患者加强心理支持与行为指导，对重症患者要加强基础护理，保证营养摄入。尽可能维持患者的认知和社会生活功能，保证其安全和舒适。

③ 药物治疗

a. 认知功能缺损的治疗：胆碱酯酶抑制剂是临床证实疗效较好的药物，常用的有多奈哌齐、石杉碱甲等。

b. 精神症状的治疗：氯丙嗪、氟哌啶醇、舒必利、氯氮平、利培酮、奥氮平等。

c. 抗抑郁药：舍曲林、西酞普兰等。

d. 抗焦虑药：主要是苯二氮䓬类药，用于焦虑、激惹和睡眠障碍的治疗。

e. 雌激素：延缓或预防 AD 的发生。

④ 其他治疗　康复治疗、中医中药、针灸疗法、神经营养因子、基因治疗等。

脑卒中

3.2　脑卒中

【病例分析 5】

患者，男，52 岁，因"反复右上肢无力 3 天，加重伴说话困难半天"入院。3 天前患者无明显诱因反复出现右侧上肢无力，每次持续 6～7min 后即恢复正常。今晨起，右侧肢体无力，不能行走，说话困难，家人发现后急诊入院。体格检查：血压 170/100mmHg❶，神志清楚，不能用口语表述交流，右侧鼻唇沟平坦，口角低垂，口角明显牵向左侧，伸舌时舌尖偏向右侧。右侧上肢肌力 2 级，下肢肌力 3 级，右侧身体痛觉迟钝，右侧 Babinski 征阳性。入院 30min 后脑 CT 报告未见异常。家人介绍说，患者既往有高血压、冠心病、糖尿病病史。

问题：1. 请对该患者进行评估，并列出主要诊断。

2. 请为该患者制定治疗计划。

3. 请对该患者进行健康教育。

脑卒中，是指脑血管疾病的患者，因各种诱发因素引起脑内动脉狭窄、闭塞或破裂而造成急性脑部血液循环障碍，临床上表现为一过性或永久性功能障碍的症状和体征。脑卒中分为缺血性和出血性两大类（图 3-32）。

缺血性脑卒中包括脑梗死和短暂性脑缺血发作；出血性脑卒中包括脑出血和蛛网膜下腔出血。

---

❶ 1mmHg=133.32Pa。

（1）脑梗死

又称缺血性脑卒中，是指脑部血液供应障碍，缺血、缺氧引起局部脑组织坏死软化。其发病率占脑卒中的75%～80%，是老年人致残、致死的主要疾病之一。常见类型包括脑血栓形成和脑栓塞。

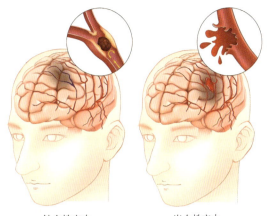

缺血性卒中　　　　出血性卒中

图 3-32　脑卒中分类

① 病因　引起脑梗死的常见伴随疾病包括高血压、高脂血症、糖尿病、冠心病、心房颤动、风湿性心脏病、红细胞增多症等。引起脑梗死的不良生活习惯包括吸烟、大量饮酒等。

② 临床表现

A. 症状　脑血栓形成的患者常在静态下发病，部分患者发病前有短暂性脑缺血发作，常以肢体麻木、无力、头昏或头痛为初始症状；脑栓塞的患者常在活动中发病，起病急、无前驱症状、多伴意识障碍；病情严重出现脑梗死的患者常伴意识障碍、偏瘫、语言、吞咽功能障碍。

B. 体征

a. 大脑前动脉闭塞：对侧中枢性面舌瘫、对侧偏身感觉障碍、偏瘫、轻度直肠膀胱症状等。

b. 大脑中动脉闭塞：对侧常有偏瘫、对侧同向偏盲、对侧偏身感觉障碍（"三偏"综合征）、混合性失语、失写、失读等。

c. 颈内动脉闭塞：交叉性视神经 - 偏瘫综合征、交叉性交感神经 - 偏瘫综合征、"三偏"综合征、精神障碍 - 偏瘫症群、失语等。

d. 大脑后动脉闭塞：对侧肢体感觉障碍、对侧肢体共济失调、偏盲等。

③ 治疗原则　在脑缺血早期阶段，应迅速让阻塞的血管再通及尽快达到再灌注治疗的目的。

A. 药物治疗　溶栓、抗凝、抗血小板聚集的药物应注意观察有无出血征象。脱水剂如甘露醇，应注意用药的时间、剂量、速度，注意外周血管的保护及肾功能、电解质的监测。

B. 预防并发症

a. 预防误吸：对患者的吞咽功能进行及时评估，必要时鼻饲饮食。

b. 皮肤护理：早期使用减压床垫，定时翻身、保持会阴部皮肤清洁干燥。

c. 预防坠积性肺炎：鼓励患者咳嗽、咳痰，必要时协助拍背。

d. 预防下肢深静脉血栓：做好偏瘫肢体的被动、主动运动。

e. 预防泌尿系感染：做好会阴部皮肤护理，留置尿管者每日尿道口活力碘擦拭 2 次。

C. 心理护理　安慰、解释、鼓励，消除患者的心理顾虑，尽可能满足患者的需求，树立与疾病长期抗争的信心。

（2）脑出血

又称出血性脑卒中，是指原发于脑实质内的非外伤性血管破裂出血。出血的血管为动脉、静脉、毛细血管，其中动脉出血最常见。脑出血的主要病因为高血压并动脉粥样硬化。发病机制为长期高血压造成脑内小动脉管壁坏死、形成微动脉瘤或夹层动脉瘤，在血压骤升的情况下破裂出血。

① 病因

A. 基础疾病　脑出血患者中，80%～90% 有高血压病史，其次为脑淀粉样血管病、出血性脑梗死、脑血管畸形、血液病等。

B. 治疗用药　进行抗凝、溶栓或抗血小板聚集治疗时，脑出血的危险性增加。

C. 其他诱发因素　大量饮酒、情绪激动、过度疲劳等因素均可诱发脑出血。

② 临床表现

A. 症状　40%～50% 的患者首发症状表现为剧烈头痛、恶心、喷射样呕吐。神经功能严重受损以意识障碍、"三偏"综合征、癫痫、脑膜刺激征为常见。脑出血常影响呼吸、血管调节中枢、交感神经等，导致心律失常、心肌梗死、应激性溃疡、呼吸功能改变。

B. 体征　内囊区出血最常见，约占脑出血的 70%，可出现头和眼转向出血病灶侧，伴"三偏"综合征；脑桥出血可出现交叉性瘫痪、头和眼转向非出血病灶侧，针尖样瞳孔、持续高热、呼吸困难；小脑出血可出现急性颅内压增高，脑干受压，脑疝形成，短时间内呼吸停止，常伴剧烈头痛、频繁呕吐、颈项强直；脑室出血可出现 1～2h 内陷入深度昏迷、四肢抽搐或瘫痪，常伴去脑强直状态、高热、瞳孔极度缩小。

③ 治疗　治疗原则为防止继续出血、降低颅内压、防治并发症、促进神经功能恢复。

A. 药物治疗　应用甘露醇、白蛋白等药物降低颅内压，其中甘露醇是降低颅内压最主要的药物。

B. 控制血压　血压不能降得太低，以免影响脑灌注压。

C. 亚低温治疗　为减轻脑水肿，脑出血发病 6h 内建议低温治疗，持续时间至少 48～72h。

D. 并发症的防治　老年脑出血患者容易并发肺部感染、应激性溃疡、中枢性高热、下肢深静脉血栓形成、误吸、压疮等，应注意预防及治疗。

实训二　神经系统的观察与识别

【实训目的】

1. 掌握脊髓的位置和外形；脊髓节段与椎骨的对应关系；脑干的位置、分部及外部形态结构；小脑的位置和外形；间脑的位置、分部及各部分的主要功能。端脑的外形、分叶及内部的主要结构。

2. 掌握脊神经的构成、纤维成分和分支分布概况；颈丛、臂丛、腰丛和骶丛的组成、位置、主要神经的行程、分支分布；胸神经前支在胸腹壁的节段性分布。

3. 掌握脑神经的名称、顺序、连脑部位、穿颅部位、性质、分布概况和损伤后的表现。

4. 掌握内脏神经的区分及分布；交感和副交感神经低级中枢的位置。

【实训材料】

1. 脊髓、脑标本和模型；

2. 显示脑干、小脑、间脑内部结构的标本和模型；

3. 显示端脑内部结构的标本和模型；

4. 全身肌肉、神经、血管的大体解剖标本；

5. 头颈部、上肢、盆部、下肢和盆底标本（显示血管、神经）；

6. 头颈部、盆底模型（显示血管、神经）。

【实训内容和方法】

1. 在去掉椎管后壁和棘突的标本上观察脊髓位置，在此要特别注意观察脊神经根与椎间孔的对应关系和脊髓下端与椎管下端的关系。

2. 借助游离标本观察脊髓的形态结构，但要特别注意确认其解剖学方位。

3. 在模型上观察脑干的外形和内部结构。

4. 在实物标本和模型上观察小脑的表面形态和内部结构。

5. 在标本上观察端脑的外形和分叶，在显示端脑内部结构的模型上观察侧脑室、基底核、内囊等结构。

6. 复习颅骨部分解剖结构，观察 12 对脑神经。

7. 在连接有脊神经的脊髓标本和模型上仔细观察脊神经的前根和后根及脊髓节段与脊神经的关系。

8. 观察脊神经的分布，并结合相应部位的骨骼肌进行学习。

【总结与思考】

结合实验内容，说说躯体运动区受损导致哪些功能障碍，传导路径是怎样的。

 目标检测

一、选择题

（一）单项选择题

1. 肱骨中段骨折最容易损伤的神经是（　　　）。

　　A. 肌皮神经　　　　　B. 正中神经　　　　　C. 尺神经　　　　　D. 桡神经　　　　　E. 腋神经

2. 由腋神经支配的肌是（　　　）。

　　A. 肱二头肌　　　　　B. 肱三头肌　　　　　C. 三角肌　　　　　D. 背阔肌　　　　　E. 肱桡肌

3. 哪条神经损伤出现"爪形手"？（　　　）

　　A. 肌皮神经　　　　　B. 桡神经　　　　　C. 尺神经　　　　　D. 正中神经　　　　　E. 腋神经

4. 感觉传导通路有（　　　）。

　　A. 一级神经元　　　　B. 二级神经元　　　　C. 三级神经元　　　　D. 多级神经元　　　　E. 四级神经元

5. 支配大腿内侧肌群的神经是（　　　）。

　　A. 闭孔神经　　　　　B. 股神经　　　　　C. 坐骨神经　　　　　D. 阴部神经　　　　　E. 隐神经

6. 薄束核和楔束核（　　　）。

　　A. 位于延髓的腹侧

　　B. 楔束核位于薄束核的内侧

　　C. 是与同侧躯干、四肢本体感觉传导有关的核团

　　D. 是与对侧躯干、四肢本体感觉传导有关的核团

　　E. 发出纤维左、右交叉后组成内侧纵束

7. 滑车神经支配（　　　）。

　　A. 下斜肌　　　　　B. 上斜肌　　　　　C. 内直肌　　　　　D. 外直肌　　　　　E. 上直肌

8. 面神经管理（　　　）。

　　A. 舌后 1/3 味觉　　　　　　　　　　　B. 舌前 2/3 味觉

　　C. 舌前 2/3 黏膜一般感觉　　　　　　　D. 舌后 1/3 黏膜一般感觉

　　E. 面部皮肤感觉

9. 关于内脏运动神经，错误的是（　　　）。

　　A. 不直接受意识控制　　　　　　　　　B. 包括交感和副交感神经

　　C. 支配心肌、平滑肌和腺体　　　　　　D. 从中枢发出纤维直达靶器官

　　E. 副交感神经不如交感神经分布广泛

10. 不是白质的结构有（　　　）。

　　A. 皮质　　　　　B. 内囊　　　　　C. 髓质　　　　　D. 视束　　　　　E. 胼胝体

（二）多项选择题

1. 关于脊髓，描述正确的有（   ）。
   A. 白质位于表层
   B. 后外侧沟有脊神经后根附着
   C. 后角主要为感觉神经元
   D. 前角为运动神经元
   E. 侧角只存在于胸腰段

2. 关于桡神经，描述正确的有（   ）。
   A. 发自臂丛外侧束   B. 发自臂丛后束   C. 支配肱三头肌   D. 损伤致垂腕
   E. 肱骨中段骨折易损伤此神经

3. 关于尺神经，描述正确的有（   ）。
   A. 发自臂丛内侧束
   B. 肱骨内上髁骨折易损伤此神经
   C. 臂部无分支
   D. 穿腕管进入手掌
   E. 支配大部分手肌

4. 胫神经损伤可能出现（   ）。
   A. 足不能外翻
   B. 钩状足
   C. 足底皮肤感觉障碍
   D. 足底皮肤感觉正常
   E. 行走呈"跨阈步态"

5. 脑一般分为 4 部分，包括（   ）。
   A. 端脑   B. 间脑   C. 小脑   D. 脑干   E. 丘脑

6. 三叉神经分布于（   ）。
   A. 角膜和结膜
   B. 舌根和咽峡
   C. 咬肌和翼内、外肌
   D. 舌前 2/3 黏膜
   E. 面部表情肌

7. 经典的突触结构是由哪几部分构成？（   ）
   A. 突触前膜   B. 突触间隙   C. 突触后膜   D. 突触小体   E. 神经递质

8. 根据化学组成的不同，神经递质可分为（   ）。
   A. 胆碱类   B. 单胺类   C. 氨基酸类   D. 肽类   E. 嘌呤类

9. 阿尔茨海默病的病因有（   ）。
   A. 遗传因素   B. 环境因素   C. 头部外伤   D. 甲状腺疾病   E. 癫痫

10. 脑电图的基本波形有（   ）。
    A. α 波   B. β 波   C. θ 波   D. δ 波   E. γ 波

二、简答题

1. 简述神经系统的组成。
2. 简述自主神经系统的生理功能。

模块四 内分泌系统

1 内分泌系统结构和功能认知

1.1 内分泌腺结构与功能概述

（1）内分泌系统与内分泌腺

　　内分泌系统是由内分泌腺和散在的内分泌细胞组成的一个信息传递系统。它与神经系统密切联系，相互配合，共同调节机体的新陈代谢、生长、发育、生殖等功能活动，维持机体内环境的相对稳定。

　　内分泌腺又称无管腺，是分泌细胞集中存在形成的腺体，如垂体、甲状腺、甲状旁腺、肾上腺、性腺等（图4-1）。其分泌物为高效能生物活性物质，称为激素，由腺细胞直接分泌进入体液，进而调节靶细胞或靶组织的活动。

　　其他散在的内分泌细胞或细胞群有胰岛、卵泡及黄体、睾丸内间质细胞、胃肠道和呼吸道黏膜中的内分泌细胞及心脏、肺的一些细胞等。

　　内分泌腺细胞分泌的激素进入毛细血管或毛细淋巴管，随血液或淋巴液运送到远距离的靶组织而发挥作用，称为远距分泌。某些激素不经血液，只作用于局部邻近细胞，称为旁分泌。特别地，下丘脑的某些神经细胞兼有内分泌功能，称为神经内分泌。

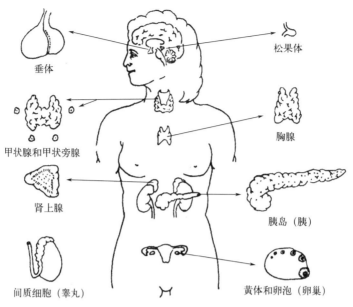

松果体

垂体

胸腺

甲状腺和甲状旁腺

肾上腺

胰岛（胰）

间质细胞（睾丸）

黄体和卵泡（卵巢）

图4-1　内分泌腺概况

（2）激素

① 激素种类　内分泌细胞分泌的激素，按其化学结构可分为两大类：

一类是含氮激素：包括肽类、蛋白质类（如胰岛素、下丘脑激素、垂体激素等）以及胺类（如甲状腺素、肾上腺素等）。后者主要为酪氨酸衍生物。

另一类是脂类激素：均为脂质衍生物，主要包括类固醇激素、固醇激素和脂肪酸衍生物。如肾上腺皮质激素、性激素。

内分泌激素
及其功能

② 激素作用的一般特性

A. 特异性　激素的作用具有较高的组织特异性和效应特异性，即某些激素能与某些器官和细胞（靶器官和靶细胞）的细胞膜或胞浆内存在的激素受体特异性结合，经过细胞内复杂的反应而激发一定的生理效应。

B. 高效性　激素在血液中的含量极微，一般以 μg/100mL 甚至 ng/100mL 计，但作用显著。因机体细胞内存在一系列的酶促反应，生物效能逐级放大。

C. 激素的信息传递作用　激素是一种化学信使，它以化学的方式将某种信息传递给靶细胞，从而加强或减弱其代谢过程和功能活动。在此过程中，它既不引起新的功能，也不为功能活动提供能量，只是作为细胞间的信息传递者起信使作用，在完成信息传递之后即分解失活。

D. 激素间的相互作用　当多种激素共同参与某一生理活动的调节时，它们之间的相互关系主要表现在以下几方面。

a. 协同作用：如生长激素与肾上腺素，虽作用于代谢的不同环节，但都有升高血糖的作用；

b. 拮抗作用：如胰岛素能降低血糖，而肾上腺素则升高血糖；

c. 允许作用：某些激素本身不能对某器官和细胞直接发生作用，但它的存在却是另一种激素产生生物效应的必要前提，这种现象称为允许作用，如糖皮质激素本身不能引起血管平滑肌收缩，但只有它存在时去甲肾上腺素才能发挥缩血管的作用。

③ 激素的作用机制　激素作为信息物质是如何在体内特异性地发挥其促进或抑制的生物效应的呢？ 20 世纪 60 年代，研究者们已提出了相应的解释机制。

A. 含氮类激素的作用机制——第二信使学说：该学说认为细胞外的激素是第一信使，当激素与细胞膜上的特异性受体结合后，激活了细胞膜上的（鸟苷酸结合蛋白 G 蛋白），通过 G 蛋白激活膜内侧的腺苷酸环化酶（AC），进而催化细胞内的 ATP 转化为 cAMP，cAMP 作为第二信使，能激活平时不活动的蛋白激酶 A（PKA），使蛋白质磷酸化，结构和功能发生改变，引发细胞的多种生物效应。cAMP 能被磷酸酯酶降解而灭活。

B. 类固醇激素的作用机制——基因表达学说　该学说认为类固醇类激素不是与胞膜受体结合，而是直接进入细胞内。然后要么直接穿过核膜（如雌激素、孕激素、雄激素），要么先与胞质受体结合（如糖皮质激素），形成激素 - 受体复合物，再进入核内，从而调控 DNA 的转录及随后的蛋白质翻译和细胞效应。但新的研究发现，甲状腺激素能进入细胞内，直接与核受体结合调节转录过程。有些类固醇激素也可作用于细胞膜上，引起一些非基因效应。

1.2 脑垂体

（1）垂体的位置、形态与结构

垂体为一卵圆形小体，呈淡红色，位于脑的下部，颅底蝶鞍的垂体窝内，上借漏斗连于下丘脑，外包坚韧的硬脑膜。成年人垂体大小为 1cm×1.5cm×0.5cm，重 0.5～0.6g，妇女在妊娠期可达 1g。垂体由腺垂体和神经垂体两部分组成。位于前方的腺垂体来自胚胎口凹顶的上皮囊，腺垂体包括远侧部、中间部、结节部，由多种腺细胞构成；位于后方的神经垂体较小，由第三脑室底向下突出形成，神经垂体由神经纤维构成，包括神经部、正中隆起和漏斗柄。垂体整个外形椭圆（图 4-2、图 4-3）。

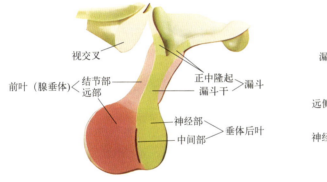

图 4-2　垂体的分部

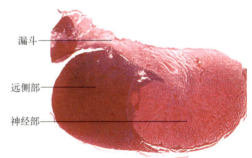

图 4-3　垂体的组织结构

腺垂体中的远侧部占腺垂体的绝大部分，在内分泌功能方面也起主要作用。其中的腺上皮细胞根据对染料的反应不同，可分为嗜酸性、嗜碱性和嫌色性三类腺细胞（图 4-4）。用近代的免疫荧光、组织化学等方法，结合电镜观察证明腺垂体由六种腺细胞组成。嗜酸性细胞占腺垂体总数的 35% 左右，再分为分泌生长素和催乳素的细胞。嗜碱性细胞约占总数的 15%，再分为分泌促甲状腺素（TSH）、促肾上腺皮质激素（ACTH）、促性腺激素（GTH）的细胞。嫌色细胞数量最多，约占前部腺细胞总数的 50%，这种细胞不分泌激素，但可逐渐出现颗粒而变为嗜酸性细胞或嗜碱性细胞后即具有分泌激素的功能。结节部仅占腺垂体的一小部分，这部分血管丰富，功能不详。中间部是位于腺垂体前部和神经垂体的神经部之间的薄层组织，它能分泌促黑（素细胞）激素（MSH）。神经垂体由大量的神经纤维、垂体细胞、丰富的窦状毛细血管和少量的结缔组织构成。下丘脑和垂体间的血液循环是一套特殊的垂体门脉系统。

（2）垂体的内分泌功能

① 腺垂体分泌的激素及生理作用　腺垂体分泌的激素至少有 7 种，其靶组织和生理功能见表 4-1。几种主要激素作用说明如下。

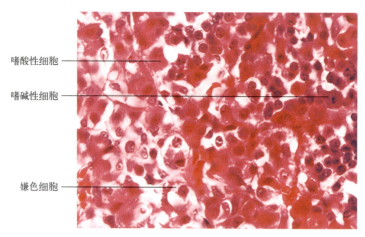

嗜酸性细胞 ————

嗜碱性细胞 ————

嫌色细胞 ————

图 4-4 腺垂体远侧部的组织结构

表 4-1 腺垂体分泌的激素及生理功能

激素	英文缩写	靶组织	生理功能
促甲状腺素	TSH	甲状腺	增加甲状腺素的合成与分泌
促肾上腺皮质激素	ACTH	肾上腺皮质	增加肾上腺皮质类固醇激素的合成与分泌
促性腺激素（2种）	FSH；LH	睾丸与卵巢	增加性腺类固醇激素的生成与分泌；促进精、卵生成、性腺发育成熟和排精排卵
生长素	GH	所有组织	促进组织生长，增加RNA合成、蛋白质合成、葡萄糖与氨基酸运输；促进脂肪与抗体形成等
催乳素	PRL	乳腺、卵巢	促进乳腺发育、始动与维持泌乳；小剂量时促进卵巢发育，促进排卵
促黑（素细胞）激素	MSH	黑素细胞	促进黑素颗粒合成及其在细胞内散布

A. 生长激素（GH） 人的 GH 是含 191 个氨基酸的多肽，结构与催乳素（PRL）相似，故与 PRL 的作用有交叉。不同动物的 GH 的化学结构、免疫特性有较大差别。除猴外，其他动物的 GH 对人类无效。

GH 的主要作用是促进全身的生长发育。这是由于它一方面可促进骨骼的生长使身材高大，另一方面可促进蛋白质合成使肌肉发达。动物幼年时切除垂体，即停止生长，如能及时补充 GH 尚能使其恢复生长。临床上由于垂体先天损害而缺少 GH 的儿童，身材矮小，但智力正常，称为侏儒症。此种患者的上、下身身长比例基本上与正常人相似。相反，如幼年时 GH 分泌量过多，则使身材发育过于高大，形成巨人症；如果成年后 GH 分泌过多，则将刺激肢端骨及面骨增生，出现肢端肥大症。此类患者的内脏器官，如肝、肾等也过分增大。可见，适量的 GH 对维持机体正常生长起着重要作用。正常人空腹血中 GH 含量在 5ng/mL 以下。GH 促进骨质生长的机制已初步阐明，在 GH 的作用下，主要由肝脏产生生长素介质，它经血液循环作用于软骨，加速软骨细胞蛋白质合成、增加软骨胶原组织、促进软骨细胞分裂，使软骨生长，软骨骨化后即变成骨。GH 对肝细胞、骨骼肌细胞和成纤维细胞也有类似的作用，但对脑的生长、发育没有影响。

GH 的另一个重要作用是参与对中间代谢和能量代谢的调节。实验证明它在这方面的作用与生长素介质无关。GH 通过加速 DNA、RNA 的合成，促进蛋白质的合成。它还能促进脂肪分解，供应能量，使组织脂肪减少，特别是肢体中的脂肪减少。这些作用一方面有利于机体的生长和修复，另一方面有利于使机体的代谢保持"青年"特点，即机体蛋白质与体液丰富，而脂肪较少。GH 对糖代谢的影响较复杂，生理水平的 GH 能刺激胰岛 B 细胞分泌胰岛素，间接加强对葡萄糖的利用。总之，GH 能促进蛋白质合成，加速脂肪分解，加强糖的合理利用，由糖提供能量转向由脂类提供能量。成年人和老年人血中 GH 含量仍保持于一定浓度，对调节代谢有密切的关系，是机体适应环境的重要因素之一。

GH 的分泌受下丘脑生长激素释放激素（GHRH）和生长激素释放抑制激素（GHRIH）的双重调节。此外 GH 的分泌还受到睡眠及血中糖和氨基酸含量等多种因素的影响。在应激时，GH 分泌也可增加。

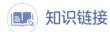 **知识链接**

垂体性侏儒症

垂体性侏儒症是指垂体前叶功能障碍或下丘脑病变，使生长激素（CH）分泌不足而引起的生长发育迟缓，为身材矮小最常见的原因之一。根据病因可将本病分为两类，即原发性和继发性。原发性垂体性侏儒症较多见，多数患者病因不明，也无家族史。继发性垂体性侏儒症少见，原发病变有肿瘤（如颅咽管瘤、垂体黄色瘤、视交叉或下丘脑的胶质瘤等），感染（如脑炎、结核、血吸虫病、弓浆虫病等），外伤，血管坏死及 X 线损伤等，这些病变损伤垂体前叶或下丘脑时可引起生长发育停滞。

原发性垂体性侏儒症多见于男孩，初生时身长体重往往正常，自 1～2 岁以后开始生长速度减慢，身材停滞于幼儿期，年龄越大差异越明显，到成年其身高不超过 130cm，但智力发育正常，患者外观较实际年龄小，但身体上部量与下部量的比例常与其实际年龄相仿，故各部分发育的比例仍相称。患者毛发少而质软，头稍大而圆，胸较窄，手足较小。骨化中心发育迟缓，骨龄幼稚与其同身高年龄小儿相仿，骺部融合较晚。多数患者性腺发育不全，第二性征缺乏，至青春期男性声调如童音，生殖器仍小如幼童，隐睾症颇常见。女性至青春期往往有原发性闭经，乳房、臀部均不发达，子宫小，外阴如小女孩。甲状腺、肾上腺皮质功能亦往往偏低，但临床症状常不明显。

继发性垂体性侏儒症往往继发于颅脑内的原发病，得病后生长发育开始减慢并伴有原发病的症状，如患颅内肿瘤者可见颅内压增高和视神经受压迫的症状，如头痛、呕吐、视野缺损或缩小等。

原发性垂体性侏儒症患者出现垂体生长激素缺乏时，最好用生长激素替代补充治疗，这些患者用生长激素治疗后可以使身体长高。对继发性患者需进行病因治疗，如颅咽管瘤应尽早手术。

【课堂互动】
　　结合本课程中垂体的知识，请查阅资料，描述巨人症及肢端肥大症的病因、临床表现及主要治疗方法。

B. 催乳素（PRL）　PRL 是含有 199 个氨基酸的多肽，是一种作用广泛的激素。其主要作用有促进乳腺生长发育、引起并维持乳腺分泌。在女性青春期，乳腺的发育主要是性激素和其他激素的协同作用。妊娠时 PRL 与绒毛膜生长素、雌激素以及孕激素等进一步促进乳腺发育，使泌乳条件逐渐成熟，但并不泌乳，待分娩后，PRL 才发挥始动和维持乳腺分泌的作用。研究还表明，PRL 对猪、猴和人的卵巢也有作用，可直接影响黄体功能。它通过对黄体生成素（LH）受体的作用，增加黄体酮（孕酮）的合成，降低黄体酮的分解，从而加强了黄体的功能。

PRL 也受下丘脑双重控制。催乳素释放因子促进其分泌，催乳素释放抑制因子抑制其分泌，一般认为后者经常占优势。婴儿吸吮母亲乳头时刺激乳头感觉神经末梢，冲动传到下丘脑促使催乳素释放因子分泌，再引起 PRL 分泌。刺激停止后 PRL 的分泌减少或停止。这是一种典型的神经内分泌反射。现在研究还发现，在应激状态下，PRL 往往与促肾上腺皮质激素（ACTH）、GH 分泌增加同时出现，应激刺激停止后，三者都逐渐恢复正常水平。

② 神经垂体分泌的激素及生理作用

A. 抗利尿激素（ADH） 又称血管加压素，主要由视上核合成，沿轴突储存于神经垂体的轴突末梢。其主要功能为抗利尿效应。在脱水或失血时，有升高血压效应。

B. 催产素（OXT） 具有促进乳汁排出和刺激子宫收缩的双重作用，以刺激乳腺的作用为主。人的子宫在妊娠末期对催产素的反应非常敏感。婴儿吸吮乳头时也是通过刺激乳头感觉神经末梢，神经冲动传到下丘脑后，不仅引起 PRL 释放，还刺激室旁核和视上核引起 OXT 的分泌。OXT 作用于乳腺周围的肌上皮细胞，使其收缩，促进储存于乳腺中的乳汁排出，并能维持乳腺分泌乳汁。

OXT 对子宫平滑肌的作用，对不同种属的动物、未孕与已孕的子宫效果不同。如未孕子宫对它不敏感，妊娠子宫对它则比较敏感。雌激素能增加子宫对 OXT 的敏感性，而孕激素的作用则相反。虽然对 OXT 在分娩中的作用研究很多，但其在分娩过程中和产后止血的生理意义尚无定论。临床上，在产后用 OXT，使子宫强烈收缩，减少产后出血，但所用剂量已超出生理范围，属药理效应。

（3）下丘脑与垂体的关系

下丘脑与神经垂体直接相连，两者之间的神经纤维构成下丘脑神经垂体束，因此两者是结构和功能的统一体。神经垂体本身无内分泌功能，不会产生激素。下丘脑的视上核和室旁核分泌的抗利尿激素和催产素，通过下丘脑神经垂体束被送到神经垂体储存起来，当身体需要时就释放到血液中。

腺垂体本身可以分泌多种激素，调节甲状腺、性腺及肾上腺皮质的分泌活动，同时腺垂体内各种细胞的分泌活动也受到下丘脑所产生的释放激素和释放抑制激素的调节。

甲状腺

1.3　甲状腺及甲状旁腺

（1）甲状腺

【病例分析 6】

患者，女，33 岁。2 个月前因房屋装修劳累后出现心慌、消瘦，伴颈部增粗。病程中有脾气急躁，怕热多汗，食欲亢进，失眠，大便次数增多（3～5 次 /d），伴体重下降 5kg。既往体健。个人史无特殊。体格检查：T37℃，P110 次 /min，R20 次 /min；BP130/70mmHg。颈软，双侧甲状腺弥漫性 2 度肿大，质软，无压痛，未触及结节。双手细震颤。心电图显示：窦性心动过速，心率 110 次 /min。临床诊断：甲状腺功能亢进（Graves 病）。

问题：1. 甲状腺功能亢进的病因是什么？

2. 甲状腺激素的生物学作用有哪些？

3. 甲状腺肿大会对周围器官有何影响？

① 甲状腺的形态结构　甲状腺是人体最大的内分泌腺体，位于颈前部，由左叶、右叶和甲状腺峡组成，呈"H"形（图 4-5）。甲状腺后面有甲状旁腺及喉返神经，有上下左右四条动脉供应血液，所以甲状腺血供较丰富，腺体受颈交感神经节的交感神经和迷走神经支配。甲状腺的主要功能是合成甲状腺激素，调节机体代谢。

整个甲状腺被结缔组织分隔成若干小叶。小叶内有许多大小不等的滤泡和散在的滤泡旁细胞。滤泡由单层立方上皮围成，滤泡腔内充满胶体，为滤泡上皮细胞的分泌物。滤泡旁细胞常单个位于滤泡壁的基底部或成群分布于滤泡间。

② 甲状腺激素的合成与代谢

A. 甲状腺激素的合成　甲状腺分泌甲状腺激素，其中包括四碘甲腺原氨酸（T_4）和三碘甲腺

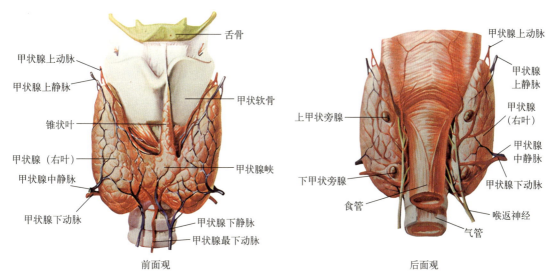

图 4-5　甲状腺及甲状旁腺

前面观

后面观

舌骨
甲状腺上动脉
甲状腺上静脉
锥状叶
甲状腺（右叶）
甲状腺中静脉
甲状腺下动脉
甲状软骨
甲状腺峡
甲状腺下静脉
甲状腺最下动脉

甲状腺上动脉
甲状腺上静脉
甲状腺（右叶）
甲状腺中静脉
甲状腺下动脉
喉返神经
气管
上甲状旁腺
下甲状旁腺
食管

原氨酸（T_3）。甲状腺激素合成的主要原料是碘和酪氨酸，合成过程大致为聚碘作用、碘的活化和酪氨酸碘化、碘化酪氨酸的耦联三步。其中涉及胞吐、胞饮、碘的继发式主动转运机制和甲状腺过氧化酶、TSH 的调控。

　　B. 甲状腺激素的分泌与代谢　甲状腺激素与甲状腺球蛋白共同储存在甲状腺的腺泡腔中。当甲状腺受到 TSH 刺激时，腺上皮顶端的微绒毛通过胞饮作用摄入含激素及其他酪氨酸残基的甲状腺球蛋白，T_4 和 T_3 由胞质扩散进入血液。

　　进入血液的 T_4、T_3 仅有极少部分以游离状态被转运至靶细胞。甲状腺激素的半衰期较长。血浆中的 T_4 大部分在脱碘酶的作用下变为 T_3。T_4、T_3 在肝脏内经脱碘与葡萄糖醛酸或硫酸结合，形成代谢产物，随尿或粪排出。以结合态存在的 T_4、T_3 有利于缓冲血液中激素浓度的变化。

　　③ 甲状腺激素的生物学作用　甲状腺激素的主要作用是促进物质与能量代谢，促进生长发育，提高神经系统的兴奋性。甲状腺分泌的 T_4、T_3 都具有同样的生理作用，但 T_3 的生物活性比 T_4 大 4～5 倍。

　　A. 对新陈代谢的影响　甲状腺激素具有很强的促进能量代谢和物质代谢的功能。它能使绝大多数组织，特别是心、肝、肾、骨骼和肌肉等组织的耗氧量和产热量增大，机体基础代谢率提高。在正常情况下，甲状腺激素能促进蛋白质的合成，但其过量又促进蛋白质分解。故甲亢患者喜凉怕热，极易出汗，常感饥饿、乏力，且明显消瘦。

　　B. 对生长发育的影响　甲状腺激素是促进组织分化、生长、发育和成熟的重要因素。切除甲状腺的蝌蚪，生长与发育停滞，不能发育成蛙，若及时给予甲状腺激素，又可恢复生长发育。甲状腺功能低下的儿童，表现为智力发育低下，身材矮小，称为呆小症。

　　C. 对中枢神经系统的影响　甲状腺激素对中枢神经系统的发育和维持神经系统的正常功能都有重要作用。甲状腺功能低下可出现条件反射活动迟缓、记忆力减退、嗜睡等。反之，甲状腺功能亢进时，患者神经系统兴奋性升高，可出现紧张烦躁、心动过速、失眠等。

📖 **知识链接**

　　呆小病是一种机体发育障碍，因甲状腺机能低下而引起的疾病。由于先天性缺乏甲状腺或甲状腺功能严重不足，人体会出现一系列的代谢障碍，致使骨骼、肌肉和中枢神经系统发育阻滞。患者智力低下，精神发育缓慢，皮肤呈现黏液性水肿，由于骨化过程延缓，身体异常矮小。如能在一岁之内早期发现，并给予甲状腺素治疗，则对中枢神经系统的发育和脑功能的恢复尚有效。迟于此时期，以后即使补充大量 T_3 或 T_4，也不能恢复正常功能，治疗往往无效。

④ 甲状腺功能的调节　甲状腺的分泌活动主要受下丘脑 - 垂体 - 甲状腺功能轴调节。另外，还有一定程度的腺体自身调节。交感神经系统和儿茶酚胺激素也有重要作用。

A. 下丘脑 - 垂体 - 甲状腺轴　下丘脑分泌的 TRH 促进腺垂体分泌 TSH。TSH 促进甲状腺激素的合成和分泌。现已证明，甲状腺腺泡上皮细胞膜上存在 TSH 受体，TSH 与受体结合后通过 G 蛋白 - 腺苷酸环化酶，使 cAMP 升高，进而增强甲状腺摄碘，刺激过氧化物酶活性，促进甲状腺素的合成。TSH 还可通过三磷酸肌醇（IP_3）和 Ca^{2+} 促进甲状腺素的合成与释放。血中 T_4、T_3 含量变化对垂体 TSH 分泌起反馈调节作用。

B. 自主神经对甲状腺活动的影响　荧光与电镜检查证明，交感神经直接支配甲状腺腺泡，电刺激一侧的交感神经，可使该侧甲状腺激素合成增加；相反，支配甲状腺的胆碱能纤维对甲状腺激素的分泌则是抑制性的。

C. 自身调节　甲状腺还能适应碘的供应变化，从而调节自身对碘的摄取和合成甲状腺素的能力。在缺乏 TSH 或血液 TSH 浓度不变的情况下，该调节作用仍能发生。

（2）甲状旁腺及其功能

① 甲状旁腺的位置、形态和结构　甲状旁腺是扁椭圆形小体，棕黄色，位于甲状腺侧叶的后面，上、下两对（图 4-5）。有时埋入甲状腺组织内，总重量约 0.1g。

甲状旁腺表面包有结缔组织被膜，腺细胞排列成索状或团块状，分主细胞和嗜酸性细胞两种，其间有少量的结缔组织和丰富的毛细血管（图 4-6）。主细胞分泌甲状旁腺激素（PTH）。嗜酸性细胞数量较少，散在于主细胞之间，细胞较主细胞大，胞质中含有嗜酸性颗粒，人体 4～7 岁以后才有，并随年龄增长而增多，其功能尚不清楚。

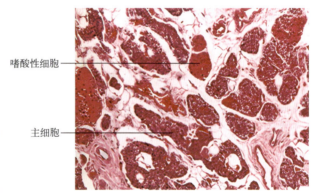

嗜酸性细胞

主细胞

图 4-6　甲状旁腺的组织结构

② 甲状旁腺激素的生理功能　甲状旁腺激素（PTH）是调节钙磷代谢的主要激素，能使血钙升高，血磷降低，维持神经、肌肉的正常兴奋性。若甲状旁腺激素分泌不足，或因手术甲状旁腺被误切除，可使血钙浓度迅速下降，导致手足抽搐，甚至死亡。此外，甲状旁腺激素还能促进肾内 1,25- 二羟维生素 D 的形成。后者可进一步调节钙、磷代谢。

📖 知识链接

甲状旁腺激素是调节血钙水平的最重要激素，它有升高血钙和降低血磷浓度的作用。在动物实验中，将甲状旁腺摘除后，动物血钙浓度会逐渐降低，而血磷含量则逐渐升高，最终动物会死亡。在临床外科手术操作中，切除甲状腺时不慎误将甲状旁腺摘除，可引起严重的低钙血症。钙离子对维持神经和肌肉组织正常兴奋性起重要作用，当血钙浓度降低时，神经和肌肉组织的兴奋性异常增高，可发生低血钙性手足搐搦，严重者可因呼吸肌痉挛而窒息。此外，甲状旁腺功能亢进会引起骨质过度吸收，导致骨质疏松，容易发生骨折。

（3）甲状腺 C 细胞与降钙素

甲状腺 C 细胞又称甲状腺滤泡旁细胞，它们分布在滤泡上皮细胞之间或滤泡与滤泡之间。C 细胞分泌降钙素（CT）。

CT 是含 32 个氨基酸的直链多肽，其生理作用是降低血钙浓度。具体作用是影响骨的代谢、肾脏的作用和消化道的作用。如降钙素抑制破骨细胞的生成和活动，能抑制肾小管对钙、磷、钠的重吸收。还能抑制肾小管细胞中 1,25- 二羟维生素 D_3 的合成，间接影响小肠黏膜对钙的吸收。正常情况下，甲状旁腺激素和降钙素共同作用，使血 Ca^{2+} 浓度维持稳定。

1.4 胰岛

胰岛是胰腺的内分泌部分，是散在于胰腺腺泡之间的细胞群，总重量约 1g，占整个胰腺重量的 1%～2%，且在胰尾处分布较多。胰岛细胞按其形态和染色特点可分为 A、B、D、F 共 4 种细胞。A 细胞约占胰岛细胞的 20%，分泌胰高血糖素；B 细胞约占胰岛细胞的 75%，分泌胰岛素；D 细胞约占胰岛细胞的 5%，分泌生长抑素（SS）；F 细胞（又称 PP 细胞）的数量很少，分泌胰多肽（图 4-7）。

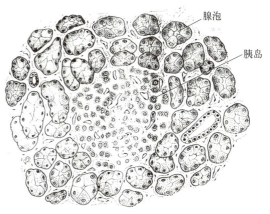

腺泡

胰岛

图 4-7 胰岛

（1）胰岛素

胰岛素是一种小分子蛋白质，由 A、B 两个肽链组成。人胰岛素 A 链有 11 种 21 个氨基酸，B 链有 15 种 30 个氨基酸，共 16 种 51 个氨基酸组成。

🌐 课程思政

新中国档案：我国首次人工合成结晶牛胰岛素蛋白

人和动物胰脏内有一种呈岛形分布的细胞，分泌出一种叫胰岛素的激素，具有降低血糖和调节体内糖代谢的功能。胰岛素是一种蛋白质，蛋白质是生物体的主要功能物质，生命活动主要通过蛋白质来体现。1889 年，德国的闵柯夫斯基首次发现了胰腺与糖尿病的关联后，就不断有人研究胰腺的"神秘内分泌物质"。1921 年，加拿大的弗雷德里克·格兰特·班廷等因首次成功提取到了胰岛素，并成功地应用于临床治疗，获得了 1923 年诺贝尔生理学或医学奖；英国化学家弗雷德里克·桑格首次阐明了胰岛素分子的氨基酸序列，获得了 1958 年诺贝尔化学奖。

作为一种蛋白质，胰岛素由 A、B 两条链，共 16 种 51 个氨基酸组成。人工合成胰岛素，首先要把氨基酸按照一定的顺序连结起来，组成 A 链、B 链，然后再把 A、B 两条链连在一起。这是一项复杂而艰巨的工作，在 20 世纪 50 年代末，世界权威杂志 *Nature* 曾发表评论文章，认为人工合成胰岛素还将在遥远的未来。

1958 年 12 月底，我国人工合成胰岛素课题正式启动。中科院生物化学研究所会同中科院有机化学研究所、北京大学联合组成研究小组，在前人对胰岛素结构和多肽合成的研究基础上，开始探索用化学方法合成胰岛素。中科院上海有机化学研究所和北京大学化学系负责合成 A 链，中科院生物化学研究所负责合成 B 链，并负责把 A 链与 B 链正确组合起来。

概括起来，研究过程可以分成三步，第一步，探索把天然胰岛素的 A、B 两条链重新组合成为胰岛素的可能性。研究小组在 1959 年突破了这一关，重新组合的胰岛素结晶和天然胰岛素结晶的活力相同、形状一样；第二步，分别合成胰岛素的两条链，并用人工合成的 B 链同天然的 A 链接合生成半合成的牛胰岛素，这一步在 1964 年获得成功；第三步，经过半合成考验的 A 链与 B 链相结合后，通过小鼠惊厥实验证明了纯化结晶的人工合成胰岛素确实具有和天然胰岛素相同的活性。

研究小组经过 6 年多坚持不懈的努力，终于在 1965 年 9 月 17 日，在世界上首次用人工方法合成了结晶牛胰岛素。原国家科委先后两次组织著名科学家进行科学鉴定，证明人工合成牛胰岛素具有与天然牛胰岛素相同的生物活力和结晶形状。

随后，1965 年 11 月，这一重要科学研究成果首先以演示文稿形式发表在《科学通报》杂志上；1966 年 3 月 30 日，全文发表。

自 1966 年 3 月"人工全合成结晶牛胰岛素"的研究工作在《科学通报》杂志上对外发表后，许多国家的电视台和报纸先后作了报道。各国科学家纷纷来信表示祝贺。诺贝尔奖获得者、英国剑桥大学教授托德来信，为这一伟大的工作向研究者致以最热忱的祝贺。

人工牛胰岛素的合成，标志着人类在认识生命、探索生命奥秘的征途中迈出了关键性的一步，促进了生命科学的发展，开辟了人工合成蛋白质的时代，在我国基础研究，尤其是生物化学的发展史上有巨大的意义与影响。

（2）胰岛素的生理作用

胰岛素是调节体内糖、脂肪、蛋白质代谢的重要激素。

① 调节糖代谢　胰岛素可加速全身各组织特别是肝脏、肌肉和脂肪组织对葡萄糖的摄取、储存和利用。它能促进葡萄糖合成肝糖原和肌糖原，储存于肝和肌肉中，促进葡萄糖转变成脂肪酸，储存于脂肪组织，并抑制糖的异生，总的结果使血糖水平下降。

② 调节脂肪代谢　胰岛素能促进肝脏合成脂肪酸，储存于脂肪细胞中。它还能抑制脂肪酶的活性，使脂肪的分解减少，即贮脂增多，而使血脂减少。

③ 调节蛋白质代谢　胰岛素可促进氨基酸通过细胞膜进入细胞，并直接作用于核蛋白质，促进 RNA、DNA 和蛋白质的合成，同时抑制蛋白质的分解。

故胰岛素水平持续低下时，血糖升高，尿中带糖，脂肪、蛋白质被大量分解利用。糖尿患者出现"三多一少"症状。

（3）胰高血糖素的生理作用

胰高血糖素由胰岛 A 细胞分泌，是由 29 个氨基酸残基组成的直链多肽。其生理作用与胰岛素正好相反，它促进合成代谢，动员体内供能物质。如胰高血糖素使肝内糖原分解酶活性增强，促进肝糖原分解，使血糖升高。能加速氨基酸进入肝细胞，为糖异生提供原料，同时使糖原异生酶活性增强，加速糖原异生，使血糖升高。胰高血糖素还可活化脂肪酶，促进脂肪的分解，并促进脂肪氧化，使血中游离脂肪酸增加，酮体生成增加。此外，高浓度的胰高血糖素可激活心肌细胞中的腺苷酸环化酶，使心肌细胞内 cAMP 增加，从而加强心肌电活动，增强心肌收缩力，使心输出量增加，血压升高。胰高血糖素还可促进胰岛素和胰岛生长抑素的分泌。

（4）胰岛分泌功能的调节

① 底物浓度的调节

A. 血糖的作用　血糖浓度是调节胰岛素和胰高血糖素分泌的主要因素。血糖浓度升高直接刺激胰岛 B 细胞，胰岛素分泌增加，同时抑制胰岛 A 细胞，使胰高血糖素分泌减少，进而降低血糖。反之，当血糖浓度降低时，胰高血糖素分泌增加，胰岛素分泌减少，从而促使血糖回升。当血糖回至正常水平时，胰岛素的分泌也处于基础水平。

B. 氨基酸和脂肪酸的作用　氨基酸对胰岛素和胰高血糖素的分泌均有促进作用。氨基酸和血糖对刺激胰岛素分泌有协同作用。氨基酸单独作用仅引起胰岛素轻微增加，而当氨基酸与血糖同时增多时，胰岛素分泌成倍增长。精氨酸和赖氨酸对胰岛细胞的刺激最显著。血中酮体和脂肪酸大量增加时，也可促进胰岛素分泌。

② 激素之间的作用　影响胰岛素分泌的激素有多种，如参与糖代谢调节的激素，肾上腺皮质激素、生长激素、甲状腺素等，可通过升高血糖浓度间接刺激胰岛素的分泌。其他影响血糖水平的激素还有部分胃肠激素，如抑胃肽、胰泌素、胃泌素、胆囊收缩素等，也能促进胰岛素分泌。

胰岛内各激素之间通过旁分泌作用也可相互影响。如胰岛素可直接作用于相邻的 A 细胞抑制其胰高血糖素的分泌；胰高血糖素可刺激胰岛素、生长抑素的分泌；生长抑素对胰岛素和胰高血糖素的分泌都有抑制作用。胰岛素和胰高血糖素之间间接通过底物血糖正向耦联，共同调控血糖水平。

③ 神经调节　胰岛受迷走神经（副交感混合于其中）和交感神经的支配。其中枢位于下丘脑腹内侧核，人工刺激它可使胰岛素分泌减少；毁坏这一部位则产生高胰岛素血症。刺激迷走神经，胰岛素分泌增加；同时引起胃肠激素分泌增加，也能间接地促进胰岛素的分泌。刺激交感神经，则通过抑制 B 细胞上的 α_2- 肾上腺素能受体抑制胰岛素分泌。若阻断该受体，则可通过 β- 肾上腺素能受体增加胰岛素的分泌。胰高血糖素的分泌也有类似的神经调节机制。

（5）胰岛素与胰高血糖素的比值

胰岛素与胰高血糖素是一对作用相反的激素，它们都与血糖水平之间构成负反馈调节环路。因此，当机体处于不同的功能状态时，血中胰岛素与胰高血糖素的摩尔比值（I/G）也是不同的。一般在隔夜空腹条件下，I/G 比值为 2.3，但当饥饿或长时间运动时，比例可降至 0.5 以下。比例变小是由于胰岛素分泌减少与胰高血糖素分泌增多所致，这有利于糖原分解和糖异生，维持血糖水平，适应心、脑对葡萄糖的需要，并有利于脂肪分解，增强脂肪酸氧化供能。相反，在摄食或糖负荷后，比值可升至 10 以上，这是由于胰岛素分泌增加而胰高血糖素分泌减少所致。在这种情况下，胰岛素的作用占优势。

肾上腺

1.5　肾上腺

（1）肾上腺的位置、形态和结构

肾上腺位于左、右肾的上端。左、右各一，呈黄色，左侧为半月形，右侧为三角形，单侧重约 7g（图 4-8）。其与肾脏共同为肾筋膜和脂肪组织所包裹。被膜伸入腺实质内，血管和神经伴随结缔组织进入实质。肾上腺实质由外周的皮质和中央的髓质构成（图 4-9）。

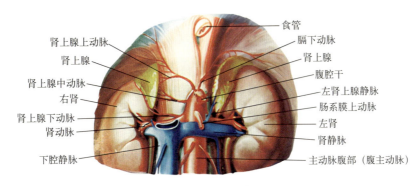

食管
膈下动脉
肾上腺上动脉
肾上腺
肾上腺
腹腔干
肾上腺中动脉
左肾上腺静脉
右肾
肠系膜上动脉
肾上腺下动脉
左肾
肾动脉
肾静脉
下腔静脉
主动脉腹部（腹主动脉）

图 4-8　肾上腺

① 肾上腺皮质　约占肾上腺的 90%。根据细胞排列和功能不同，由外向内分为球状带、束状带、网状带。最外层球状带约占皮质的 15%，细胞常排列成球形细胞团，此带细胞分泌盐皮质

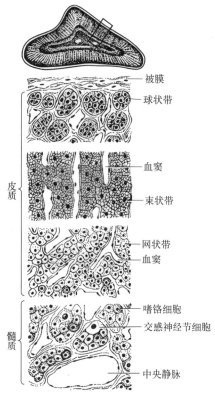

图 4-9　肾上腺的皮质和髓质

被膜
球状带
血窦
束状带
网状带
血窦
嗜铬细胞
交感神经节细胞
中央静脉

皮质

髓质

激素。中间层束状带约占皮质的 78%，细胞呈多边形，排列成索状，此带细胞分泌糖皮质激素。最内层网状带约占皮质的 7%，细胞吻合成网，细胞分泌雄激素和少量的雌激素。

② 肾上腺髓质　约占肾上腺的 10%。髓质主要由髓质细胞和少量的交感神经节细胞组成。前者体积较大，胞质内含有许多分泌颗粒，用铬盐处理，颗粒呈棕黄色。嗜铬颗粒又分两种，一种数量多，染色浅，颗粒中含肾上腺素；另一种数量少，染色深，颗粒中含有去甲肾上腺素。

（2）肾上腺皮质激素

肾上腺皮质激素包括盐皮质激素、糖皮质激素和性激素三大类。

① 盐皮质激素的生理作用及其分泌调节

A. 盐皮质激素的生理作用　盐皮质激素以醛固酮为代表，它对水盐代谢的作用最强。盐皮质激素能促进肾脏远曲小管和集合管上皮重吸收钠、水和排出钾，即保钠保水排钾作用。

B. 盐皮质激素分泌的调节　醛固酮的分泌主要受肾素 - 血管紧张素系统的调节。血液中 K^+ 浓度升高或 Na^+ 浓度降低，均可直接刺激球状带细胞分泌醛固酮。此外，腺垂体分泌的 ACTH 在应激反应中，对醛固酮的分泌也有一定的促进作用。

② 糖皮质激素的生理作用及其分泌调节

A. 调节物质代谢　主要调节糖、蛋白质、脂肪代谢，促进糖异生，促进肝糖原合成，抑制组织利用葡萄糖，使血糖升高；促进蛋白质分解。如束状带机能亢进，则出现机体消瘦、生长减慢、皮肤变薄、骨质疏松等；促进脂肪分解，并使脂肪再分布。如过多，则出现满月脸、水牛背样的"向心性肥胖"（四肢脂肪减少）。

B. 在应激反应中的作用　切除肾上腺皮质的动物，饥饿、疼痛、冷冻等极易致死。正常情况下当有害刺激作用于下丘脑 - 垂体时，会导致 ACTH 上升。随之糖皮质激素水平升高，从而改变机体物质能量代谢，使人体抵抗有害刺激的能力增强。

C. 对某些组织器官的作用　对血细胞的作用为使血中红细胞、血小板、中性粒细胞的数量增加，而使淋巴细胞和嗜酸性粒细胞减少；对循环系统的作用为糖皮质激素皮质醇对维持血压、维持血容量有一定作用。

D. 糖皮质激素分泌的调节　糖皮质激素的分泌受下丘脑 - 腺垂体 - 肾上腺皮质系统的调节。腺垂体分泌的 ACTH 能促使肾上腺皮质合成和分泌糖皮质激素（包括基础分泌和应激状态下的分泌）。而各种应激刺激引起的神经冲动，可通过多种传导途径作用于下丘脑，引起 CRF 的分泌，从而增强 ACTH 和糖皮质激素皮质醇的合成分泌。它们三者及相应激素之间存在反馈调控作用。长期使用糖皮质激素会使糖皮质激素对下丘脑和腺垂体的负反馈作用增强，导致腺垂体分泌的促肾上腺皮质激素减少引起肾上腺皮质逐渐萎缩，自身分泌的糖皮质激素量减少。如果突然停药，将会出现肾上腺皮质功能不足的症状。因此长期使用糖皮质激素不能骤然停药。

③ 性激素　肾上腺皮质网状带分泌性激素的量很少，作用不明显。但皮质网状带病变功能亢进时，会引起性激素分泌增加，男性患者毛发丛生，女性患者病态男性化。

（3）肾上腺髓质激素

肾上腺髓质分泌肾上腺素和去甲肾上腺素。前者占80%，后者占20%。两者皆为酪氨酸衍生物，分子中都有儿茶酚基团，均属儿茶酚胺类激素。

肾上腺髓质受交感神经节前纤维支配，在功能上谓之交感-肾上腺髓质系统。

① 肾上腺髓质激素的生理作用　肾上腺素和去甲肾上腺素的生理作用相似，但也有差别（表4-2）。

表4-2　肾上腺素和去甲肾上腺素生理作用比较

生理作用	肾上腺素	去甲肾上腺素	生理作用	肾上腺素	去甲肾上腺素
心收缩力	++++	+++	升高血糖	++++	+
外周阻力	降低	增加	释放游离脂肪酸	+++	++++
心输出量	增加	降低	产热作用	++++	+++
升高血压	++	++++	对中枢神经系统的兴奋性	++++	++++

著名学者坎农（Cannon）曾提出应急学说，即机体遭遇紧急情况时，如焦虑、惊吓、恐惧、创伤或失血等情况，交感神经活动加强，髓质分泌激素急剧增加，导致机体心率增快，心收缩力增强，心输出量增加，血压升高，血流加快；内脏血管收缩，内脏器官血流量减少；肌肉血管舒张，肌肉血流量增加，为肌肉提供更多氧和营养物质；肝糖原分解，血糖升高，增加营养的供给；支气管舒张，以减少呼吸道阻力，改善氧的供应。应急反应所引起的上述机能改变，使全身血液重新分配，能量供应迅速增加，有助于机体对应急情况的适应。

② 肾上腺髓质激素分泌的调节　机体处于安静状态时，肾上腺髓质激素分泌少，当机体处于紧急状态，交感神经兴奋时，髓质激素分泌增多。ACTH与糖皮质激素也能间接或直接作用于肾上腺髓质，促进髓质激素的合成与分泌。

2　常见内分泌系统疾病认知

认识糖尿病

2.1　糖尿病

【病例分析7】

患者，女，60岁，身高160cm，体重60kg。自诉口干多饮多食1个月，伴明显乏力；检查空腹葡萄糖16.48mmol/L，餐后2h血糖28.16mmol/L；糖化血红蛋白9.0%，血清胰岛素和C肽水平正常，ICA、IAA或GAD抗体阴性，尿糖（−），酮体（−）。家族史：其姐姐有糖尿病。

问题：1. 患者初步诊断为什么疾病？
　　　2. 如何指导该患者正确用药？
　　　3. 如何对该患者进行健康教育？

糖尿病是由遗传因素、免疫功能紊乱、微生物感染及其毒素、自由基毒素、精神因素等等各种致病因子作用于机体导致胰岛功能减退、胰岛素抵抗等而引发的糖、蛋白质、脂肪、水和电解质等一系列代谢紊乱综合征，临床上以高血糖为主要特点，典型病例可出现多尿、多饮、多食、消瘦等表现，即"三多一少"症状，糖尿病（血糖）一旦控制不好会引发并发症，导致肾、眼、足等部位的衰竭病变，且无法治愈。

糖尿病的诊断一般不难，空腹血糖大于或等于 7.0mmol/L，和 / 或餐后 2h 血糖大于或等于 11.1mmol/L 即可确诊。诊断糖尿病后要进行分型。

1 型糖尿病发病年龄轻，大多 <25 岁，起病突然，多饮、多尿、多食、消瘦症状明显，血糖水平高，不少患者以酮症酸中毒为首发症状，血清胰岛素和 C 肽水平低下，胰岛细胞抗体（ICA），胰岛素自身抗体（IAA）或谷氨酸脱羧酶（GAD）抗体可呈阳性。单用口服药无效，需用胰岛素治疗。

2 型糖尿病常见于中老年人，肥胖者发病率高，常可伴有高血压、血脂异常、动脉硬化等疾病。起病隐袭，早期无任何症状，或仅有轻度乏力、口渴，血糖增高不明显者需做糖耐量试验才能确诊。血清胰岛素水平早期正常或增高，晚期低下。胰岛细胞自身抗体常阴性。

（1）病因

① 遗传因素　1 型或 2 型糖尿病均存在明显的遗传异质性。糖尿病存在家族发病倾向，1/4～1/2 患者有糖尿病家族史。临床上有 60 种以上的遗传综合征可伴有糖尿病。1 型糖尿病有多个 DNA 位点参与发病，其中以 HLA 抗原基因中 DQ 位点多态性关系最为密切。在 2 型糖尿病已发现多种明确的基因突变，如胰岛素基因、胰岛素受体基因、葡萄糖激酶基因、线粒体基因等。

② 环境因素　进食过多、体力活动减少导致的肥胖是 2 型糖尿病最主要的环境因素，使具有 2 型糖尿病遗传易感性的个体容易发病。1 型糖尿病患者存在免疫系统异常，在某些病毒如柯萨奇病毒、风疹病毒、腮腺病毒等感染后导致自身免疫反应，破坏胰岛 B 细胞。

（2）临床表现

① 典型症状　三多一少症状，即多尿、多饮、多食和消瘦。

② 不典型症状　一些 2 型糖尿病患者症状不典型，仅有头昏、乏力等，甚至无症状。有的发病早期或糖尿病发病前阶段，可出现午餐或晚餐前低血糖症状。

③ 急性并发症的表现　酮症酸中毒是糖尿病的一种急性并发症，是由于体内产生的胰岛素严重不足而引起的，因此在 1 型糖尿病中常见。胰岛素不足导致葡萄糖利用障碍，机体为了维持正常的新陈代谢，就会分解体内的脂肪来满足机体的需要。酮体是脂肪酸在肝分解氧化时特有的中间代谢物。酮体的聚集，严重的就会出现酮症酸中毒。多在应激情况下发生。可出现食欲减退、恶心、呕吐、腹痛、多尿加重、头晕、嗜睡、视物模糊、呼吸困难、昏迷等。

④ 慢性并发症的主要表现

A. 糖尿病视网膜病变　有无视力下降及下降的程度和时间；是否检查过眼底或眼底荧光造影；是否接受过视网膜光凝治疗。

B. 糖尿病性肾病　有无浮肿，尿中泡沫增多或者蛋白尿。

C. 糖尿病神经病变　四肢皮肤感觉异常，麻木、针刺、蚁走感。足底踩棉花感，腹泻和便秘交替，尿潴留，半身出汗或时有大汗，性功能障碍。

D. 反复的感染　例如反复的皮肤感染，如疖、痈，经久不愈的小腿和足部溃疡。反复发生的泌尿系感染，发展迅速的肺结核。女性外阴瘙痒。

E. 糖尿病足　是糖尿病患者病变加重引起末梢神经和末梢血管病变，下肢局部皮肤抵抗力弱导致下肢感染、溃疡形成和深部组织的破坏。糖尿病足是糖尿病患者致残，甚至致死的重要原因之一，不但给患者造成痛苦，而且使其增添了巨大的经济负担。

（3）治疗

目前尚无根治糖尿病的方法，但通过多种治疗手段可以控制好糖尿病。主要包括 5 个方面，即糖尿病患者的教育，自我监测血糖，饮食治疗，运动治疗和药物治疗。

① 糖尿病患者的教育　要教育糖尿病患者懂得糖尿病的基本知识，树立战胜疾病的信心，

如何控制糖尿病，控制好糖尿病对健康的益处。根据每个糖尿病患者的病情特点制定恰当的治疗方案。

② 自我监测血糖　随着小型快捷血糖测定仪的逐步普及，患者可以根据血糖水平随时调整降血糖药物的剂量。糖化血红蛋白（HbA1c）是葡萄糖与血红蛋白非酶促反应结合的产物，反应不可逆，HbA1c 水平稳定，可反映取血前 2 个月的平均血糖水平。是判断血糖控制状态最有价值的指标。

1 型糖尿病进行强化治疗时每天至少监测 4 次血糖（餐前），血糖不稳定时要监测 8 次（三餐前、后、晚睡前和凌晨 3:00）。强化治疗时空腹血糖应控制在 7.2mmol/L 以下，餐后 2h 血糖小于 10mmol/L，糖化血红蛋白（HbA1c）小于 7%。2 型糖尿病患者自我监测血糖的频率可适当减少。

③ 运动治疗　增加体力活动可改善机体对胰岛素的敏感性，降低体重，减少身体脂肪量，增强体力，提高工作能力和生活质量。运动的强度和时间长短应根据患者的总体健康状况来定，找到适合患者的运动量和患者感兴趣的项目。运动形式可多样，如散步、快步走、健美操、跳舞、打太极拳、跑步、游泳等。

④ 饮食治疗　饮食治疗是各种类型糖尿病治疗的基础，一部分轻型糖尿病患者单用饮食治疗就可控制病情。饮食治疗的目的是在保证正常生命需求的前提下，纠正代谢紊乱、减轻胰岛 B 细胞负荷、保持理想体重、预防并发症。糖尿病饮食原则为控制总热量，低糖、低脂、低盐饮食，平衡、多样，平衡即脂肪、蛋白质、碳水化合物三者搭配平衡合理。

⑤ 药物治疗

A. 口服药物治疗

a. 磺脲类药物：2 型糖尿病患者经饮食控制，运动，降低体重等治疗后，疗效尚不满意者均可用磺脲类药物。因降糖机制主要是刺激胰岛素分泌，所以对有一定胰岛功能者疗效较好。

b. 双胍类降糖药：降血糖的主要机制是增加外周组织对葡萄糖的利用，增加葡萄糖的无氧酵解，减少胃肠道对葡萄糖的吸收，降低体重。适用于单纯饮食控制及体育锻炼控制血糖无效的 2 型糖尿病；可用于单药治疗，也可以与磺脲类药物或胰岛素联合治疗。

c. α 葡萄糖苷酶抑制剂：1 型和 2 型糖尿病均可使用，可以与磺脲类，双胍类或胰岛素联用。代表药有伏格列波糖、阿卡波糖，餐前即刻口服。主要不良反应有腹痛、肠胀气、腹泻、肛门排气增多。

d. 胰岛素增敏剂：有增强胰岛素作用，改善糖代谢。可以单用，也可用磺脲类、双胍类或胰岛素联用。有肝脏病或心功能不全者不宜应用。

e. 格列奈类胰岛素促分泌剂：瑞格列奈为快速促胰岛素分泌剂，餐前即刻口服，每次主餐时服，不进餐不服。那格列奈作用类似于瑞格列奈。

B. 胰岛素治疗　胰岛素制剂有动物胰岛素、人胰岛素和胰岛素类似物。根据作用时间分为短效、中效和长效胰岛素，并已制成混合制剂，如精蛋白锌重组人胰岛素混合注射液。

a. 适应证：1 型糖尿病；饮食与口服降糖药治疗无效的 2 型糖尿病；糖尿病急性并发症，如糖尿病酮症酸中毒、高渗性昏迷等。

b. 不良反应：低血糖反应、胰岛素过敏反应、双眼屈光变化、胰岛素性水肿与胰岛素抵抗等。

2.2　甲状腺功能亢进症

【病例分析 8】

患者，女，30 岁，身高 160cm，体重 40kg。2 个月前因房屋装修劳累后出现心慌、消瘦，伴颈部增粗。病程中有脾气急躁，怕热多汗，食欲亢进，失眠，大便次数增多（3～5 次 /d），伴体重下降 4kg。

查体：T 37℃，R 20 次 /min，心率 110 次 /min，BP 110/70mmHg，有伸舌细颤，有伸手平举细颤。

辅助检查：FT_3、FT_4 升高，TSH 降低，TSH 受体抗体（TRAb）升高，B 超示双侧甲状腺弥漫性增大，血流丰富。心电图示：窦性心动过速，心率 110 次 /min。

问题：1. 患者初步诊断为什么疾病？

2. 如何对该患者进行健康教育？

甲状腺功能亢进症简称"甲亢"，是由于甲状腺合成释放过多的甲状腺激素，造成机体代谢亢进和交感神经兴奋，引起心悸、出汗、进食、便次增多和体重减少的病症。多数患者还常常同时有突眼、眼睑水肿、视力减退等症状。

（1）病因

甲亢病因包括毒性弥漫性甲状腺肿（也称 Graves 病）、炎性甲亢（亚急性甲状腺炎、无痛性甲状腺炎、产后甲状腺炎和桥本甲状腺炎）、药物致甲亢（左甲状腺素钠和碘致甲亢）、HCG 相关性甲亢（妊娠呕吐性暂时性甲亢）和垂体 TSH 瘤甲亢。

临床上 80% 以上甲亢是 Graves 病引起的，Graves 病是甲状腺自身免疫病，患者的淋巴细胞产生了刺激甲状腺的免疫球蛋白 TSI，临床上我们测定的 TSI 为促甲状腺素受体抗体 TRAb。

Graves 病的病因目前并不清楚，可能和发热、睡眠不足、精神压力大等因素有关，但临床上绝大多数患者并不能找到发病的病因。Graves 病常常合并其他自身免疫病，如白癜风、脱发、1 型糖尿病等。

（2）临床表现

甲状腺激素促进新陈代谢，促进机体氧化还原反应，代谢亢进则机体增加进食；胃肠活动增强，出现便次增多；虽然进食增多，但氧化反应增强，机体能量消耗增多，患者表现体重减少；产热增多表现为怕热出汗，个别患者出现低热；甲状腺激素增多刺激交感神经兴奋，临床表现心悸、心动过速、失眠、情绪易激动，甚至焦虑。

甲亢患者长期没有得到合适治疗，可引起甲亢性心脏病。

体格检查发现患者的甲状腺肿大（轻度到重度肿大），老年患者甲状腺肿大常常不明显，甲状腺质地软或中等，重症患者用听诊器可以听到全期的血管杂音，严重甲亢甚至用手触摸有震颤。甲亢患者的心率多数增快，安静时心率常常超过 90 次 /min，老年患者可以表现快速房颤。甲亢患者皮肤潮热，手细颤，不少患者还表现眼睑水肿、睑裂增宽、双眼少瞬目，球结膜充血水肿。严重患者可以表现突眼、眼球活动受限，甚至眼睑闭合不全。

一些较严重的甲亢患者表现下肢胫（胫骨）前黏液性水肿，胫骨前皮肤增粗、变厚、粗糙，呈橘皮状，汗毛增粗，类似象皮腿，治疗颇为困难。

（3）治疗

甲亢治疗有三种方法，抗甲状腺药物治疗、放射碘治疗和手术治疗。

① 抗甲状腺药物治疗　适合轻症初发者、甲亢孕妇、儿童、甲状腺轻度肿大的患者，治疗一般需要 1～2 年，治疗中需要根据甲状腺功能情况增减药物剂量。抗甲状腺药物主要有两种，咪唑类和硫氧嘧啶类，代表药物分别为甲巯咪唑（又称"他巴唑"）和丙基硫氧嘧啶（又称"丙嘧"）。药物治疗有一些副作用，包括粒细胞减少、药物过敏、肝功能受损、关节疼痛和血管炎，药物治疗初期需要严密监测药物的副作用，尤其是粒细胞缺乏，需要告诫患者一旦出现发热和 / 或咽痛，需要立即检查粒细胞以便明确是否出现粒细胞缺乏，一旦出现。立即停药急诊。药物治疗另一个缺点是停药后复发率高。

② 放射碘治疗　和手术治疗都属于破坏性治疗，甲亢不容易复发。放射碘治疗适合甲状

腺中度肿大或甲亢复发的患者，医生根据患者甲状腺对放射碘的摄取率计算每个患者需要的放射剂量。孕妇和哺乳期妇女禁用。由于放射碘的作用有一个延迟作用，随着时间增加，甲减发生率每年增高 3%～5%。放射碘治疗不适合有甲状腺眼病的甲亢患者，因为治疗后眼病可能会加剧。

③ 手术治疗　适合那些甲状腺肿大显著，或高度怀疑甲状腺恶性肿瘤，或甲状腺肿大有压迫气管引起呼吸困难者。术前需要用药物将甲状腺功能控制在正常范围，术前还需要口服复方碘溶液做术前准备。

实训三　血糖测定

【实训目的】

掌握用血糖仪检测血糖的方法。

【实训材料】

血糖仪、采血笔、采血针、乙醇、棉棒、试纸。

血糖测定

【实训内容和方法】

1. 清洗干净双手。

2. 准备好物品，即血糖仪、采血笔、采血针、试纸桶，放在干净的桌面上，附近不要有电视、手机、微波炉等电子设备，防止干扰。注意检查试纸是否超期。

3. 挤压指腹使血液充盈饱满，乙醇消毒指腹，并自然晾干。

4. 取出采血笔，安装采血针，对深浅档次，注意数字越小扎得越浅，拉采血笔弹簧上档，快速针刺指腹。

5. 打开试纸桶，取出试纸后马上盖好桶盖，不得长时间暴露空气当中。第一滴血擦去，第二滴血滴在试纸上。

6. 把试纸插入血糖仪内，在取插试纸过程中，手指不能捏拿吸血口或插头部位，手指温度会影响测试结果。

7. 必须校正血糖仪显示的代码和试纸代码一致，不一致时结果不准。等待几十秒后血糖仪出现的数值就是血糖。

【总结与思考】

血糖有哪些来源和去路？机体是如何调节血糖浓度恒定的？

 目标检测

一、选择题

（一）单项选择题

1. 内分泌腺的特点是（　　）。

　A. 有导管　　　　　B. 无导管　　　　　C. 血管少　　　　　D. 体积大　　　　　E. 血流快

2. 内分泌系统的反馈调节是指（　　）。

　A. 神经系统对内分泌系统的调节　　　　　B. 内分泌系统对神经系统的调节

　C. 免疫系统对内分泌系统的调节　　　　　D. 内分泌系统对免疫系统的调节

　E. 下丘脑 - 垂体 - 靶腺之间的相互调节

3. 下列不属于含氮激素的是（　　）。

　A. 胰岛素　　　　　B. 下丘脑激素　　　　　C. 甲状腺素　　　　　D. 肾上腺素　　　　　E. 肾上腺皮质激素

4. 不能促进生长发育的激素是（　　）。

    A. 甲状旁腺素　　　　　B. 生长素　　　　　　　C. 甲状腺素　　　　　D. 雄性激素　　　　　E. 雌激素

5. 甲状腺滤泡旁细胞分泌的激素可（　　）。

    A. 作用于破骨细胞，使血钙升高　　　　　　B. 作用于破骨细胞，使血钙下降

    C. 作用于成骨细胞，使血钙升高　　　　　　D. 作用于成骨细胞，使血钙下降

    E. 作用于软骨细胞，使血钙下降

6. 腺垂体可分为（　　）。

    A. 远侧部、结节部和漏斗　　　　　　　　　B. 前叶和后叶

    C. 前叶和垂体柄　　　　　　　　　　　　　D. 远侧部、中间部和结节部

    E. 前叶、漏斗和中间部

7. 侏儒症是由于（　　）。

    A. 儿童期生长激素不足　　　　　　　　　　B. 儿童期甲状旁腺激素分泌不足

    C. 儿童期甲状腺激素分泌不足　　　　　　　D. 儿童期肾上腺素分泌不足

    E. 儿童期糖皮质激素分泌不足

8. 降钙素由下列哪种细胞分泌？（　　）

    A. 主细胞　　　　　　　B. 嗜碱性细胞　　　　　C. 滤泡上皮细胞　　　　D. 滤泡旁细胞　　　　E. 嗜酸性细胞

9. 肾上腺糖皮质激素由下列哪种细胞产生？（　　）

    A. 球状带细胞　　　　　B. 束状带细胞　　　　　C. 网状带细胞　　　　　D. 交感神经节细胞　　E. 嗜铬细胞

10. 血中直接调节胰岛素分泌而且经常起调节作用的重要因素是（　　）。

    A. 游离脂肪酸　　　　　B. 血糖浓度　　　　　　C. 肾上腺素　　　　　　D. 胃肠道激素　　　　E. 血酮体浓度

（二）多项选择题

1. 腺垂体远侧部嗜酸性细胞分泌的激素是（　　）。

    A. 生长激素　　　　　　B. 催乳素　　　　　　　C. 促甲状腺激素　　　　D. 性激素

    E. 促肾上腺皮质激素

2. 神经垂体内储存的激素是（　　）。

    A. 生长激素　　　　　　B. 血管加压素　　　　　C. 催乳素　　　　　　　D. 催产素　　　　　　E. 促甲状腺激素

3. 下列哪些不是降钙素的作用（　　）。

    A. 促进细胞内的氧化作用　　　　　　　　　B. 维持糖、蛋白、脂肪正常的代谢

    C. 促进机体的正常生长发育　　　　　　　　D. 保持机体各系统、器官的生理功能

    E. 抑制骨骼的吸收

4. 符合 1 型糖尿病临床特点的是（　　）。

    A. 发病年龄轻，大多 <30 岁

    B. 血清胰岛素和 C 肽水平低下

    C. 胰岛细胞抗体（ICA），胰岛素自身抗体（IAA）或谷氨酸脱羧酶（GAD）抗体可呈阳性

    D. 对胰岛素很敏感

    E. 口服降糖药效果好

5. 糖尿病的临床表现有（　　）。

    A. 三多一少症状　　　　　　　　　　　　　B. 不典型症状有头昏、乏力等

    C. 急性并发症有酮症酸中毒　　　　　　　　D. 慢性并发症包括糖尿病视网膜病变、糖尿病性肾病等

    E. 慢性并发症包括反复的感染、糖尿病足等

6. 糖尿病的治疗原则是（　　）。

    A. 糖尿病患者的教育　　B. 自我监测血糖　　　　C. 饮食治疗　　　　　　D. 运动治疗　　　　　E. 降血糖药物治疗

7. 激素作用的一般特性有（　　）。

A. 特异性　　　　　　B. 高效性　　　　C. 信息传递作用　　D. 协同作用　　　E. 允许作用

8. 甲亢的临床表现有（　　　　　）。

A. 腹泻　　　　　　　　　　　　　　B. 体重减少

C. 怕热出汗，个别患者出现低热　　　D. 心悸、心动过速、失眠、情绪易激动，甚至焦虑

E. 长期没有得到合适治疗，可引起甲亢性心脏病

9. 胰岛素的生理作用是（　　　　　）。

A. 促进葡萄糖进入肌肉和脂肪细胞　　B. 促进某些氨基酸进入细胞

C. 促进糖原分解　　　　　　　　　　D. 促进脂肪合成

E. 促进蛋白质合成

10. 肾上腺皮质激素包括（　　　　　）。

A. 盐皮质激素　　　B. 糖皮质激素　　　C. 肾上腺素　　　D. 去甲肾上腺素　　E. 性激素

二、简答题

1. 结合糖皮质激素分泌的调节，谈谈长期使用糖皮质激素的患者为何不能骤然停药。

2. 1 型糖尿病与 2 型糖尿病的鉴别。

模块五 血液

❖【知识目标】

  1. 掌握血液组成；各类血细胞功能；血细胞生成的部位。

  2. 掌握正常血量及相对恒定的意义；血型系统的分类依据；Rh 血型特点及临床意义。

  3. 熟悉血液的理化特性；血浆酸碱度及保持血浆 pH 相对稳定的意义。

  4. 了解血浆的主要成分及其生理功能；红细胞的生理特性；红细胞生成的条件及影响因素。

❖【能力目标】

  1. 能观察红细胞、白细胞、血小板的形态，培养细致观察能力。

  2. 能阐释血液凝固的基本过程及体内外抗凝活动。

  3. 学会观察和分析影响血液凝固的因素，并解释一些临床现象。

  4. 学会 ABO 血型系统的鉴定。

  5. 能运用血型系统知识分析临床上的输血原则。

❖【职业素养目标】

  1. 强化输血安全责任意识，恪守生命至上的医学伦理准则。

  2. 树立血液资源合理利用观念，践行服务基层健康的职业使命感。

    血液是充满于心血管系统内的一种流动性结缔组织，它将身体必需的营养物质和氧输送至各个器官、组织和细胞；同时将机体不需要的代谢产物运送到排泄器官，以排出体外。血液是体液的一个重要组成部分，在维持机体内环境相对稳定方面起着重要的作用。血液还对入侵机体的微生物、寄生虫等及其他有害物质发生反应，保护机体免遭损害。大量失血、血液成分或性质的严重改变、血液循环的严重障碍，都将危及生命。很多疾病可导致血液成分或特性变化，所以，血常规检查在医学诊断上有重要价值。

1 血液的生理认知

1.1 血液的组成及生理功能

（1）血液的基本组成

    血液是由血浆和血细胞组成的液态结缔组织，在心血管中循环流动，具有运输物质、缓冲 pH、维持内环境稳态及防御保护作用。

    正常血液为红色黏稠液体，由血浆和悬浮其中的血细胞组成（图 5-1）。将经抗凝剂处理后的血液静置离心后，血液分为三层，上层淡黄色的是血浆，下层深红色是红细胞，二者之间白色薄层是白细胞及血小板。

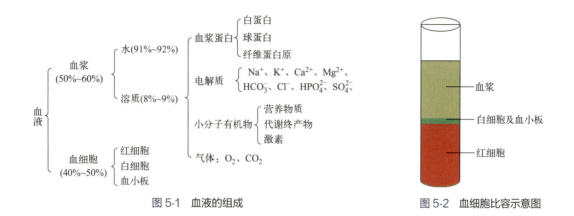

图 5-1　血液的组成　　　　　　　　　图 5-2　血细胞比容示意图

血细胞在全血中所占的容积百分比称为血细胞比容（图 5-2）。正常成年男性为 40%～50%，女性为 37%～48%，新生儿约为 55%。血细胞比容主要反映全血中红细胞的相对数量。

血量是指全身血液的总量。正常成人的血液总量相当于体重的 7%～8%（成年女性较相同身高的男性稍低），即每千克体重有 70～80mL 血液。因此，体重为 60kg 的人，血量为 4.2～4.8L。安静状态下，全身血液的大部分在心血管系统中快速循环流动，称为循环血量；小部分血液滞留在肝、肺、腹腔静脉，称为储存血量。在运动或大出血等情况下，储存血量可被动员，补充循环血量。在正常情况下，由于神经、体液的调节，体内的血量保持相对恒定。血量的相对恒定是维持血压和各组织、器官正常血液供应的必要条件。

（2）血浆的化学成分及生理特性

血浆中水占 91%～92%，溶质占 8%～9%。临床检验、生理学和药理学实验研究常通过测定血浆的化学成分来研究机体物质代谢状况及某些生理功能（表 5-1）。血浆中的电解质主要由离子组成，其中以 Na^+ 和 Cl^- 为主。由于这些晶体物质和水都可透过毛细血管壁与组织液进行交换，故血浆和组织液中电解质含量基本相同。各种离子在产生并维持血浆晶体渗透压、维持酸碱平衡、维持神经-肌肉兴奋性等方面起重要作用。血浆蛋白是血浆中各种蛋白质的总称，是血浆中最主要的固体成分，含量为 60～80g/L。血浆蛋白质种类繁多，功能各异，包括白蛋白、球蛋白和纤维蛋白原三类。其中，白蛋白分子量小而数量多，是形成血浆胶体渗透压的主要因素；球蛋白具有免疫防御和运输物质功能；纤维蛋白原分子量大，数量最少，主要参与血液凝固。

表 5-1　血浆的主要成分及含量

成分		浓度
水（91%～92%）	—	—
电解质（<1%）	Na^+	142mmol/L
	K^+	4.3mmol/L
	Ca^{2+}	2.5mmol/L
	Mg^{2+}	1.1mmol/L
	Cl^-	104mmol/L
	HCO_3^-	24mmol/L
	$HPO_4^{2-}/H_2PO_4^-$	2mmol/L
	SO_4^{2-}	0.5mmol/L

成分		浓度
气体	O₂	0.1mmol/L
	CO₂	1mmol/L
	N₂	0.5mmol/L
	O₂	0.1mmol/L
蛋白质（6%～8%）	白蛋白	35～50g/L
	球蛋白	20～30g/L
	纤维蛋白原	2～4g/L
营养物质	葡萄糖	5.6mmol/L
	氨基酸	2.0mmol/L
	磷脂	7.5mmol/L
	胆固醇	4～7mmol/L
代谢产物	尿素	5.7mmol/L
	尿酸	0.3mmol/L

① 血浆蛋白　血浆蛋白是血液的重要成分，分为白蛋白、球蛋白和纤维蛋白原三类。正常成人血浆中蛋白的含量为 65～85g/L，其中白蛋白为 35～50g/L，球蛋白为 20～30g/L，白蛋白与球蛋白浓度比值（A/G）为 1.5～2.5。白蛋白和大多数球蛋白主要由肝脏产生。肝病时常引起血浆白蛋白与球蛋白的比值下降。血浆蛋白有形成血浆胶体渗透压、运输物质、缓冲血液 pH 的变化、参与免疫功能、营养功能、参与凝血与抗凝等多种生理功能。

📖 知识链接

地中海贫血

地中海贫血又称海洋性贫血，最早发现于地中海区域，是一种常染色体遗传性疾病，在我国多见于广东、广西、湖南、四川、浙江、福建和台湾等地区。该病患者由于红细胞内的血红蛋白数量和质量的异常造成红细胞易被溶解破坏，从而形成溶血性贫血。此病目前尚无特殊根治方法。只有间断输血或输浓缩的红细胞以补充红细胞的不足。地中海贫血的患者由于长期贫血，机体缺氧和其他营养成分缺乏，机体免疫力低下，容易发生各种感染性疾病。

② 非蛋白氮　血中蛋白质以外的含氮物质，总称非蛋白氮。主要是尿素，此外还有尿酸、肌酐、氨基酸、多肽、氨和胆红素等。其中氨基酸和多肽是营养物质，可参与各种组织蛋白质的合成。其余的物质多为机体代谢的产物（废物），大部分经血液带到肾脏排出体外。

③ 不含氮有机物　不含氮有机物主要有糖类和脂类。血浆中所含的糖类主要是葡萄糖，简称血糖。其含量与糖代谢密切相关。正常人空腹时血糖浓度在 3.89～6.11mmol/L，高于 7.22mmol/L 称为高血糖，低于 3.89mmol/L 称为低血糖。高血糖和低血糖都会导致机体功能障碍。血浆中所含脂肪类物质，统称血脂，包括磷脂、三酸甘油酯和胆固醇等，这些物质是构成细胞成分和合成激素等物质的原料。血脂含量与脂肪代谢有关，也受食物中脂肪含量的影响，血脂过高对机体有害。

④ 无机盐　血浆中的无机物，绝大部分以离子状态存在。阳离子中以 Na^+ 浓度最高，还有 K^+、Ca^{2+} 和 Mg^{2+} 等。阴离子有 Cl^-、OH^-、HPO_4^{2-} 和 SO_4^{2-} 等。各种离子都有其特殊的生理功能。如 NaCl 对维持血浆晶体渗透压和保持机体血量起着重要作用，血浆 Ca^{2+} 参与很多重要生理功能如维持神经肌肉的兴奋性，并在肌肉兴奋收缩耦联中起着重要作用。血浆中还有微量的铜、铁、锰、锌、钴和碘等元素，是构成某些酶类、维生素或激素的必要原料，或与某些生理功能有关。

（3）血液的理化性质

① 比重　正常人全血的比重为 1.050～1.060。血液中红细胞数量越多，全血的比重就越大。血浆的比重为 1.025～1.030，其高低主要取决于血浆中血浆蛋白的含量。红细胞的比重为 1.090～1.092，与红细胞内血红蛋白的含量呈正相关。利用不同血细胞及血浆比重的差异，可采用离心的方法将血液中的不同成分进行分离制备，分别获取红细胞、白细胞、血小板及血浆等不同成分。也可利用红细胞和血浆比重的差异进行红细胞沉降率的测定。

② 颜色　血液的颜色主要取决于血液中红细胞内血红蛋白的颜色。动脉血中红细胞含氧合血红蛋白较多，呈鲜红色。静脉血中红细胞内含还原血红蛋白较多，呈暗红色。空腹血清透明，进餐后，尤其摄入较多脂类食物后，血浆中悬浮着脂蛋白微滴而变得混浊。因此，临床作某些血液化学成分检测时，要求空腹采血，以避免对检测结果产生影响。

③ 血液的黏度　液体在流动时，由于其内部颗粒之间的摩擦力，表现出黏滞性。通常以与纯水比较的相对黏滞性表示。正常人血浆的相对黏滞性为 1.6～2.4，其数值的高低主要取决于血浆蛋白和脂类的浓度，浓度越高黏滞性越大。血液的相对黏滞性为 4～5，比血浆高得多，这主要是由于血液中红细胞数目多、摩擦力增强所致。血液黏滞性过高可使外周循环阻力增加，血压升高，还可影响血液流动的速度，对血液循环产生不利影响。

④ 血浆渗透压　渗透压是一切溶液所固有的特性，指溶液中的溶质分子运动时所产生的吸水力，其大小取决于单位溶液中溶质颗粒数目的多少，与分子大小无关。血浆中含有多种晶体和胶体物质，血浆渗透压为血浆中溶质产生的吸水力的总和。正常人的血浆渗透压约为 313mmol/L，相当于标准状况下的 708.9kPa（7atm 或 5330mmHg）。

血浆中的晶体物质（主要是 NaCl，其次为 $NaHCO_3$ 和葡萄糖等）形成的渗透压约为 705.6kPa，称为晶体渗透压。血浆中胶体物质（主要是白蛋白，其次是球蛋白）形成的渗透压约为 3.3kPa，称为胶体渗透压。

晶体物质比较容易通过毛细血管壁，但不能自由穿过细胞膜，因此血浆和组织液之间的晶体渗透压保持动态平衡，而细胞膜内外的晶体渗透压则不同。因此血浆晶体渗透压对调节细胞膜内外水平衡、维持血细胞的正常形态十分重要。胶体物质一般不能透过毛细血管壁，血管壁内外的胶体渗透压存在差别，直接影响血浆与组织液之间水的交换，因而胶体渗透压对保持血管内外水平衡、维持有效循环血容量起着重要作用。

渗透压与人体血浆的正常渗透压相等的溶液称为等渗溶液，如 0.9% NaCl 或 5% 葡萄糖溶液为人体或哺乳动物的等渗溶液，通常将 0.9%NaCl 称为生理盐水。渗透压高于血浆渗透压的溶液称为高渗溶液；渗透压低于血浆渗透压的溶液称为低渗溶液。

如果大量脱水引起血浆渗透压升高，组织细胞将会发生缩皱；如果肝脏合成白蛋白减少或慢性肾小球炎症使白蛋白经尿液大量排出体外，使血浆白蛋白含量下降，胶体渗透压也下降，患者将出现毛细血管内外水平衡失调，导致水肿。

 知识链接

水肿

水肿是指血管外的组织间隙中有过多的体液积聚，为临床常见症状之一。与肥胖不同，水肿表现为手指按压皮下组织少的部位（如小腿前侧）时，有明显的凹陷。水肿发生于体腔中称为积液，如心包积液、胸腔积液、腹腔积液。临床常以水肿起因命名，可分为心性水肿、肾性水肿、肝性水肿、营养性水肿、特发性水肿、肺水肿、脑水肿、局部水肿等。

⑤ 血浆 pH 值　正常人血浆的 pH 值为 7.35～7.45。血浆 pH 值的相对恒定有赖于血液内的缓冲系统及神经、体液对肺、肾功能的调节。血浆内的缓冲系统包括 $NaHCO/H_2CO_3$、蛋白质钠盐 /

蛋白质和 Na_2HPO_4/NaH_2PO_4 等 3 个主要缓冲对，其中以 $NaHCO/H_2CO_3$ 缓冲对最为重要，两者正常比值保持在 20：1。此外，红细胞内还有血红蛋白钾盐 / 血红蛋白、氧合血红蛋白钾盐 / 氧合血红蛋白、K_2HPO_4/KH_2PO_4 等缓冲对。血液中的缓冲物质可有效地减轻进入血液的酸性或碱性物质对血浆 pH 的影响，特别是在神经、体液调节下通过肺和肾的活动能排出体内过多的酸或碱，因此血浆 pH 的正常波动范围极小。在一些情况下，如果血浆 pH 值低于 7.35，称为酸中毒；如高于 7.45，称为碱中毒。血浆 pH 如低于 6.9 或高于 7.8，都将危及生命。

（4）血细胞的生成及理化性质

血细胞起源于造血干细胞。在个体发育过程中，造血器官有 1 个变迁的程序。在胚胎发育的早期，是在卵黄囊造血，从胚胎第 2 个月开始，由肝、脾造血；胚胎发育到第 5 个月以后，肝、脾的造血活动逐渐减少，骨髓开始造血并逐渐增强；到婴儿出生时，几乎完全依靠骨髓造血，但在造血需要增加时，肝、脾可再参与造血以补充骨髓功能的不足。因此，此时的骨髓外造血具有代偿作用。儿童到 4 岁以后，骨髓腔的增长速度已超过了造血组织增长的速度，脂肪细胞逐步填充多余的骨髓腔。到 18 岁左右，只有脊椎骨、髂骨、肋骨、胸骨、颅骨和长骨近端骨骺处才有造血骨髓，但造血组织的总量已很充裕。成年人如果出现骨髓外造血，已无代偿意义，而是造血功能紊乱的表现。

 知识链接

人体的"造血工厂"

骨髓是人体的"造血工厂"。成年人的红细胞、血小板和大部分白细胞是由红骨髓的原始血细胞分化而来的，小部分白细胞（淋巴细胞）是由淋巴组织（淋巴腺、脾脏、扁桃体）生成的。

正常人的血细胞不断生成，也不断破坏。在没有外来因素的情况下，血细胞存在着新生、成熟、衰老和死亡的必然过程，破坏和生成均很迅速，始终维持着人体血细胞数的相对稳定。红细胞的寿命平均为 120 天，人体内每天都有大约 1/120 的红细胞衰老、死亡，也就是每天约有 20 亿个红细胞死掉。在特殊情况下，如失血、缺氧等，能刺激肾脏产生一种化学物质叫促红细胞生成酶，它能催化血浆中没有活性的促红细胞生成素原变成有活性的促红细胞生成素，随血液循环到达红骨髓，刺激红骨髓加速制造红细胞。此外，人体产生的雄激素也有刺激肾脏释放促红细胞生成素和刺激骨髓造血的生理作用。

造血过程也就是各类血细胞的发育、成熟的过程，是 1 个连续而又区分为阶段的过程。首先是造血干细胞阶段，处于这一阶段的造血细胞为干细胞，它们既能通过自我复制以保持本身数量的稳定，又能分化形成各系定向祖细胞；第 2 个阶段是定向祖细胞阶段，处于这个阶段的造血细胞，进一步分化方向已经限定，它们可以区分为红系祖细胞、粒 - 单核系祖细胞、巨核系祖细胞和 T、B 淋巴系祖细胞，第 3 个阶段是形态可辨认的前体细胞阶段，此时的造血细胞已经发育成为形态上可以辨认的各系幼稚细胞，这些细胞进一步分化成熟为具有特殊细胞功能的各类终末血细胞，然后释放进入血液循环。造血细胞在经历上述发育成熟过程后，细胞自我复制的能力逐渐降低，而分化、增殖的能力逐渐增强，细胞数量逐步增大（图 5-3）。

① 红细胞　正常成熟的红细胞无核，呈双凹圆盘状，中央较薄、周缘较厚，平均直径 8μm（图 5-4）。红细胞是血液中数量最多的血细胞，正常成年男性为（4.5～5.5）×10^{12}/L，成年女性为（3.5～5.0）×10^{12}/L。红细胞数可随外界调节和人的年龄不同而有所改变。红细胞中含有丰富的血红蛋白，正常成年男性红细胞中血红蛋白含量为 120～160g/L，成年女性为 110～150g/L。

临床上将外周血中红细胞数、血红蛋白值及红细胞比容低于正常或其中一项明显低于正常称为贫血。红细胞的主要功能是运输 O_2 和 CO_2，并能缓冲血液酸碱度的变化，这些功能都是通过红细胞中的血红蛋白来实现的。一旦红细胞破裂，血红蛋白逸出，溶解于血浆中，便失去其正常

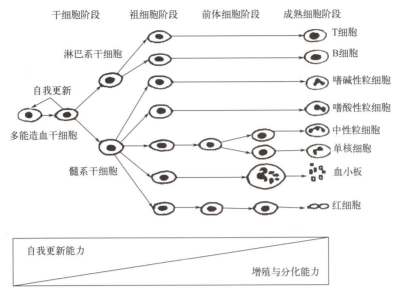

干细胞阶段　祖细胞阶段　前体细胞阶段　成熟细胞阶段

淋巴系干细胞

T细胞
B细胞
嗜碱性粒细胞
嗜酸性粒细胞
中性粒细胞
单核细胞
血小板
红细胞

自我更新

多能造血干细胞

髓系干细胞

自我更新能力

增殖与分化能力

图 5-3　造血细胞发育模式图

功能。红细胞在血液的气体运输中有极重要的作用。在血液中由红细胞运输的 O_2 约为溶解于血浆中 O_2 的 70 倍。在红细胞参与下，血浆运输 CO_2 的能力约为直接溶解于血浆中 CO_2 的 18 倍。红细胞的另外一个作用是缓冲血液的酸碱平衡，这两个作用都与血红蛋白有关。

红细胞的生成与下列因素有关。

A. 生成原料　红细胞的主要成分是血红蛋白，合成血红蛋白的主要原料是铁和蛋白质。每毫升红细胞需要 1mg 铁，每天需要 20～25mg 铁用于红细胞生成，但人每天只需从食物中吸收 1mg（约 5%）以补充排泄的铁，

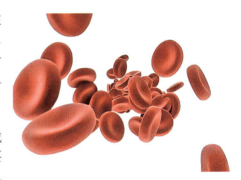

图 5-4　红细胞形态

其余 95% 均来自人体储存铁的再利用。机体储存的铁主要来自破坏了的红细胞。造血所需的蛋白质来自食物，当食物中蛋白质被消化分解为氨基酸后，吸收入血并被运送到骨髓，在有核红细胞内合成血红蛋白。

B. 成熟因子　红细胞在细胞分裂和生长成熟过程中，需要有维生素 B_{12} 和叶酸作为辅酶。维生素 B_{12} 是含钴的有机化合物，多存在于动物性食品中。机体对维生素 B_{12} 的吸收必须要有内因子和 R 结合蛋白参与。内因子是由胃腺的壁细胞所分泌的一种糖蛋白，而 R 结合蛋白是一种电泳速度很快的血浆蛋白。当胃的大部分被切除或胃腺细胞受损伤，机体缺乏内因子，或体内产生抗内因子的抗体时，即可发生维生素 B_{12} 吸收障碍，影响幼红细胞的分裂和血红蛋白合成，出现巨幼红细胞性贫血。叶酸是以蝶酰单谷氨酸的形式吸收的。吸收之后，在二氢叶酸还原酶的催化下，形成四氢叶酸。存在于血浆中的叶酸几乎全是四氢叶酸的单谷氨酸盐。但进入组织细胞后，又通过酶促作用，再转变为多谷氨酸盐，才具有活性。叶酸缺乏也引起与维生素 B_{12} 缺乏时相似的巨幼红细胞性贫血。只是在维生素 B_{12} 缺乏时，除贫血外还可伴有神经系统和消化道症状。

 知识链接

巨幼红细胞性贫血

巨幼红细胞性贫血是叶酸和 / 或维生素 B_{12} 缺乏引起的大细胞性贫血。叶酸、维生素 B_{12} 参与脱氧

核糖核酸（DNA）的合成，故本病是一个全身性疾病，除贫血外，粒细胞巨型变且核分叶过多。全身各系统细胞，特别是增殖较快的细胞如黏膜、皮肤细胞也发生病变。我国内地发病多，平原、沿海少，以山西、四川、陕西、河南等地山区农村的发病率较高，最高者占该地区贫血的50%～60%。本病好发于婴幼儿、孕妇、青少年，一般营养性巨幼红细胞性贫血经过适当治疗可迅速治愈。

C. 红细胞生成的调节　成年人每天有0.8%的红细胞进行更新，当机体有需要时，如失血或某些疾病使红细胞寿命缩短时，红细胞的生成率还能在正常基础上增加数倍。红细胞的生成主要接受促红细胞生成素（EPO）的调节。当组织中氧分压降低时，血浆中的促红细胞生成素的浓度增加，它促进红系祖细胞向前体细胞分化，又加速这些细胞的增殖，结果使骨髓中能合成血红蛋白的幼红细胞数增加，网织红细胞加速从骨髓释放。近年来有迹象提示人类的某些血液病，如再生障碍性贫血是红系祖细胞促红细胞生成素受体有缺陷所致。

正常红细胞的平均寿命约为120天。当红细胞逐渐衰老时，细胞变形能力减退而脆性增加，在血流湍急处可因机械冲击而破损，也可在通过微小孔隙时被挤压变形而破裂。红细胞破坏后，血管中的中性粒细胞和单核细胞可将其吞噬，也可当血液流经肝脏和脾脏时，被其中的单核吞噬细胞系统的巨噬细胞清除。红细胞被吞噬后，血红蛋白分解成珠蛋白和血红素，二者均可被摄取回收再利用。

知识链接

真性红细胞增多症

真性红细胞增多症（PV）是一种造血干细胞的克隆性慢性骨髓增殖性疾病。PV起病隐匿，进展缓慢，通常经历以下两个进展阶段：①增殖期或红细胞增多期，常有红细胞增多；②红细胞增多后期，表现为全血细胞减少、髓外造血、肝脾肿大、脾亢和骨髓纤维化。出血和血栓是PV的两个主要临床表现，少数患者可进展为急性白血病。

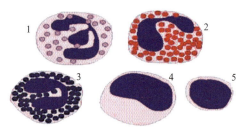

1—中性粒细胞；2—嗜酸性粒细胞；
3—嗜碱性粒细胞；4—单核细胞；5—淋巴细胞

图5-5　白细胞形态

② 白细胞　白细胞无色，呈球形，有细胞核。正常成年人白细胞的数量为（4.0～10.0）×10^9/L。根据白细胞胞质中有无嗜色颗粒，可将其分为有粒白细胞和无粒白细胞。有粒白细胞包括中性粒细胞、嗜碱性粒细胞和嗜酸性粒细胞；无粒白细胞包括淋巴细胞和单核细胞（图5-5）。

除淋巴细胞外，所有的白细胞都能伸出伪足做变形运动穿过毛细血管壁，这一过程称为白细胞渗出。白细胞还具有朝向某些化学物质发生定向移动的特性，称为趋化性。能吸引白细胞发生定向移动的化学物质称为趋化因子，人体细胞的降解产物、抗原抗体复合物、细菌毒素等都具有趋化活性，白细胞可在组织间隙定向游走至炎症部位，将细菌等异物吞噬、消化和杀灭。

检查白细胞总数及各种细胞的分类计数对于临床诊断有一定意义。在新药研发中，也将其列为检测项目，鉴别某种药物对机体有无亚急性和慢性毒性。白细胞是机体防御系统的一个重要组成部分，可通过吞噬作用和免疫反应，实现对机体的防御和保护，每个种类的白细胞有着不同的生理功能。

A. 中性粒细胞　中性粒细胞在血液的非特异性细胞免疫系统中起着十分重要的作用，它处于机体抵御微生物病原体，特别是化脓性细菌入侵的第一线。当炎症发生时，它们被趋化性物质吸引到炎症部位。由于它们是通过糖酵解获得能量，因此在肿胀且血流不畅的缺氧情况下仍能够生存，它们在这里形成细胞毒，破坏细菌和附近组织的细胞膜。由于中性粒细胞内含有大量溶酶体酶，能将吞噬入细胞内的细菌和组织碎片分解，使入侵的细菌被包围在局部并消灭，防止病原微生物在体内扩散。当中性粒细胞本身解体时，释出各溶酶体酶类能溶解周围组织而形成脓肿。

B. 嗜碱性粒细胞　嗜碱性粒细胞的胞质中存在较大和碱性染色很深的颗粒，颗粒内含有肝素和组胺。近年来发现嗜碱性粒细胞参与体内的脂肪代谢。当食物中的脂肪被肠道吸收后，周围血液中的嗜碱性粒细胞数随即增加。嗜碱性粒细胞释放出肝素作为脂酶的辅基加快了由脂肪分解为游离脂肪酸的过程。嗜碱性粒细胞释放的组胺与某些异物（如花粉）引起过敏反应的症状有关。此外，嗜碱性粒细胞被激活时还释放一种称为嗜酸性粒细胞趋化因子 A 的物质，这种因子能把嗜酸性粒细胞吸引过来，聚集于局部以限制嗜碱性粒细胞在过敏反应中的作用。

C. 嗜酸性粒细胞　血液中嗜酸性粒细胞的数目有明显的昼夜周期性波动，清晨细胞数减少，午夜细胞数增多。这种细胞数的周期性变化是与肾上腺皮质释放糖皮质激素量的昼夜波动有关的。嗜酸性粒细胞的胞质内含有较大的、椭圆形的嗜酸性颗粒。嗜酸性粒细胞在体内的作用是限制嗜碱性粒细胞和肥大细胞在速发性过敏反应中的作用，参与对蠕虫的免疫反应。在有寄生虫感染、过敏反应等情况时，常伴有嗜酸性粒细胞增多。

D. 单核细胞　血液中的单核细胞是尚未发育成熟的细胞，仍有分裂增殖能力，但吞噬能力极弱。单核细胞由骨髓生成，在血液内仅生活 3～4d，即进入肝、脾、肺、淋巴结和浆膜腔等组织转变为巨噬细胞。变为巨噬细胞后即失去分裂增殖能力，但体积加大，溶酶体增多，吞噬和消化能力也增强，其吞噬能力比中性粒细胞高很多倍，吞噬对象主要为进入细胞内的病原体，如病毒、疟原虫、结核分枝杆菌、真菌等。巨噬细胞还参与激活淋巴细胞的特异性免疫功能，识别和杀伤肿瘤细胞；识别和清除衰老与损伤的细胞和细胞碎片。

E. 淋巴细胞　淋巴细胞与机体的免疫功能有关，故也称免疫细胞，在机体特异性免疫过程中起主要作用。所谓特异性免疫，就是淋巴细胞针对某一种特异性抗原，产生与之相对应的抗体或进行局部性细胞反应，以杀灭特异性抗原。

血液中淋巴细胞按其发生和功能的差异分成两类。一类为在骨髓中产生的淋巴系血细胞，在胸腺中发育成熟，称为胸腺依赖性淋巴细胞，简称 T 淋巴细胞。另一类淋巴系血细胞可能在骨髓或肠道淋巴组织中发育成熟，称为非胸腺依赖性淋巴细胞，简称 B 淋巴细胞。在血液中的淋巴细胞，80%～90% 属于 T 淋巴细胞，B 淋巴细胞主要留在淋巴组织内。T 淋巴细胞主要参与细胞免疫，B 淋巴细胞主要与体液免疫有关。

白细胞的寿命较难准确判断。因为粒细胞和单核细胞主要是在组织中发挥作用的；淋巴细胞则往返循环于血液 - 组织液 - 淋巴之间，而且还可增殖分化。一般来说，中性粒细胞在循环血液中停留 8h 左右即进入组织，一般 3～4d 后将衰老死亡或经消化道排出。正常情况下，老化的中性粒细胞死亡的典型方式是凋亡。凋亡的白细胞随即被巨噬细胞清除。在急性细菌感染引起炎症的部位，中性粒细胞的死亡方式是坏死崩溃，中性粒细胞在吞噬过量细菌后，因释放溶酶体酶而发生自溶，与破坏的细菌和组织碎片共同形成脓液。单核细胞在血液中停留 2～3d，然后进入组织，并发育成巨噬细胞，在组织中可生存约 3 个月。

③ 血小板　血小板是骨髓中成熟的巨核细胞脱落下来的胞质小块，体积小，形态不规则，不具有完整的细胞结构（图 5-6）。正常成人血小板数量为（100～300）×10^9/L。血小板数量低于 50×10^9/L 时，机体可出现异常出血倾向。血小板数量高于 1000×10^9/L 时，易发生血栓。

血小板与血管内皮下或血管端暴露的胶原纤维黏着在一起的过程称为黏附；血小板彼此间相互黏着在一起的过程称为聚集；血小板受到刺激后，将颗粒中的 ADP、5- 羟色胺、儿茶酚胺、血小板因子等活性物质排出的过程称为释放。血小板的黏附、聚集和释放几乎同时发生。血小板内的收缩蛋白可使血凝块收缩变硬，形成牢固的止血栓。血小板的磷脂表面可吸附许多凝血因子，促进凝血过程。

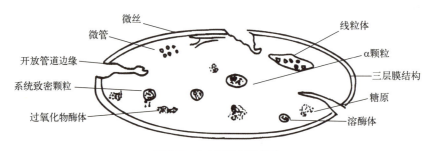

图 5-6 血小板结构示意图

血小板可沉积于血管内壁上，与内皮细胞相互粘连与融合，维持内皮的完整性。血小板还可通过释放生长因子促进血管内皮细胞、血管平滑肌细胞和成纤维细胞增殖，有利于受损血管修复。血小板还可以参与生理性止血，具体是指小血管损伤破裂，血液从小血管内流出后数分钟自行停止的现象。首先，损伤性刺激引起局部血管反射性收缩、血小板释放 5- 羟色胺等缩血管物质使伤口缩小或封闭，暂时性止血；其次，血小板黏附、聚集形成松软的止血栓以阻塞血管伤口；最后在血小板参与下促进血液凝固形成血凝块，并使血块回缩形成牢固的止血栓，达到有效的生理性止血。

 知识链接

原发性血小板减少性紫癜

原发性血小板减少性紫癜或称特发性血小板减少性紫癜，指无明显外源性病因引起的血小板减少，大多数是由于免疫反应引起的血小板破坏增加，故又名自身免疫性血小板减少症，是一类较为常见的出血性血液病，其特点为血小板寿命缩短，骨髓巨核细胞增多，80%～90% 患者的血清或血小板表面有 IgG 抗体，脾脏无明显肿大，表现为皮肤黏膜出血或内脏出血。

1.2 血液凝固与纤维蛋白溶解

（1）血液凝固

血液凝固是指血液由流动的液体状态变成不能流动的胶冻状态的过程，简称凝血。其实质是血浆中的可溶的纤维蛋白原转变为不溶的纤维蛋白。形成的多聚体纤维蛋白交织成网，将很多血细胞网罗其中形成血凝块。血凝块收缩析出淡黄色的液体，称为血清。血液凝固是一系列复杂的酶促反应过程，需要多种凝血因子的参与。

血液凝固与
纤维蛋白溶解

血浆与组织中参与血液凝固的物质统称凝血因子（表 5-2）。按国际命名法用罗马数字编号的有 12 种，此外还有前激肽释放酶、高分子激肽原等。

表 5-2 按国际命名法编号的凝血因子

编号	中文名称	编号	中文名称
因子 I	纤维蛋白原	因子 VIII	抗血友病因子
因子 II	凝血酶原	因子 IX	血浆凝血激酶
因子 III	组织因子	因子 X	斯图亚特因子
因子 IV	Ca^{2+}	因子 XI	血浆凝血激酶前质
因子 V	前加速素	因子 XII	接触因子
因子 VII	前转变素	因子 XIII	纤维蛋白稳定因子

上述凝血因子中，除因子Ⅳ是 Ca^{2+} 外，其余均为蛋白质。多数以无活性的酶原形式存在，激活后才具有酶的活性，这一过程称为凝血因子的激活，其活性形式以右下角加"a"表示。除因子Ⅲ存在于组织中外，其余的凝血因子均存在于新鲜血浆中。大部分凝血因子在肝脏合成，且因子Ⅱ、Ⅶ、Ⅸ、Ⅹ等在合成时需要维生素 K 参与，故又称它们为依赖维生素 K 的凝血因子。若肝功能障碍或维生素 K 缺乏，会因凝血障碍而发生出血倾向。

凝血过程一旦开始，各个凝血因子便一个激活另一个，形成一个"瀑布"样的反应链直至血液凝固，大体分三个阶段。

第一步　　凝血酶原激活物的形成

第二步　　凝血酶原 ——————→ 凝血酶

第三步　　纤维蛋白原 ——————→ 纤维蛋白

① 凝血酶原激活物的形成　凝血酶原激活物不是一种单纯物质，而是一组复合物，形成后，第二步、第三步就相继完成，血液也就凝固了。根据反应起始点的凝血因子和复合物形成的途径不同，可分为内源性凝血系统和外源性凝血系统。

A. 内源性凝血系统　这个系统是指凝血酶原复合物的形成完全依赖于血浆中的凝血因子。具体过程是血浆中凝血因子Ⅻ与受损伤血管壁内的胶原或基膜接触后，被激活成Ⅻ$_a$，它再催化因子Ⅺ成为Ⅺ$_a$，Ⅺ$_a$继而催化Ⅸ因子成为Ⅸ$_a$。因子Ⅸ$_a$、因子Ⅷ、Ca^{2+} 和血小板磷脂等共同催化因子Ⅹ成为Ⅹ$_a$。Ⅹ$_a$与因子Ⅴ、Ca^{2+} 和血小板磷脂形成凝血酶原激活物。

B. 外源性凝血系统　当组织受外伤时，释放出因子Ⅲ，其所发动的凝血过程称为外源性凝血系统。因子Ⅲ是一种脂蛋白，它必须与部分血浆因子——因子Ⅶ和 Ca^{2+} 形成复合物。此复合物可催化因子Ⅹ成为Ⅹ$_a$。以下的步骤即和内源性凝血系统中的相同，即Ⅹ$_a$与因子Ⅴ在血小板磷脂和 Ca^{2+} 参与下形成凝血酶原激活物。

一般说来，通过外源性途径较快，但在实际情况下，单纯由一种途径引起凝血的情况不多。

② 凝血酶原转变为凝血酶　在凝血酶原激活物的作用下，凝血酶原（因子Ⅱ）被激活生成凝血酶（因子Ⅱ$_a$）。凝血酶的作用：催化纤维蛋白原转化成纤维蛋白；促进血小板磷脂的释放以及增强因子Ⅷ与因子Ⅴ的活性，即有正反馈的作用，促使血凝过程加速；此外还能激活因子Ⅷ成为Ⅷ$_a$。

③ 纤维蛋白原转变为纤维蛋白　在凝血酶的作用下，溶于血浆中的纤维蛋白原转变为纤维蛋白单体；同时，凝血酶激活Ⅰ为Ⅰ$_a$，使纤维蛋白单体相互连接形成不溶于水的纤维蛋白多聚体，并彼此交织成网，将血细胞网罗在内，形成血凝块，完成血凝过程。

正常情况下，血管中的血液一般不会发生凝固，在生理性止血时，凝血也仅限于受损伤的一段血管，说明正常人血浆中有很强的抗凝物质，其中最主要的是抗凝血酶Ⅲ和肝素。抗凝血酶Ⅲ是由肝脏合成的一种脂蛋白，它能与凝血酶结合形成复合物使其失活，还能封闭因子Ⅶ$_a$、Ⅸ$_a$、Ⅹ$_a$、Ⅺ$_a$、Ⅻ$_a$的活化中心，使因子失活阻断凝血过程。肝素是主要由肥大细胞和嗜碱性粒细胞产生的一种酸性黏多糖，它与抗凝血酶Ⅲ结合后，能增强抗凝血酶Ⅲ的活性，同时抑制凝血酶原的激活，抑制血小板的黏附、聚集和释放，促使血管内皮细胞释放凝血抑制物和纤溶酶原激活物。所以肝素是一种很强的抗凝剂，无论在体内还是体外都有很强的抗凝作用，在临床实践中有广泛应用。

📖 知识链接

血友病

血友病为遗传性凝血功能障碍的出血性疾病，包括血友病 A（因子Ⅷ缺乏）、血友病 B（因子Ⅸ缺乏）和血友病 C（因子Ⅺ缺乏），以血友病 A 最多，血友病 C 较少。各型可单独出现，也可同时存在。血友病 A 和 B 均为 X 染色体伴性遗传，表现为女子遗传，男子患病。如携带基因的女性与正常男性结婚时，所生女儿全部不表现病态，但有一半机会为血友病基因携带者；所生男孩则正常与患病的机会各一半。若男性患者与正常女性结婚，所生儿子均正常，女儿均为血友病传递者。血友病C为常染色体显性或不完全隐性遗传，男女均可患病及传递血友病。临床最主要表现是出血，出血部位广泛且不易止血；终身有轻微损伤和手术后长时间出血；常有自发性关节积血，并反复发生而引起血友病性关节炎。

（2）纤维蛋白溶解

血液凝固过程中形成的纤维蛋白被分解液化的过程，叫纤维蛋白溶解（简称纤溶）。凡参与纤溶过程的物质统称为纤溶系统，包括纤维蛋白溶解酶原（纤溶酶原）、纤维蛋白溶解酶（纤溶酶）、纤溶酶原激活物及抑制物。

纤溶的生理意义在于使生理止血过程产生的血凝块随时溶解，防止血栓形成，保证血流通畅。在生理性止血过程中，小血管内的血凝块常可成为止血栓堵塞血管，使出血停止，纤溶的存在对防止凝血过程的蔓延和血栓的形成具有重要意义。

纤维蛋白溶解的基本过程可分为两个阶段：纤溶酶原的激活与纤维蛋白的降解（图5-7）。

① 纤溶酶原的激活　纤溶酶原是血浆中的一种β球蛋白，主要在肝、骨髓、嗜酸粒细胞和肾内合成，然后进入血液。纤溶酶原只有在纤溶酶原激活物的作用下转变成纤溶酶后才具有活性。

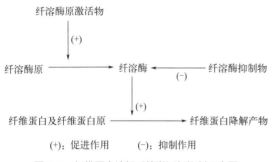

(+)：促进作用　(−)：抑制作用

图5-7　纤维蛋白溶解系统激活与抑制示意图

② 纤维蛋白和纤维蛋白原的降解　纤溶酶是一种活性很强的蛋白酶，能使纤维蛋白和纤维蛋白原分解为许多可溶性的小肽，总称为纤维蛋白降解产物（FDP）。这些产物一般不再发生凝固，其中一部分物质还具有抗凝作用。

③ 纤溶抑制物及其作用　血浆中存在许多对抗纤维蛋白溶解的物质，统称为纤溶抑制物，主要有两类，一类是抗活化素，能够抑制纤溶酶原的激活；另一类是抗纤溶酶，能与纤溶酶结合成复合物并使其失活。目前临床上已应用广泛的止血药，如氨甲环酸、氨甲苯酸和6-氨基己酸等，都是通过抑制纤溶酶生成而发挥止血作用的。

④ 纤维蛋白溶解与凝血之间的动态平衡　凝血和纤溶都是机体的一种保护性生理过程，血液凝固系统和纤维蛋白溶解系统是两个既对立又统一的功能系统。正常情况下，机体的凝血与纤溶处于动态平衡状态，既保证出血时能有效止血，又能适时疏通血管，维持血流的正常运行。若凝血过强或纤溶过弱，易形成血栓；反之，纤溶过强或凝血过弱，易发生出血倾向。

1.3　血型和输血

（1）血型

血型

血型是血细胞膜上特异性抗原（凝集原）的类型。血型包括红细胞血型、白细胞血型、血小板血型等，通常所说的血型是指红细胞血型。若将血型不相容的两个人的血滴在玻片上混合，其中的红细胞即聚集成簇，这种现象称为红细胞凝集。红细胞凝集是一种不可逆反应，凝集的红细胞会破裂，血红蛋白会逸出，即溶血。当人体输入血型不相容的血液时，在血管内发生红细胞凝集和溶血，可危及生命。

造成红细胞凝集的机制是抗原抗体反应。镶嵌在红细胞膜上有一些特异糖蛋白，在凝集反应中糖蛋白起着抗原的作用，因而称它们为凝集原。能与红细胞膜上的凝集原起反应的特异抗体则称为凝集素。凝集素溶解在血浆中。发生抗原抗体反应时，由于每个抗体上具多个与抗原结合的部位，抗体在若干个带有相应抗原的红细胞之间形成桥梁，因而使它们聚集成簇。迄今已发现ABO、Rh等25个不同的红细胞血型系统。其中ABO血型系统是临床实践中意义最大的血型系统，其次是Rh血型系统。

① ABO血型系统　ABO血型是根据红细胞膜上存在的凝集原A与凝集原B的情况而将血液分为4型（表5-3）。

表5-3　ABO血型系统中的抗原和抗体

血型	红细胞表面凝集原（抗原）	血清中凝集素（抗体）	血型	红细胞表面凝集原（抗原）	血清中凝集素（抗体）
A	A	抗B	AB	A和B	无
B	B	抗A	O	无	抗A和抗B

A. ABO血型系统的抗原（凝集原）　凡红细胞膜上只有A抗原者为A型；只有B抗原者为B型；A、B抗原均有者为AB型；A、B抗原均无者为O型。

B. ABO血型系统的抗体（凝集素）　不同血型的人的血清中各含有不同的抗体，即不含有对抗其自身红细胞凝集原的抗体。在A型血的血清中，只含抗B抗体；B型血的血清中，只含抗A抗体；AB型血的血清中，不含抗A和抗B抗体；而O型血的血清中则含有抗A和抗B两种抗体。

② Rh血型系统　Rh血型系统是继ABO血型系统之后被发现的又一个红细胞血型系统。已发现40多种Rh抗原，与临床关系密切的是D、E、C、c、e五种抗原，其中D抗原的抗原性最强。通常将红细胞膜上含有D抗原（凝集原）的称为Rh阳性，没有D抗原（凝集原）的称为Rh阴性。与ABO血型不同，Rh抗原只存在于红细胞上，在其他细胞和组织尚未发现。

Rh血型的主要特点是Rh血型系统没有天然的抗体，无论Rh阳性，还是Rh阴性，其血清中均不含有抗Rh抗原的天然抗体。只有当Rh阴性的人在输入Rh阳性血液后，体内才会产生后天获得性抗Rh的免疫抗体。即Rh阴性的人第一次接受Rh阳性血液后不会发生红细胞凝集反应，但可产生抗Rh抗体。当他们再次接受Rh阳性血液时，就会发生凝集反应产生严重后果。

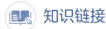 **知识链接**

Rh溶血病

对于Rh阴性的孕妇孕育了Rh阳性的胎儿，分娩时胎儿的Rh阳性因子进入母体血液，刺激母体产生抗Rh凝集素。如果该妇女再怀Rh阳性的胎儿，则母体的抗Rh凝集素可通过胎盘进入胎儿的血液中，引起胎儿红细胞发生凝集和溶血而导致胎儿死亡。可见，输血前和妊娠时检查Rh因子具有一定的临床意义。

（2）输血

输血是指将血液通过静脉输注给患者的一种治疗方法，在临床上应用广泛，如抢救大失血和保证一些手术顺利进行等。为了确保输血的安全和提高输血效率，必须遵守输血原则。输血的根本原则就是要避免发生凝集反应，首选同型输血。

① 血型相合　输血首先必须鉴定血型，保证供血者与受血者的ABO血型相合，即要求同型输血。ABO血型系统不相容的输血常引起严重反应。对于育龄妇女和需要反复输血的患者，还必须考虑Rh血型也相合，以避免受血者在输血后产生抗Rh抗体而引起不良反应。

② 配血相合　在输血前还必须进行交叉配血试验，该试验既能检验血型测定是否正确，还能发现供血者和受血者的红细胞或血清中是否存在其他不相容的血型抗原或抗体，避免因亚型不

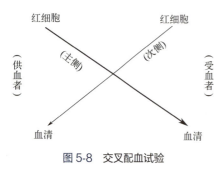

图 5-8　交叉配血试验

合而引发输血问题。交叉配血试验中，把供血者的红细胞和受血者的血清相混合称主侧；把受血者的红细胞与供血者的血清混合称为次侧（图 5-8）。观察各侧有无凝集反应发生。两侧均无凝集反应者为配血合格，可以输血；如果主侧有凝集，则配血不合，禁止输血；如果主侧不发生凝集反应，而次侧发生凝集（这种情况常见于将 O 型血输给其他血型的受血者或 AB 型受血者接受其他血型的血液），只能在应急情况下进行少量、缓慢输血，并注意密切观察，如发生输血反应，应立即停止输注。

【课堂互动】
　　你是什么血型？说说你能输血给什么血型的人，能接受什么血型人的输血。

　　③ 成分输血　成分输血即把人血中各种有效成分如红细胞、粒细胞、血小板和血浆分别制成高纯度或高浓度的制品，根据不同患者对输血的不同要求进行输注。这样既能减少输血的不良反应，又能节约血源。成分输血是当前输血技术发展的总趋势，也是输血科学化的重要标志之一。

知识链接

献血小常识

　　对于健康的成年人来讲，如体重是 50～60kg，则体内全血总量大约是体重的 8%，血液量约 4000～5000mL，若人体失血不超过总血量的 10%，通过身体的自我调节，可以很快恢复。如一次献血 200mL，占总血量的 4%～5%，献血后，骨髓的新陈代谢加快，人体在肝、脾等脏器内储存的血液也会迅速进入血液循环系统，使循环血量保持平衡；此外，献血后，血管周围的液体会立即进入血管内，只要 1～2h 便可补上失去的血容量，血浆蛋白大约在 1～2d 内即可补足，红细胞和血红蛋白在 7～10d 即可恢复到献血前水平，所以适量献血对身体无害。

2　常见血液病认知

2.1　缺铁性贫血

缺铁性贫血

【病例分析 9】

　　患者，女，36 岁。患者半年前无明显诱因出现头晕、乏力、食欲减退，以为劳累所致，未引起注意，近 3 个月上述症状加重，并出现活动后心慌、气短等症状。遂来我院检查发现 RBC 3.0×10^{12}/L、Hb 98g/L、T 36.7℃、P 72 次/min、R 20 次/min、BP 110/70mmHg。

　　问题：1. 患者初步诊断为什么疾病？
　　　　　2. 如何指导该患者正确用药？
　　　　　3. 如何对该患者进行健康教育？

　　缺铁性贫血是体内用来合成血红蛋白的储存铁缺乏，使血红素合成量减少而形成的一种小细胞低血色素性贫血。它是一种全球性疾病，各国各民族均有发生。

（1）病因

缺铁性贫血的发病原因包括三部分，第一部分是铁元素摄入不足，比如女性的妊娠期、月经期等，以及生长发育期的少年儿童，这些人群对铁元素的需求量较平时明显加大，如果没有刻意地增加含铁丰富的食物，就容易形成缺铁性贫血。第二部分是铁元素吸收障碍，比如慢性胃肠道疾病患者、长期腹泻的患者，由于胃肠道吸收铁元素功能障碍，也容易造成缺铁性贫血。第三部分是有慢性失血的情况，因为铁元素主要来自体内衰老红细胞内铁元素的重吸收，当机体有慢性失血的时候，铁元素无法重吸收利用，也容易造成缺铁性贫血。

（2）临床表现

① 缺铁原发病表现　如妇女月经量多，消化道溃疡、肿瘤、痔疮导致的黑便、血便等，肠道寄生虫感染导致的腹痛、大便性状改变，肿瘤性疾病的消瘦、血红蛋白尿等。

② 贫血表现　乏力、易倦、头晕、头痛、眼花、耳鸣、心悸、气短、纳差、面色苍白、心率增快等。

③ 组织缺铁表现　精神行为异常，如烦躁、易怒、注意力不集中、异食癖；体力、耐力下降；易感染；儿童生长发育迟缓、智力低下；口腔炎、舌炎、舌乳头萎缩、口角皲裂、吞咽困难；毛发干枯、脱落；皮肤干燥、皱缩；指（趾）甲缺乏光泽、脆薄易裂，重者指（趾）甲变平，甚至凹下呈勺状（反甲）。

（3）治疗

① 治疗原则　治疗缺铁性贫血的原则是根治病因，补足储存铁。

② 病因治疗　婴幼儿、青少年和妊娠妇女营养不足引起的缺铁性贫血，应改善饮食。月经多引起的缺铁性贫血应调理月经。寄生虫感染应驱虫治疗。恶性肿瘤，应手术或放、化疗。上消化道溃疡，应抑酸治疗等。

③ 补铁治疗　治疗性铁剂有无机铁和有机铁两类。无机铁以硫酸亚铁为代表，有机铁则包括右旋糖酐铁、葡萄糖酸亚铁、富马酸亚铁和多糖铁复合物等。无机铁剂的副反应较有机铁剂明显。

首选口服铁剂，如硫酸亚铁或右旋糖酐铁，餐后服用胃肠道反应小且易耐受。进食谷类、乳类和茶可抑制铁剂吸收，鱼、肉类、维生素C可加强铁剂吸收。口服铁剂有效的表现先是外周血网织红细胞增多，高峰在开始服药后5～10d，2周后血红蛋白浓度上升，一般2个月左右恢复正常。铁剂治疗应在血红蛋白恢复正常后持续2～3个月，待铁蛋白正常后停药。

若口服铁剂不能耐受或胃肠道正常解剖部位发生改变而影响铁的吸收，可用铁剂肌内注射。

2.2　白血病

【病例分析10】

患者，男，25岁，已婚，煤矿工人。因面黄，头晕、心悸，全身红疹，逐渐加重3个月入院。血液检查：血红蛋白30g/L，红细胞$1.1×10^{12}$/L，白细胞$14.8×10^9$/L，原始粒细胞6%，血小板$62×10^9$/L。骨髓检查：显示骨髓极度增生，有大量原始粒细胞。

问题：1. 患者初步诊断为什么疾病？

2. 如何对该患者进行健康教育？

白血病是累及造血干细胞的造血系统恶性肿瘤。因造血干细胞恶变，白血病细胞停滞在细胞发育的某一阶段，在骨髓和其他造血组织中异常增生，抑制正常造血并浸润全身器官和组织，产生各种症状和体征，临床上常有贫血、发热、出血和肝、脾、淋巴结肿大等表现。

（1）分类

① 根据白血病细胞成熟程度和自然病程可分为急性和慢性白血病。

A. 急性白血病　多为原始细胞及早幼细胞，自然病程仅数月。

B. 慢性白血病　细胞分化较好，多为成熟和较成熟细胞，自然病程可为数年。

② 根据细胞形态分类

A. 急性白血病分为　急性淋巴细胞白血病、急性髓细胞白血病。

B. 慢性白血病分为　慢性粒细胞白血病、慢性淋巴细胞白血病及少见类型白血病如毛细胞白血病、幼淋巴细胞白血病等。

（2）病因

病因至今未明。病毒感染、放射、遗传因素、化学毒物和药物，以及免疫因素等都与白血病的发生有关。

（3）临床表现

① 急性白血病　起病急缓不一。其主要临床表现为贫血、出血、发热及各器官白血病细胞浸润的症状和体征。

A. 贫血　常为首发症状，呈进行性发展。以正常红细胞生成减少为主要原因，另外，无效性红细胞生成、溶血、出血等也是造成贫血的因素。

B. 发热　为最常见的症状。多由感染引起，其次是代谢亢进。感染多与成熟粒细胞缺乏和人体免疫力降低有关。感染以口腔炎、牙龈炎、咽峡炎最常见。最常见的致病菌为革兰氏阴性杆菌，如肺炎克雷伯菌、大肠埃希菌、产气杆菌等。

C. 出血　出血的部位可发生在全身各部，以皮肤瘀点、瘀斑、鼻出血、牙龈出血、月经过多为多见。严重时发生颅内出血，甚至导致患者死亡。出血的主要原因为血小板减少，其他还有血小板功能异常、凝血因子减少、白血病细胞浸润和感染毒素对血管的损伤、纤溶亢进等。

D. 器官和组织白血病细胞浸润的表现　最常见于急性淋巴细胞性白血病，常表现为肝、脾、淋巴结肿大；骨骼和关节疼痛，尤以胸骨下端局部压痛最常见；牙龈增生、肿胀，皮下结节等。

② 慢性白血病　以慢性粒细胞性白血病最常见，其临床特点是粒细胞显著增多，脾明显肿大，病程较缓慢，多因急性变死亡。自然病程分为慢性期、加速期和急变期。

A. 慢性期　早期常无自觉症状，可出现乏力、低热、多汗、体重减轻等代谢亢进的表现，后期贫血和出血倾向。脾大为最突出的体征。可有肝脏肿大，浅表淋巴结多无肿大。部分患者有胸骨下段压痛。

B. 加速期　出现原因不明的高热、虚弱、体重下降，脾脏迅速肿大，骨、关节痛，贫血、出血。

C. 急变期　为终末期，表现同急性白血病类似。预后极差，常在数月内死亡。

（4）治疗原则

白血病的治疗包括支持治疗、联合化疗和造血干细胞移植。

① 支持治疗　防治感染、纠正贫血，控制出血和预防高尿酸血症肾病。

② 联合化疗

A. 急性白血病　一般以化学药物治疗为主。常用的化疗药物有甲氨蝶呤、6-巯基嘌呤、阿糖胞苷、环磷酰胺、白消安、长春新碱、柔红霉素、多柔比星、泼尼松、维A酸（全反式）等。化疗方案分为两个阶段，即诱导缓解和巩固维持。诱导缓解是指从化疗开始到完全缓解阶段。其目的是迅速大量地杀灭白血病细胞，恢复机体正常造血，使患者的症状和体征消失、血常规和骨髓检查基本恢复正常。长春新碱和泼尼松组成的VP方案是诱导缓解急性淋巴细胞白血病的基本方案；柔红霉素和阿糖胞苷组成的DA方案是诱导缓解急性髓细胞白血病的标准方案。巩固维持是缓解后巩固强化，治疗的目的是继续消灭体内残存的白血病细胞，防止复发。巩固维持治疗一般 3～5 年，可延长缓解期和无病存活期，争取治愈。

B. 慢性白血病　应着重于慢性期的治疗。慢性粒细胞白血病的化疗药物常首选羟基脲。急性变时按急性粒细胞白血病的方案治疗。

③ 造血干细胞移植　造血干细胞移植是目前公认的根治性治疗措施。慢性白血病多采用异体干细胞移植，急性白血病自体、异体移植均可采用。

📖 知识链接

造血干细胞移植

造血干细胞移植按照采集造血干细胞的来源不同分为骨髓移植、外周血干细胞移植、脐血干细胞移植。由于骨髓为造血器官，造血干细胞大部分在骨髓里，少部分在外周血，早期进行的均为骨髓移植。现在提倡的是采集外周血的造血干细胞来进行移植。其过程是运用刺激因子刺激骨髓中的造血干细胞大量释放到外周血中，然后通过血细胞分离机分离获得造血干细胞用于移植，这种方法称为"外周血造血干细胞移植"。造血干细胞移植目前广泛应用于恶性血液病、非恶性难治性血液病、遗传性疾病和某些实体瘤治疗，并获得了较好的疗效。

实训四　血型测定

【实训目的】

1. 学习 ABO 型血的鉴定原理和方法。
2. 观察红细胞凝集现象，了解抗原抗体反应。

【实训材料】

消毒采血针，载玻片，消毒棉签，A、B 标准血型，75% 乙醇，受检者血液。

【实训内容和方法】

1. 取双凹玻片一块，用干净纱布轻拭使之洁净，在玻片两端用记号笔标明 A 及 B，并分别各滴入 A、B 标准血清一滴。

2. 细胞悬液制备。从指尖或耳垂取血一滴，加入含 1mL 生理盐水的小试管内，混匀，即得约 5% 红细胞悬液。采血时应注意先用 75% 乙醇消毒指尖或耳垂。

3. 用滴管吸取红细胞悬液，分别各滴一滴于玻片两端的血清上，注意勿使滴管与血清相接触。

4. 用竹签两头分别混合玻片两端的血清与红细胞悬液，搅匀。

5. 10～30min 后观察结果。如有凝集反应可见到呈红色点状或小片状凝集块浮起。先用肉眼看有无凝集现象，肉眼不易分辨时，则在低倍显微镜下观察，如有凝集反应，可见红细胞聚集成团。

6. 判断血型。根据被试者红细胞是否被 A、B 型标准血清所凝集，判断其血型。

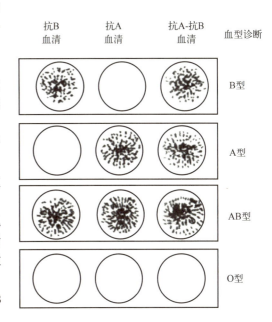

抗B血清	抗A血清	抗A-抗B血清	血型诊断
凝集		凝集	B型
	凝集	凝集	A型
凝集	凝集	凝集	AB型
			O型

【总结与思考】

结合实训内容，说说父母的血型和子女的血型关系。

 目标检测

一、选择题

（一）单项选择题

1. 构成血浆晶体渗透压的主要成分是（   ）。

    A. 氯化钾   B. 氯化钠   C. 碳酸氢钾   D. 钙离子

2. 血浆胶体渗透压主要由下列哪项形成？（   ）

    A. 球蛋白   B. 白蛋白   C. 氯化钠   D. 纤维蛋白原

3. 某人的红细胞与 B 型血的血清凝集，而其血清与 B 型血的红细胞不凝集，此人血型为（   ）。

    A. A 型   B. B 型   C. AB 型   D. O 型

4. 通常所说的血型是指（   ）。

    A. 红细胞膜上特异受体类型   B. 血浆中特异性凝集素类型

    C. 血浆中特异性凝集原类型   D. 红细胞膜上特异性凝集原类型

5. 影响毛细血管内外水分移动的主要因素是（   ）。

    A. 中心静脉压   B. 细胞外晶体渗透压

    C. 血浆和组织间的胶体渗透压   D. 脉压

6. 可加强抗凝血酶Ⅲ活性的物质是（   ）。

    A. 柠檬酸钠   B. 草酸钾   C. 维生素 K   D. 肝素

7. 内源性凝血的始动因素是（   ）。

    A. 凝血因子Ⅳ被激活   B. 凝血因子Ⅻ被激活

    C. 血小板破裂   D. 凝血酶的形成

8. 血液凝固后析出的液体是（   ）。

    A. 血清   B. 体液   C. 细胞外液   D. 血浆

9. 来自组织中的凝血因子是（   ）。

    A. 因子Ⅰ   B. 因子Ⅱ   C. 因子Ⅲ   D. 因子Ⅹ

10. 输血时主要考虑供血者的（   ）。

    A. 红细胞不被受血者的红细胞所凝集   B. 红细胞不被受血者的血浆所凝集

    C. 血浆不与受血者的血浆发生凝固   D. 血浆不被受血者的红细胞凝集

（二）多项选择题

1. 缺乏什么可引起巨幼红细胞贫血？（   ）

    A. 叶酸   B. 铁   C. 维生素 B_6 D. 维生素 B_{12} E. 维生素 C

2. 下列具有延缓凝血作用的因素有（   ）。

    A. 注射维生素 K   B. 适当降低温度   C. 除去血液中的钙离子

    D. 提供丰富的组织因子   E. 使用肝素

3. 以下哪些是在肝脏产生的？（   ）

    A. 白蛋白   B. 纤维蛋白原   C. 凝血酶原   D. 凝血因子Ⅹ   E. γ- 球蛋白

4. 下列数值属于贫血的是（   ）。

    A. 血红蛋白 90g/L   B. 血红蛋白 130g/L

    C. 红细胞 250 万 /mL   D. 红细胞 500 万 /mL

    E. 血小板 15 万 /mL

5. B 型血者可能表达的红细胞抗原及血清抗体是（　　　　　）。

　　A. B 抗原　　　　　　　B. D 抗原　　　　　　C. 抗 A 抗体　　　　　D. 抗 D 抗体　　　　E. 抗 B 抗体

6. 内源性与外源性凝血途径中共存的凝血因子是（　　　　　）。

　　A. 凝血因子 X　　　　　B. 纤维蛋白原　　　　C. 凝血酶原　　　　　D. 凝血因子 XII　　　　E. 凝血因子 V

7. 关于 Rh 血型系统的叙述，下列哪些是正确的？（　　　　　）

　　A. 在人类与 ABO 血型同时存在　　　　　　　B. 抗原存在于红细胞表面

　　C. 我国大多数人为 Rh 阴性血型　　　　　　　D. 人的血清中不存在能与该抗原起反应的天然抗体

　　E. Rh 抗原仅有 D 抗原一种

8. 血细胞包括（　　　　　）。

　　A. 红细胞　　　　　　　B. 白细胞　　　　　　C. 血小板　　　　　　D. 脂肪细胞　　　　E. 纤维细胞

二、简答题

1. 简述血液凝固的基本过程。

2. ABO 血型的分型依据是什么？血型与输血的关系如何？

模块六　脉管系统

【知识目标】

1.掌握脉管系统的组成和功能。

2.掌握心的位置与形态；心传导系统、心的血管，心率、心动周期的概念。

3.熟悉全身的血管；熟悉上腔静脉系的组成、收集范围、主要属支；了解下腔静脉系的组成、收集范围、主要属支。

4.了解心肌的生理特性；血管的组织结构及特点。

【能力目标】

1.能简述连接心脏的各大血管、心腔的分布及进出口、血液循环的途径。

2.能归纳心动周期的特点、心脏泵血功能的评价指标及影响因素。

3.能在掌握心血管系统结构功能基础上初步分析常见相关疾病。

4.学会正常人体动脉血压测定方法。

5.学会心肺复苏术的急救技能。

【职业素养目标】

1.树立心血管健康防治意识，倡导健康生活方式。

2.树立良好的职业道德观念，践行救死扶伤的社会责任感。

脉管系统包括心血管系统和淋巴系统两部分，它们是一套封闭的连续的管道系统，分布于全身。心血管系统由心、动脉、静脉和毛细血管组成，血液在其中循环流动，其主要功能是不断地把营养物质和氧气输送到身体各器官组织和细胞，同时又将组织代谢产物（如二氧化碳、尿素等）运到肺、肾和皮肤等器官排出体外，以保证人体新陈代谢的顺利进行，同时维持机体内环境的相对稳定。

1　心血管系统结构认知

血液循环

1.1　血液循环

循环是指各种体液（如血液、淋巴液）不停流动和相互交换的过程。脉管系统是一套分布于全身的密闭管道系统，由心血管系统和淋巴系统组成。淋巴系统是静脉系统的辅助装置，一般所说的脉管系统指的是心血管系统。

心血管系统是由心、动脉、静脉和毛细血管组成，心通过节律性的搏动，推动血液在其中不断流动，形成血液循环。根据血液循环途径和功能不同，可将其分为体循环和肺循环两部分（图6-1）。

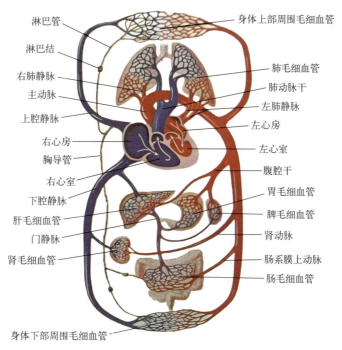

图 6-1　全身血液循环模式

淋巴系统主要由淋巴器官、淋巴组织、淋巴管道及其中的淋巴液组成。淋巴液来源于组织液，沿各级淋巴管向心脏方向流动，最后注入静脉，因此淋巴系统是心血管系统的辅助部分。

血液循环包含体循环和肺循环两大系统

① 体循环　由左心室射出的动脉血流入主动脉，又经主动脉各级分支，流向全身各器官的毛细血管，在此血液通过组织液与组织细胞进行物质和气体交换后，使动脉血变成了静脉血，再经过各级静脉属支，汇入上、下腔静脉，最后流回右心房。体循环的特点是路径长、流经范围广，以动脉血滋养全身各部，并将其代谢产物运送到肺和排泄器官。经过体循环使动脉血变成静脉血。

② 肺循环　由右心室射出的静脉血流入肺动脉，又经肺动脉各级分支到达肺泡毛细血管网，在此进行气体交换，静脉血变成动脉血，最后经左、右肺静脉回流入左心房。肺循环的特点是路径短，流经范围小（只经过肺），血液在此进行气体交换，摄取 O_2，排出 CO_2。经过肺循环使静脉血变成动脉血。

循环系统的主要功能是物质运输，通过血液和淋巴液将机体由外界摄取的氧气和营养物质运送到全身，供新陈代谢之用，同时把代谢产物如 CO_2、尿素等分别运送到肺、肾脏和皮肤等排出体外。淋巴器官和淋巴组织能产生淋巴细胞参与机体免疫。可见，循环系统参与新陈代谢和维持内环境稳态，保证人体生理活动正常进行。

【课堂互动】
　　试试写出血液循环的流程图，并说说体循环和肺循环的主要作用。

血液循环的发现

1628 年，英国医生威廉·哈维（William Harvey，1578—1657）首次把实验方法用于生物学，发现了血液循环，成为现代生理学和实验生物学的奠基人。血液循环被称为人类最伟大的十个科学发现之一，可见这一学说在医学发展中的重大意义。

哈维是通过一个简单的数学运算来最先形成血液循环这一概念的。哈维估计心脏每次跳动的排血量大约是 2 盎司（1 盎司≈ 28.35g），假设心脏每分钟跳动 72 次，所以每小时大约有 8640 盎司血液从心脏排入主动脉，约相当于 245kg，远远超过了一个正常人的体重。因此哈维似乎明显地认识到了等量的血液往复不停地通过心脏。提出这一假说后，他花费了 9 年时间来做实验和仔细观察，掌握了血液循环的详细情况。

哈维通过实验说明，心脏每 20min 排出的血液就等于身体内血液的总量，因而血液在流动中不可能完全耗尽，而是在不断地循环流动。

哈维也通过实验说明了血液的流动方向，指出静脉血都是向心脏流动的，静脉瓣的作用就在于防止血液倒流。

1628 年，哈维公开发表《心血运动论》，它的观点从根本上推翻了统治人们头脑上千年的关于心脏运动和血液运动的经典观点，提出血液是循环运行的。《心血运动论》也成为科学革命时期及整个科学史上极为重要的文献。

1.2　心脏

心脏是血液循环的动力器官，是中空的肌性器官，它通过节律性的搏动，推动血液在心血管系统内循环流动。

（1）心脏的位置和形态

心脏位于胸腔中纵隔内，约 2/3 位于身体正中线的左侧，1/3 位于正中线的右侧。上方有入心的大血管，下方是膈；两侧借纵隔胸膜与胸膜腔、肺相邻；前方对向胸骨体和第 2～6 肋软骨；后方平对第 5～8 胸椎（图 6-2）。

心的外形

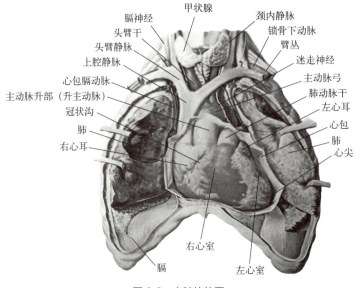

图 6-2　心脏的位置

心脏形似倒置的、前后稍扁的圆锥体，周围裹以心包，大小与本人的拳头相似，它可分为一尖、一底、两面、三缘，表面尚有三条沟（图6-3）。

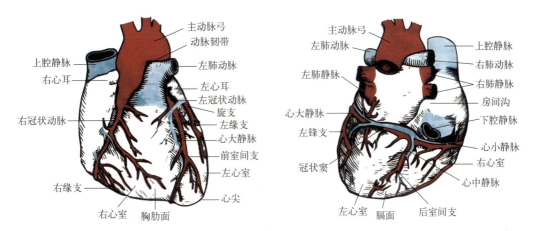

图6-3　心脏的前面观和后面观

由上图可见，心脏的主要形态如下。心尖朝向左前下方，钝圆，由左心室构成，故在胸骨左侧第5肋间隙锁骨中线1～2cm处可触及心尖搏动。心底朝向右后上方，主要由左心房和小部分右心房构成，与出入心脏的大血管相连。胸肋面又称前面，膈面又称下面。左缘主要由左心室构成，右缘主要由右心房构成，下缘大部分由右心室，小部分由左心室构成。靠近心底处有环绕心脏的冠状沟，是心脏表面心房和心室的分界。在心室的胸肋面和膈面各有一纵行的浅沟，向心尖右侧延伸，分别称为前室间沟和后室间沟，两沟分别是左、右心室的表面标志。

（2）心腔的构造

心脏共有四个腔，分为右心房、右心室、左心房、左心室。心脏的内腔被房间隔和室间隔分为互不相通的左、右两部分，每一部分又分为上部的心房和下部的心室，同侧心房和心室之间以房室口相通（图6-4）。

① 右心房　位于心的右上部，壁薄腔大，左前方锥体形囊状突起称右心耳。右心房有三个入口——上腔静脉口、下腔静脉口和冠状窦口。上、下腔静脉口接受全身静脉血的回流；冠状窦口是心脏本身的静脉血汇入右心房的部位。右心房有一个出口——右房室口，通向右心室。

② 右心室　位于右心房左前下方，是心脏中最靠近胸前壁的部位。右心室入口即右房室口，周缘附有3片瓣膜，称右房室瓣或三尖瓣，瓣膜周缘借结缔组织的腱索与乳头肌相连。当心室收缩时，瓣膜关闭，封闭房室口，防止心室收缩时血液逆流回右心房。右心室的出口即肺动脉口，周缘有3片半月形瓣膜，称肺动脉瓣。当心室舒张时，瓣膜关闭，防止血液逆流回右心室。

③ 左心房　构成心底的大部分，为最靠后的心腔，其前部有凸向前方的锥体形结构称左心耳。左心房有四个入口——2个左肺静脉口和2个右肺静脉口，由肺回流的动脉血由此注入左心房。左心房有一个出口——左房室口，通向左心室。

④ 左心室　位于右心室的左后下方，其左前下部构成心尖，其肌肉壁特别发达。左心室入口即左房室口，周缘附有2片瓣膜称左房室瓣或二尖瓣，也借腱索连于乳头肌，功能与三尖瓣相似。左心室的出口即主动脉口，周缘有3片半月形瓣膜，称主动脉瓣，功能与肺动脉瓣相似。

心室出入口的瓣膜只能单向开放，顺血流而开，逆血流而关，保证心腔内的血液定向流动。如果因病变致使瓣膜关闭不完全（闭锁不全）或不能完全开放（狭窄），则导致心腔内血流紊乱。

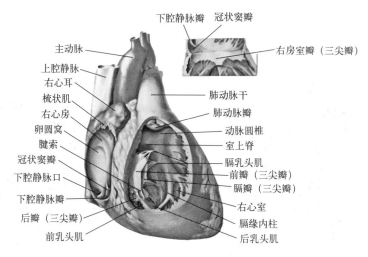

A. 右心房和右心室内腔

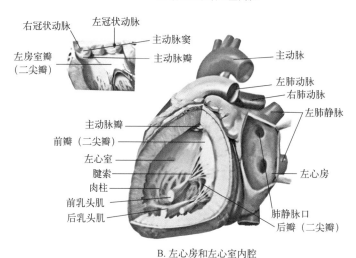

B. 左心房和左心室内腔

图6-4　心腔内部构造示意

（3）心壁的构造

心壁分为三层，由外到内分别为心外膜、心肌层和心内膜。

心外膜是浆膜，为心包的脏层部分，被覆于心肌表面，营养心的血管走行于心外膜内。心内膜是被覆在心房和心室壁内表面的一层光滑的薄膜，表面是内皮，与血管内膜相延续。心瓣膜由心内膜突向心腔折叠而成。心肌层由心肌细胞组成，大部分心肌细胞完成收缩功能，小部分形成传导系统，完成产生并传导兴奋的功能。心房肌较薄，心室肌较厚，并且不连续，故心房和心室的收缩和舒张不同时进行。

（4）心脏的传导系统

由特殊分化的心肌细胞组成，功能是产生并传导兴奋，维持心搏的正常节律。心脏的传导系统包括窦房结、房室结（房室交界）、房室束、左束支、右束支、浦肯野纤维等（图6-5）。

窦房结是心的正常起搏点，位于上腔静脉与右心房交界处心外膜深面，呈长椭圆形。房室结位于冠状窦口与右房室口之间的心内膜深面，呈扁椭圆形，可将窦房结传来的兴奋传向心室。房室束起自房室结，沿室间隔向下分为左右束支，在心内膜下分散并交织成网，称为浦肯野纤维

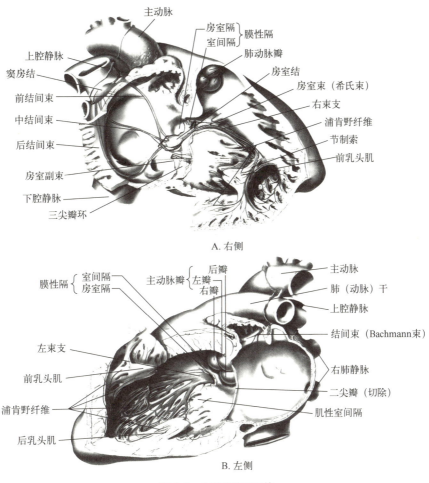

图 6-5　心脏的传导系统

网，分布于心室肌。房室束又称 His 束，起于房室结前端，穿右纤维三角前行，沿室间隔膜后下缘到室间隔膜肌上缘分为左、右束支。正常情况下，房室束是心房到心室兴奋传导的唯一通路。左、右束支呈扁带状，在室间隔左侧心内膜深面走行，最后分散到整个左心室内面，交织续于浦肯野纤维，相互间无明显界限。右束支呈单一细长的圆索状，沿室间隔右侧心内膜深面下行，最后分散形成浦肯野纤维分支分布于右心室壁。浦肯野纤维网为左、右束支的分支在心内膜深面交织而成，由该网发出的纤维进入心室肌形成肌内浦肯野纤维网。房室束，左、右束支和浦肯野纤维网的功能是将由心房传来的兴奋迅速传播到整个心室（图6-6）。

　　一般情况下，心脏的节律性收缩始于窦房结，它产生的兴奋依次到心房肌、房室结、房室束及左、右束支和心室肌，引起心房肌和心室肌的有规律的依次交替收缩。

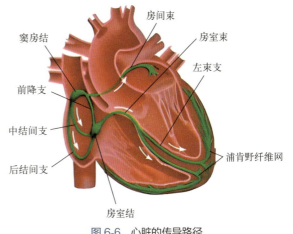

图 6-6　心脏的传导路径

心律失常

心律失常是窦房结激动异常或激动产生于窦房结以外，激动的传导缓慢、阻滞或经异常通道传导，即心脏活动的起源和（或）传导障碍导致心脏搏动的频率和（或）节律异常。心律失常是心血管疾病中重要的一组疾病。它可单独发病，亦可与其他心血管病伴发。其预后与心律失常的病因、诱因、演变趋势、是否导致严重血流动力障碍有关，可突然发作而致猝死，亦可持续累及心脏而致其衰竭。

（5）心的血管

心由左、右冠状动脉供血，其血液循环称为冠状循环。冠状循环非常重要，其血流量高达心输出量的 4%～5%，若冠状循环障碍将导致心绞痛甚至出现心肌梗死。

左、右冠状动脉均由主动脉根部直接发出，行于心外膜深面，分布于心壁（图 6-7）。左冠状动脉短而粗，分为沿前室间沟下行的前室间支和沿冠状沟左行的旋支。临床上，前室间支易发生阻塞，从而导致左心室前壁及室间隔前部心肌梗死。右冠状动脉向右行，至心的后面转入后室间沟下行称为后室间支，在下部与前室间支吻合。因为窦房结和房室交界的营养来自右冠状动脉，故临床上右冠状动脉阻塞常导致严重的心律失常。

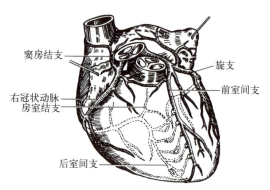

图 6-7　冠状动脉模式

心的静脉血由冠状窦及其属支、心前静脉和心最小静脉三条途径进入右心房，统称心静脉系统。心的静脉多与动脉伴行，绝大部分汇入冠状窦，经冠状窦口进入右心房。

冠状动脉搭桥术

冠状动脉搭桥术即冠状动脉旁路移植术（CABG），是冠心病心肌缺血的有效治疗手段之一，手术的方法是通过使用患者自身其他部位的动脉或静脉血管，给狭窄的冠状动脉血管的远端供血。手术从患者身上取下一段正常血管，一端与升主动脉相连，另一端与冠状动脉狭窄部位的远侧相连。因为这种手术方法如同架桥，所以形象地将之称为"冠状动脉搭桥术"。

冠状动脉搭桥术的目的是通过手术让心脏搏出的血从主动脉经过所架的血管桥，跨过狭窄或梗阻的冠状动脉到达缺血心肌，从而改善心肌缺血、缺氧状态。常用的搭桥动脉血管是乳内动脉、桡动脉、胃网膜右动脉，常用的静脉血管是小腿内侧皮下的大隐静脉。该手术的适应证主要是不稳定型心绞痛、急性心肌梗死等。

（6）心包

心包是一圆锥形的纤维浆膜囊，包在心和大血管根部的外面。心包分为外层纤维心包和内层浆膜心包。纤维心包是坚韧的结缔组织囊；浆膜心包薄而光滑，分脏、壁两层，两层之间的狭窄间隙为心包腔，内含少量浆液，起润滑作用。心包可减少心脏跳动时的摩擦，并能防止心腔过度扩大，以保持循环血量恒定。若心包腔内大量积液，可限制心脏舒张，并影响静脉血回流。

（7）心脏的体表投影

心外形的体表投影通常采用下列 4 点及其连线来确定（图 6-8）。

① 左上点在左侧第2肋软骨下缘，距胸骨左缘约1.2cm。

② 右上点在右侧第3肋软骨上缘，距胸骨右缘约1cm。

③ 左下点在左侧第5肋间隙，左锁骨中线内侧缘1～2cm。

④ 右下点在右侧第6胸肋关节处。

左、右上点连线为心上界；左、右下点连线为心下界；右上、下点连线为心右界，略向右凸；左上、下点连线为心左界，略向左凸。了解心脏在胸前壁的投影，对叩诊时判断心界是否扩大有实用意义。

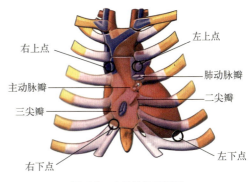

图6-8　心脏的体表投影

1.3　血管

（1）血管种类与结构

血管是运输血液的管道，包括动脉、毛细血管和静脉三类。动脉起自心脏，不断分支，口径渐细，管壁渐薄，最后分成大量的毛细血管，分布到全身各组织和细胞间。毛细血管再汇合，逐级形成静脉，最后返回心脏。

脉管系统

① 动脉　动脉是引导血液离开心脏的管道。按其管径大小可分为大、中、小三种动脉。动脉呈圆柱状，壁厚，分为内膜、中膜和外膜三层（图6-9）。内膜的表层为内皮，薄而光滑，可减少血流阻力；中膜较厚，主要由环形平滑肌和弹性纤维等组成，使动脉具有弹性和收缩性。外膜主要由结缔组织构成，内有营养血管和神经等。大动脉中膜以弹性纤维为主，弹性较大，又称弹性动脉；中动脉中膜以平滑肌为主，又称肌性动脉，其舒张、收缩活动决定器官、组织的血流量，故中动脉又称分配血管；小动脉、微动脉口径较小，管壁以环形平滑肌为主，在神经、体液因素作用下，平滑肌可以收缩或舒张，使动脉口径变化而影响血流阻力，故又称为外周阻力动脉。

② 静脉　静脉是引导血液返回心脏的管道。静脉管壁较动脉壁薄，腔大，也分大、中、小三种，管壁也分内膜、中膜和外膜三层（图6-9）。静脉中膜的弹性纤维及平滑肌较动脉少，故弹性与收缩性较小。安静时，全身60%～70%的血液在静脉中，故静脉也称容量血管。静脉有深、浅之分，深、浅动脉相互连通，深静脉常与同名动脉伴行；浅静脉位于皮下，是注射、抽血、输液的常用血管。静脉内瓣膜可防止血液由于重力作用而倒流，下肢静脉的静脉瓣较多。

③ 毛细血管　毛细血管又称交换血管，介于动脉、静脉之间，是体内分布最广、管径最细、管壁最薄的血管，一般仅能容纳1～2个红细胞通过（图6-10）。许多毛细血管分支在组织间吻合成网，布满全身。毛细血管管壁由一层内皮细胞组成，当内皮细胞受到化学物质或机械刺激时，可收缩改变管径的大小。管壁外侧有一薄层基膜，有极大的通透性，具有物质交换功能。

（2）肺循环的血管

肺循环的血管包括肺动脉和肺静脉。

肺循环的动脉短而粗，起于右心室的肺动脉口，其向左后上方斜行的短干称为肺动脉干。肺动脉干行至主动脉弓下方时分为左、右肺动脉，分别经左、右肺门入肺，入肺后伴随支气管反复分支，最后在肺泡周围形成毛细血管网。肺循环的静脉起于肺内的毛细血管网，经逐级汇合，最后于每侧肺门处各汇合成2条肺静脉出肺，注入左心房。

（3）体循环的血管

体循环的血管包括主动脉及分支，以及上、下腔静脉系和心静脉系。

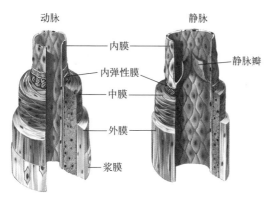

图 6-9　动脉、静脉模式

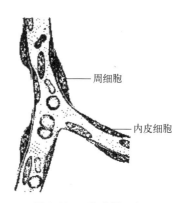

图 6-10　毛细血管示意

① 体循环的动脉　体循环的动脉从左心室发出，经主动脉及各级动脉延续为毛细血管分布于全身（图 6-11）。

主动脉是体循环中的动脉主干，分升主动脉（主动脉升部）、主动脉弓和降主动脉。降主动脉又可分胸腔的胸主动脉和腹腔的腹主动脉。主动脉弓是升主动脉的延续，发出头臂干、左颈总动脉和左锁骨下动脉，头臂干又可分为右颈总动脉和右锁骨下动脉。腹主动脉在第 4 腰椎平面分为左、右髂总动脉，又各分为髂内动脉和髂外动脉（图 6-12）。

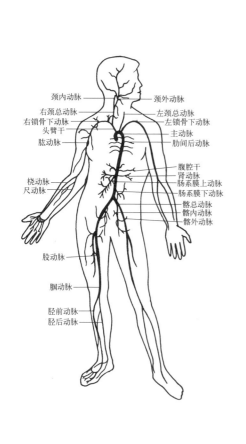

图 6-11　体循环动脉模式

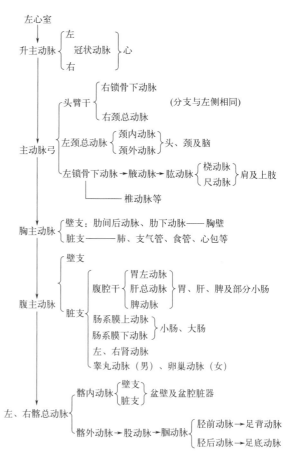

图 6-12　体循环动脉的主要分支

② 体循环的静脉　体循环的静脉起于毛细血管网，经静脉各级属支逐渐汇合成较大静脉，最后汇合成上、下腔静脉和冠状窦，连于右心房。

体循环的静脉可分为三个系统，即上腔静脉系、下腔静脉系（包括门静脉系）和心静脉系。上腔静脉系是收集头颈、上肢和胸背部的静脉血回心的管道。下腔静脉系是收集腹部、盆部、下肢部静脉血回心的管道。心静脉系是收集心脏静脉血的管道。

门静脉系是下腔静脉系中的一个重要部分，由肝门静脉及其属支组成，主要收集腹腔内的消化管道、胰和脾的静脉血入肝，其主要功能是将胃肠道吸收的营养物质输送到肝，在肝内进行合成、解毒和储存（图6-13）。

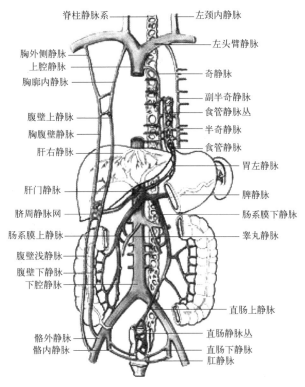

图6-13　肝门静脉及其属支

肝门静脉经肝门入肝，在肝内反复分支，注入肝血窦，肝血窦相当于肝的毛细血管，经多次汇合后形成肝静脉，出肝入下腔静脉。口服药物经消化管吸收后，都要经门静脉先输送到肝。

1.4　淋巴系统

淋巴系统由淋巴管道、淋巴器官和淋巴组织组成（图6-14），淋巴系统内流动着无色透明的淋巴液。淋巴循环是血液循环的辅助部分，也是人体最重要的防御系统。

组织液在毛细血管动脉端生成，与细胞进行物质交换后，大部分经毛细血管静脉端重吸收入血液，小部分含水分及大分子物质的组织液进入毛细淋巴管成为淋巴液。淋巴液沿各级淋巴管向心流动，并经诸多淋巴结的过滤，最后汇入静脉。

淋巴系统不仅能协助静脉进行体液回流，淋巴器官和淋巴组织还可产生淋巴细胞，过滤淋巴液，参与免疫反应。

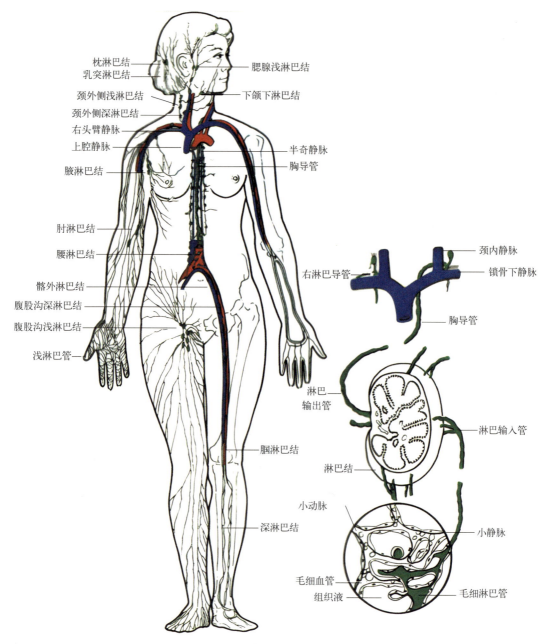

图 6-14　全身淋巴管和淋巴结

2　心血管系统功能认知

2.1　心脏功能

心的功能、
传导系统

在整个生命过程中，心脏不停地进行节律性舒张和收缩，以实现其泵血功能。心的这种机械活动是以生物电现象为基础的。

心肌细胞按照组织学特点可分为两类，一类是普通心肌细胞，包括心房肌和心室肌细胞，主要执行收缩功能，故称工作细胞。这类细胞不能自动产生节律性兴奋，因而又被称为非自律细胞。另一类是特殊分化的心肌细胞，包括窦房结、房室交界、房室束、左束支、右束支及浦肯野纤维，组成特殊传导系统。这类细胞不含或含很少的肌原纤维，故已不具有收缩功能。它们除了具有兴奋性和传导性之外，大部分细胞还具有自动产生节律性兴奋的能力，故称为自律细胞。

（1）心肌细胞的生物电现象

心肌细胞与骨骼肌细胞一样，在静息和活动时也伴有生物电变化。研究和了解心肌的生物电现象对于进一步理解心肌兴奋及兴奋的传导等生理特性具有重要意义。

① 工作细胞的跨膜电位

A. 静息电位　以心室肌细胞为例，心室肌细胞静息电位约为 –90mV，其形成机制与神经细胞和骨骼肌细胞相同，也是由于 K^+ 外流所造成。

B. 动作电位　当心肌细胞受到刺激时，便会在静息电位基础上爆发动作电位。

心室肌细胞动作电位与骨骼肌细胞的动作电位相比，也可分为上升支（去极化）和下降支（复极化）两个过程。去极化过程迅速，复极化过程复杂，持续时间长。心室肌细胞动作电位可分 0、1、2、3、4 五个时期（图 6-15）。

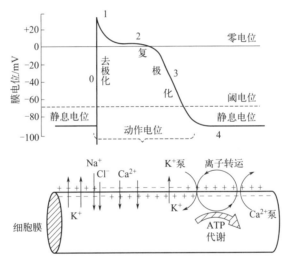

图 6-15　心室肌细胞动作电位及其形成的离子基础

a. 去极化期（0 期）：当心肌细胞受到有效刺激（阈刺激或阈上刺激）发生兴奋时，膜内电位迅速减小，由细胞内 –90mV 反转为 +30mV，构成了动作电位的上升支，其超出 0 电位以上的电位称为超射。0 期去极速度很快，时相短暂，仅 1～2ms 即达顶峰，上升幅度可达 120mV。

心室肌细胞动作电位的 0 期由膜外 Na^+ 快速内流形成。Na^+ 内流除与膜内外 Na^+ 浓度梯度有关外，也与膜上 Na^+ 通道激活、失活及备用状态有关。当膜刚受到阈上刺激时，引起 Na^+ 通道部分开放，Na^+ 少量内流，膜电位开始从 –90mV 上升，当膜电位上升到 –70mV 时，膜上 Na^+ 通道大量开放，此电位水平即称阈电位。Na^+ 借助于膜外浓度高于膜内及膜内负电荷对膜外带正电荷的 Na^+ 的吸引，便快速内流，形成动作电位的上升支。当膜电位负值减少至 –55mV 以上时，Na^+ 通道关闭，Na^+ 内流终止。由于 Na^+ 通道激活和失活十分迅速，故称为快通道，此通道可被河鲀毒素（TTX）阻断。

b. 快速复极化初期（1 期）：心室肌细胞在去极化达到顶峰后，膜电位从 +30mV 迅速下降到 0mV 左右，占时约 10ms。1 期的形成，是由于 Na^+ 通道失活关闭，K^+ 通道激活，K^+ 迅速外流造成。

c. 缓慢复极化期（2 期）：此期膜内电位变化很小，电位基本接近于零，且持续时间较长，故又称平台期。心室肌细胞平台期占时 100～150ms，平台期是心室肌动作电位区别于神经纤维和骨骼肌动作电位的主要特征。形成平台期的主要原因与 Ca^{2+} 的缓慢内流和 K^+ 的缓慢外流有关。心肌膜上存在一种 Ca^{2+} 通道，当膜电位去极至 $-50～-35mV$ 时即被激活，Ca^{2+} 通道开放，Ca^{2+} 通过慢通道缓慢内流进入膜内，与此同时，K^+ 仍在外流。由于内流的 Ca^{2+} 与外流的 K^+ 所负载的正电荷量几乎相等，因而使膜电位出现暂时平稳的状态，即平台期。

d. 快速复极末期（3 期）：膜内电位由 0mV 左右迅速下降至静息电位，从而完成复极化过程。占时 100～150ms。在 3 期，Ca^{2+} 内流停止，而膜对 K^+ 通透性仍然很高，K^+ 外流加速，使膜电位较快地恢复到静息电位水平，完成了复极化过程。

e. 静息期（4 期）：膜电位在复极完成后恢复并稳定于静息电位水平，称为静息期。此期离子的跨膜转运仍在活跃进行，通过膜上的 Na^+-K^+ 泵、Ca^{2+} 泵和 Na^+-Ca^{2+} 交换体的活动，将动作电位期间进入细胞内的 Na^+、Ca^{2+} 排出膜外，把外流的 K^+ 摄取回来，恢复细胞内外离子的正常分布，从而保持心室肌细胞的正常兴奋性。

② 自律细胞的跨膜电位及其形成机制　自律细胞与工作细胞跨膜电位的最大区别在动作电位 4 期。自律细胞没有静息电位，在动作电位复极化达到最大值（称最大复极电位）之后，4 期的膜电位开始自动缓慢去极化，当去极化达到阈电位水平后则爆发另一次动作电位。4 期自动去极化是自律细胞产生自动节律性兴奋的基础。自律细胞自律性的高低取决于 4 期自动去极化的速度，去极化速度越快，自律性越高（图 6-16）。

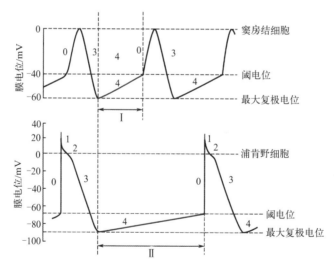

Ⅰ：窦房结细胞去极化所需时间；Ⅱ：浦肯野细胞去极化所需时间

图 6-16　窦房结细胞与浦肯野细胞动作电位的比较

（2）心的泵血功能

心脏活动呈周期性变化，主要依靠心肌收缩和舒张活动及瓣膜的开闭，造成心房和心室内压力和容积的变化，从而推动血液沿一定方向流动，称为心脏泵血。

① 心动周期　心脏每收缩和舒张一次，构成一个机械活动周期，称为心动周期。包括心房收缩、心房舒张、心室收缩、心室舒张四个过程。心动周期长短与心跳快慢成反比关系，如正常成人心率以 75 次 /min 计算，则一个心动周期历时 0.8s。在一个心动周期中，心房首先收缩，持

续 0.1s，称为房缩期，随后舒张 0.7s。在心房收缩之后，心室立即收缩，收缩持续时间 0.3s，随后舒张 0.5s。心房、心室有一段共同舒张的时间约 0.4s，称为全心舒张期（图 6-17）。一个心动周期，心房和心室各自按一定的时程和顺序先后进行收缩和舒张活动。左、右心房同步收缩，左、右心室也同步收缩。心缩期较短，心舒期较长，使心脏得到充分时间舒张，有利于血液流回心室及心脏的持久活动。如果心率过快，心动周期缩短，心舒期比心缩期缩短明显，将使回心血液减少，从而影响泵血功能。

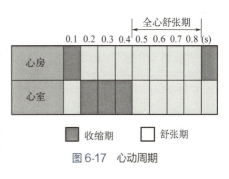

图 6-17　心动周期

② 心的泵血过程　在心泵血过程中，心室起主要作用。左、右心室泵血过程相似，现以左心室为例研究心的射血和充盈过程。见图 6-18。

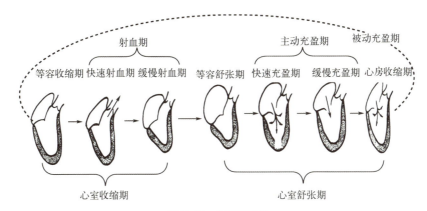

图 6-18　心泵血示意

A. 心室收缩与射血

a. 等容收缩期：左心室收缩，室内压急剧上升，一旦超过心房内压，则房室瓣关闭；但此时心室内压仍低于主动脉压，动脉瓣仍处于关闭状态，心室成为一个密闭的腔，腔内充满不可压缩的血液，尽管心室肌强烈收缩，但心室容积不能缩小，故称等容收缩期。

b. 射血期：等容收缩期末，室内压升高超过主动脉压时，动脉瓣被冲开，心室开始射血。射血初期射血速度较快，称快速射血期；后期血液依靠惯性进入动脉，射血速度减慢，称缓慢射血期。

B. 心室舒张与充盈

a. 等容舒张期：左心室舒张，室内压急剧下降，一旦低于主动脉压，则主动脉血液反流，推动动脉瓣关闭；但此时心室内压仍明显高于心房内压，房室瓣仍处于关闭状态，心室再次成为一个密闭的腔，尽管心室肌强烈舒张，但其中血液容积不变，故心室舒张末期容积不能增大，故称等容舒张期。

b. 主动充盈期：心室继续舒张，心室内压下降到低于心房内压时，房室瓣开放，血液快速抽吸进入心室，称快速充盈期。由于心室血液不断充盈，血液进入心室速度减慢，心室容积进一步增大，称为缓慢充盈期。

c. 被动充盈期（心房收缩期）：心室舒张的最后 0.1s，心房开始收缩，使心房内压上升，血液顺压力差快速流入心室，使心室进一步充盈，称为被动充盈期或心房收缩期。

③ 心泵血功能的评价　心脏泵血功能是否正常，对机体的正常活动具有重要影响。因此，

测定和评定心脏泵血功能，对医疗实践及评定药物对心脏的作用具有重要意义。目前常用以下几种指标来测量和评定心脏功能。

A.心输出量　心脏输出的血液量是衡量心脏功能的基本指标。心输出量可分为每搏输出量（搏出量）和每分输出量。每搏输出量为一侧心室每次射出的血量，它等于心室舒张末期容积与收缩末期容积的差。一侧心室每分钟射出的血量称为每分输出量，简称心输出量，等于每搏输出量与心率的乘积。左、右两心室的输出量基本相等。

B.射血分数　正常成年人，左心室舒张末期容积约为125mL，搏出量约为70mL。可见，心脏每次搏动，心室内的血液并没有全部射出。射血分数就是指搏出量占心室舒张末期总容积的百分数，公式如下。

射血分数＝搏出量（mL）/心室舒张末期容积（mL）×100%

健康成年人射血分数为55%～65%。

正常情况下，搏出量始终与心室舒张末期容积相适应，即心室舒张末期容积增大时，搏出量也相应增加，射血分数基本不变。但在心功能减退时，心室异常扩大，心室舒张末期容积显著增加，尽管搏出量不变，但射血分数明显下降，故射血分数是评价心功能的重要指标。

C.心脏做功　血液在心血管系统中流动是由心脏做功提供能量。心室一次收缩所做的功称为搏功，是衡量心室功能的基本指标之一。左心室每搏功可以用下式表示。

左心室每搏功＝搏出量×（射血期左心室内压－左心室舒张末期压）

右心室搏出量与左心室相同，但肺动脉平均压为主动脉压的1/6左右，故右心室做功量也仅有左心室的1/6。

④影响心泵血功能的因素　心输出量取决于搏出量和心率，因此机体通过改变搏出量和心率来调节心输出量。

A.每搏输出量的调节　搏出量多少首先取决于心室收缩末期容积缩小的程度，而缩小的程度主要与心肌的收缩力大小有关。在心率恒定情况下，心室的射血量既取决于心肌纤维缩短的程度和速度，也取决于心室肌产生张力的程度和速度。心肌收缩能力受多种因素的影响，如心交感神经活动增强、血中儿茶酚胺浓度增加等都能增强心肌收缩能力，使搏出量增加；而乙酰胆碱、心肌缺氧等可使心肌收缩能力减弱，搏出量减少。

B.大动脉血压的影响　大动脉血压是心室收缩开始后遇到的负荷，称为后负荷。在正常情况下，后负荷增加会引起搏出量减少，并继发性地引起心室舒张末期容积增加，初长度增加，引发异长自身调节，而使心肌收缩力增加，使搏出量恢复正常水平。高血压病患者的大动脉血压持续在较高水平，心室肌因长期处于收缩加强的状态而逐渐肥厚，随后将导致心脏泵血功能减退，严重时可出现心力衰竭。临床上常用舒血管药物降低动脉血压以降低心脏的后负荷来提高心输出量。

C.心率对心输出量的影响　心率变化也可影响心输出量。心率在一定范围内加快可增加每分输出量。但心率过快时，心输出量反而减少。如阵发性心动过速患者，心率每分钟超过180次，心输出量减少，出现循环功能不全的症状。心率过快导致心输出量减少，是心舒期缩短，心室充盈量减少所致。反之心率过慢，低于每分钟40次，每分输出量也将减少，这是由于心舒期过长，心室充盈已接近限度，再延长心舒时间也不能相应增加充盈量和搏出量，故心输出量减少。

 知识链接

心肌梗死

心肌梗死是一种急性发作的严重冠心病，多是心脏的血管阻塞，而导致心脏的血液供应不上。在我国，心肌梗死的致死率排在心脑血管疾病的第一位，每18～20s就有一例心肌梗死事件发生，而每3例心肌梗死患者中就有一例因猝死离开人世。急性心肌梗死发作后就诊时间非常珍贵，每拖延 1 分钟就意味着心肌坏死在增加。心肌细胞一旦死亡，是没有办法再生的。

2.2 血管功能

（1）血流量、血流阻力和血压

血管是血液流动的管道系统，也是保证全身各器官获得所需血量的结构基础。动脉和静脉是输送血液的管道，毛细血管是血液与组织进行物质交换的场所，动脉与静脉通过心脏连通，全身血管构成封闭式的管道。人体内血管分布常常具有对称性并与机能相适应，大的血管走向多与身体长轴平行，并与神经一起被结缔组织膜包裹成血管神经束。保证血管的通畅，是维护生命健康的重要途径。

① 器官（组织）血流量 在单位时间内流过血管某一截面的血量称为血流量，也称为容积速度，以 mL/min 或 L/min 表示。

② 血流阻力 血液在血管内流动所遇到的阻力称为血流阻力。它主要来自血液内部各成分之间的摩擦和血液与血管壁之间的摩擦。

一般生理情况下，血管长度和血液黏滞度较少变化，所以，血流阻力主要取决于血管口径。血管口径的大小受神经、体液因素的调节，通常交感缩血管神经活动增强或血液中儿茶酚胺类物质（肾上腺素、去甲肾上腺素等）增多，都可引起血管收缩、血管口径变小，从而使血流阻力增大。特别是小动脉和微动脉，它们是形成血流阻力的主要部位，因此将该处形成的血流阻力称为外周阻力。

③ 血压 血压是指血管内血液对单位面积血管壁的侧压力，即压强。测定血压时，将血压与外界大气压相比较，用血压高于大气压的数值表示血压的大小，国际标准计量单位为 kPa（1kPa=7.5mmHg）。血管各部位都有血压，分别称动脉血压、静脉血压及毛细血管血压。

（2）动脉血压

动脉血压通常指主动脉压力，即主动脉内流动的血液对单位面积血管壁的侧压力。动脉血压常简称血压（BP）。由于主动脉压不易测量，从主动脉到中动脉血压的降落很小，故通常通过测量上臂的肱动脉血压来代替主动脉压。

① 动脉血压的正常值 在一个心动周期中，动脉血压随心室的收缩和舒张发生周期性波动。心室收缩时，动脉血压升高所达最高值称为收缩压（SP）；心室舒张时，动脉血压下降所达最低值称为舒张压（DP）。收缩压与舒张压之差称脉压（PP）。在一个心动周期中，动脉血压的平均值称为平均动脉压。由于心舒期长于心缩期，故平均动脉压约等于舒张压加 1/3 脉压。

我国健康成年人在安静状态时的收缩压为 100～120mmHg（13.3～16.0kPa），舒张压为60～80mmHg（8.0～10.6kPa），脉压为 30～40mmHg（4.0～5.3kPa）。血压的表示形式为：收缩压 / 舒张压 mmHg。

血压是推动血液循环和保证各器官、组织正常血液供应的必要条件，血压过高增加心射血阻力，血压过低则各器官组织得不到足够血供，均对健康不利。成年人安静时，若舒张压持续超过90mmHg（12.0kPa），不论其收缩压如何，都可视为高血压；若舒张压低于 50mmHg（6.67kPa），收缩压低于 90mmHg（12.0kPa），则视为低血压。

② 动脉血压的形成 心血管系统中有足够的血量充盈是动脉血压形成的前提。在此基础上，心室收缩射血和血液流向外周血管所遇到的外周阻力是形成动脉血压的基本因素，大动脉的弹性储器功能对缓冲动脉血压起重要作用。

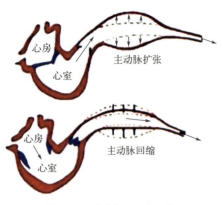

心房
心室
主动脉扩张

心房
心室
主动脉回缩

图6-19 动脉血压形成示意

左心室收缩时，射出约70mL血入主动脉，由于外周阻力的存在，在收缩期内，仅有1/3流向外周，其余2/3暂时储存在大动脉中，使大动脉中血量增多，血压升高；同时大动脉弹性纤维受牵拉而扩张，将心室收缩射血的部分能量以弹性势能的形式储存，对动脉血压起到缓冲作用。最终形成心室收缩期的动脉血压，其最高值即收缩压。

左心室舒张时，射血停止，大动脉中血量减少，血压下降；同时大动脉发生弹性回缩，将弹性势能转化为动能推动血液继续流动，并对血压进行缓冲，使血压不致降得太低。最终形成心室舒张期的动脉血压，其最低值即为舒张压（图6-19）。

可见，大动脉的弹性储器作用把间断的心室射血变为血管内连续的血流，并能缓冲动脉血压，使收缩压不至于过高，舒张压不至于过低。

 知识链接

高血压

高血压是一种以动脉压升高为特征，可伴有心脏、血管、脑和肾脏等器官功能性或器质性改变的全身性疾病，它有原发性高血压和继发性高血压之分。高血压的病因和发病机制尚不完全明确。以血压升高为主要表现的独立临床综合征称为原发性高血压；因患其他疾病引起的血压升高称为继发性高血压。临床95%以上的高血压患者都属于原发性高血压，其发病原因与遗传、环境和生活因素有关，如长期的精神紧张与心理负担过重，肥胖，食盐摄入过多与钾、钙摄入不足，吸烟与饮酒过量等。

（3）静脉血压

静脉的功能除作为血液回流入心脏的通道外，还具有调节循环系统中血流量的功能。由于静脉系统容量很大，且易被扩张，又能收缩，因此静脉也称容量血管，起着血液储存库的作用，人体安静时循环血量的60%～70%都储存在静脉系统内。静脉的收缩或舒张可调节回心血量和心输出量，以使血液循环适应机体的需要。

体循环血液经过毛细血管汇集到小静脉时，血压下降到2.0～2.7kPa（15～20mmHg）。到达右心房时，血压最低，接近于零。通常将各器官的静脉血压称为外周静脉压，而右心房和胸腔内大静脉的血压称为中心静脉压，其正常波动范围为0.39～1.18kPa，由于该处血压较低，习惯上用cmH_2O表示，正常值为4～12cmH_2O。

中心静脉压的高低取决于心射血能力和静脉回心血量之间的关系。如心射血能力强，能将静脉回流的血液及时射出，则中心静脉压维持正常水平不致升高；若心射血能力减弱（如心力衰竭、心肌损害），血液滞留于心房和静脉内，会导致中心静脉压升高。若心射血能力不变，静脉回心血量增多，则中心静脉压升高；反之则降低。

临床上可通过中心静脉压监测危重休克患者的补液过程，输血、输液过多超过心负荷能力时，中心静脉压将升高。中心静脉压是反映心血管功能的一个重要指标。

2.3 心血管活动的调节

人体心血管活动主要有神经和体液两种调节机制，可在内外环境发生变化时，调节心脏和血管的活动，使心输出量和各组织器官的血流适应当时新陈代谢的需要，并保持动脉血压的相对稳定。

（1）神经调节

① 心脏和血管的神经支配

A. 心脏的神经支配　支配心脏的传出神经主要为心交感神经和心迷走神经。

a. 心交感神经及其作用：心交感神经的节前神经元起自脊髓第 1～5 胸段的侧角神经元，在星状神经节或颈交感神经节更换神经元，节后神经元的轴突组成心脏神经丛，支配心脏各个部分，包括窦房结、房室交界、房室束、心房肌和心室肌。左、右两侧心交感神经对心脏的支配有差别。支配窦房结的交感神经纤维主要来自右侧心交感神经，支配房室交界的交感神经纤维来自左侧心交感神经。在功能上，右侧心交感神经兴奋时以引起心率加快的效应为主，而左侧心交感神经兴奋则以加强心肌收缩能力的效应为主。

心交感神经的节前神经纤维末梢释放的递质是乙酰胆碱，与节后神经元膜上的 N 型胆碱能受体结合，兴奋节后神经元。心交感节后神经末梢释放去甲肾上腺素（NE），与心肌细胞膜上的 β 型肾上腺素能受体结合，可导致心率加快，房室交界的传导加快，心房肌和心室肌的收缩能力加强。这些效应分别称为正性变时作用、正性变传导作用、正性变力作用。交感神经末梢释放的去甲肾上腺素和循环血液中的儿茶酚胺都能作用于心肌细胞膜上的 β 肾上腺素能受体，导致细胞膜对 Ca^{2+} 通透性增高和对 K^+ 的通透性降低。使自律细胞 4 期自动去极化速度加快，心率增快；使心房肌和心室肌动作电位平台期 Ca^{2+} 内流增加，细胞内肌浆网释放的 Ca^{2+} 也增加，引起心肌收缩能力增强；使慢反应细胞 0 期 Ca^{2+} 内流增多加快，动作电位 0 期去极速度和幅度增加，房室交界处兴奋传导速度加快。普萘洛尔是 β 受体阻断剂，它能阻断心交感神经对心脏的兴奋作用。

b. 心迷走神经及其作用：心迷走神经的节前纤维起自延髓的迷走神经背核和疑核，在心脏内神经节更换神经元，心迷走神经的节前和节后神经元都是胆碱能神经元。节后神经纤维支配窦房结、心房肌、房室交界、房室束及其分支。心室肌也有迷走神经支配，但纤维末梢数量远较心房肌中为少。两侧心迷走神经对心脏的支配也有差别，但不如两侧心交感神经支配的差别显著。右侧迷走神经对窦房结的影响占优势；左侧迷走神经对房室交界的作用占优势。

心迷走神经节后纤维末梢释放的乙酰胆碱作用于心肌细胞膜上的 M 型胆碱能受体，可导致心率减慢，心房肌收缩能力减弱，心房肌不应期缩短，房室传导速度减慢，即具有负性变时作用、负性变力作用和负性变传导作用。迷走神经对心脏的作用机制是通过乙酰胆碱与 M 型胆碱能受体结合，使细胞膜对 K^+ 外流增加，最大复极电位绝对值增大，4 期自动去极化速度减慢，使心率减慢；心房肌细胞动作电位平台期缩短，Ca^{2+} 内流减少，引起心房肌收缩能力减弱；慢反应细胞 0 期 Ca^{2+} 内流减少，动作电位 0 期去极化速度和幅度减少，房室交界处兴奋传导速度减慢。阿托品是 M 型胆碱能受体阻断剂，它能阻断心迷走神经对心脏的抑制作用。

心交感神经对心脏有兴奋作用，心迷走神经对心脏有抑制作用，二者的作用是相拮抗的。在安静状态下，心迷走神经的作用比心交感神经的作用占有更大优势。此外，心脏还接受肽能神经元的支配。其末梢释放的递质有神经肽 Y、血管活性肠肽、降钙素基因相关肽、阿片肽等。其中血管活性肠肽对心肌有正性变力作用和舒张冠状血管的作用，降钙素基因相关肽具有加快心率的作用等。

总之，心交感神经和心迷走神经共同调节心的活动，二者互相拮抗又协调统一，具有高度的适应性。安静时，心迷走神经活动占优势，心的活动维持一定水平；应急时，心交感神经活动增强，使心的活动加强，以满足机体器官对血流量的需求。

B. 血管的神经支配　除毛细血管、毛细血管前括约肌及后微动脉外，所有血管都受自主神经支配，可调节血管平滑肌的收缩和舒张活动（血管运动）。平时血管平滑肌有一定程度的收缩，称之为血管紧张活动。引起血管平滑肌收缩的神经称缩血管神经；引起血管平滑肌舒张的神经称舒血管神经，二者合称血管运动神经。人体内大部分血管只受交感神经缩血管神经的单一支配，少部分血管兼受交感或副交感的舒血管神经支配。

a. 交感缩血管神经：缩血管神经都属于交感神经。其节前神经元起于脊髓胸段、腰段的灰质侧角，节前纤维在椎旁和椎前神经节内换神经元。节前纤维释放乙酰胆碱作用于节后神经元的 N 型受体。由椎旁神经节发出的节后纤维支配躯干和四肢血管平滑肌；由椎前神经节发出的节后纤维支配内脏血管平滑肌。

交感缩血管神经节后纤维末梢释放的递质为去甲肾上腺素，血管平滑肌上有 α 和 β 两种肾上腺素能受体。NE 作用于血管平滑肌的 α 受体，使血管平滑肌收缩；NE 作用于血管平滑肌的 β 受体，使血管平滑肌舒张。但 NE 与 α 受体结合的能力强，故缩血管神经兴奋时引起缩血管效应。

b. 舒血管神经

交感舒血管神经：骨骼肌血管除接受交感缩血管神经支配外，还接受交感舒血管神经支配。交感舒血管神经节后纤维释放的神经递质是乙酰胆碱，与血管平滑肌上的 M 型胆碱能受体结合，使血管舒张。只有当机体处于激动状态和准备做剧烈肌肉运动等情况下，交感舒血管神经才兴奋，使骨骼肌血管舒张，肌肉得到充分的血液供应，从而适应强烈运动的需要。

副交感舒血管神经：体内尚有少数器官如脑、唾液腺、胃肠道的消化腺和外生殖器等，它们除受交感缩血管神经支配外还受副交感舒血管神经支配。副交感舒血管神经兴奋可舒张血管，增加器官的血流量，以适应器官功能的需要，但对循环系统总外周阻力影响不大。

② 心血管中枢　神经系统对心血管活动的调节是通过各种神经反射来实现的。中枢神经系统中与心血管反射有关的神经元集中的部位，称为心血管中枢。它们广泛地分布在中枢神经系统自脊髓至大脑皮质各级结构中。它们之间相互协调使心血管活动和机体活动相适应。

A. 脊髓心血管中枢　在脊髓胸段、腰段的灰质外侧柱中有支配心脏和血管的交感神经节前神经元。在脊髓骶段还有支配血管的副交感神经节前神经元。在正常情况下，这些神经元的活动受来自延髓和延髓以上心血管中枢的控制。

B. 延髓心血管中枢　延髓是心血管活动调节的基本中枢。通过电刺激延髓局部区域的实验证明，延髓中存在着心交感中枢、交感缩血管中枢及心迷走中枢。

C. 延髓以上的心血管中枢　在延髓以上的脑干、下丘脑、小脑和大脑皮质中都存在与心血管活动有关的神经元，近来认为下丘脑是一个非常重要的整合部位。电刺激下丘脑的防御反应区，可产生心跳加强加快，骨骼肌血管舒张，皮肤、内脏血管收缩，血压稍有升高等反应。大脑是心血管活动的最高级中枢，大脑特别是边缘系统以及小脑都参与调节下丘脑、延髓等心血管中枢活动。它们能进一步整合，使心血管活动与机体各种行为的改变相协调。

③ 心血管反射　神经系统对心血管的调节是通过各种心血管反射实现的。其生理意义就在于维持机体功能的相对稳定及机体能适应环境的变化。

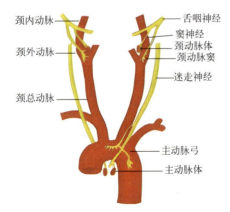

图 6-20　颈动脉窦的压力感受器示意

A. 颈动脉窦和主动脉弓压力感受性反射　当动脉血压升高时，可引起压力感受性反射，其反射效应是使心率减慢、外周血管扩张、外周阻力降低、血压下降；而当动脉血压突然降低时，则引起相反的效应。这种由于动脉血压的突然升高降低而引起的使动脉血压恢复原水平的反射，称颈动脉窦和主动脉弓压力感受性反射，也称减压反射，是维持动脉血压相对稳定的最重要反射。

颈动脉窦是颈内动脉靠近颈总动脉分叉处的一个略膨大的部分。在颈动脉窦和主动脉弓血管壁的外膜下有丰富的感觉神经末梢，这些感觉神经末梢分别称为颈动脉窦压力感受器和主动脉弓压力感受器（图 6-20）。这些末梢对动脉压升高所引起的血管壁扩张刺激敏感。

当主动脉弓和颈动脉窦被扩张到一定程度时它们就发生兴奋而发放神经冲动。在一定范围内，压力感受器的传入冲动与动脉壁的扩张程度成正比，动脉压越高，压力感受器的传入冲动也越多。

颈动脉窦压力感受器的传入神经是窦神经，后并入舌咽神经，进入延髓。主动脉弓压力感受器的传入神经纤维行走于迷走神经干，同样进入延髓。

颈动脉窦和主动脉弓压力感受性反射的基本中枢位于延髓，包括心迷走中枢、心交感中枢和交感缩血管中枢3部分；传出神经分别是心迷走神经、心交感神经和交感缩血管神经；效应器是心和血管。

动脉血压升高时，压力感受器传入冲动增多，通过中枢使心迷走紧张加强，心交感紧张和交感缩血管紧张减弱，其效应为心率减慢，心输出量减少，外周血管阻力降低，故动脉血压下降。反之，动脉血压降低时，压力感受器传入冲动减少，通过中枢使心迷走紧张减弱，心交感紧张和交感缩血管紧张加强，其效应为心率加快，心输出量增加，外周血管阻力增高，血压回升。可见，颈动脉窦和主动脉弓压力感受性反射具有双向效应，可缓冲动脉血压的急剧变化，在维持动脉血压的相对稳定中发挥重要作用，是典型的负反馈调节过程（图6-21）。

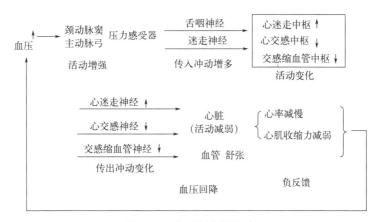

图6-21　减压反射过程示意

B. 颈动脉体和主动脉体化学感受性反射　在颈总动脉分叉处、主动脉弓与肺动脉之间的血管壁外存在一些对血液 CO_2 分压过高、H^+ 浓度过高、缺 O_2 等化学成分变化敏感的感受装置，分别称为颈动脉体和主动脉体化学感受器。这些化学感受器受到刺激后，其感觉信号分别由颈动脉窦神经和迷走神经传入延髓孤束核，然后使延髓内呼吸神经元和心血管活动神经元的活动发生改变。反射效应主要是使呼吸加深加快，同时对缩血管中枢也有兴奋作用，使皮肤、内脏和骨骼肌的血管收缩，外周阻力增大，回心血量增多。并且呼吸的增强又通过反射引起心率加快，心输出量增加，导致动脉血压升高。

一般情况下，化学感受性反射的作用主要是调节呼吸运动，对心血管活动的影响很小。只有在低 O_2、窒息、失血、动脉血压过低和酸中毒时才发挥比较明显的作用。因此，化学感受性反射主要参与应急状态时的循环机能调节。

除上述两种反射外，其他传入冲动也可以影响心血管活动。如心房、心室和肺循环的大血管壁存在许多感受器，总称心肺感受器，它们能感受血量的变化，又称为容量感受器。当血量增加时，容量感受器受牵张刺激而兴奋，冲动传到心血管中枢，引起交感紧张性降低，迷走紧张性加强，使血压下降。此外如疼痛、紧张、冷热刺激等也能引起心跳加快、血管收缩、血压升高等心血管反射。

（2）体液调节

体液调节是指血液和组织液中的一些化学物质对心血管的调节，可分成全身性体液调节和局部性体液调节。

① 全身性体液调节　某些激素和生物活性物质随血液循环到达全身器官，影响心血管活动，称为全身性体液调节。这些物质有肾上腺素、去甲肾上腺素、血管紧张素和加压素（抗利尿激素）等。

A. 肾上腺素和去甲肾上腺素　血液中的肾上腺素和去甲肾上腺素主要来自肾上腺髓质，其中，肾上腺素约占 80%，去甲肾上腺素约占 20%。肾上腺能神经纤维兴奋时释放的去甲肾上腺素仅在受体局部发挥作用，仅有极少部分进入血液。在全身发挥作用的主要是由肾上腺髓质分泌的这两种激素。

肾上腺素可与 α、β 受体结合，作用都很强。与血管的 α、$β_2$ 受体结合，可使 α 受体为主的血管收缩，以 β 受体为主的血管舒张，故对外周阻力影响不大，对血压没有明显影响。但肾上腺素与心脏 $β_1$ 受体结合能力特别强，可使心脏活动明显增强，产生正性变时、正性变力、正性变传导作用，使心输出量增加，临床上常用作强心药。

去甲肾上腺素主要与 α 受体结合，也可与心肌上的 $β_1$ 受体结合，但与血管上的 $β_2$ 受体结合能力较弱。静脉注射去甲肾上腺素，可使全身血管广泛收缩，动脉血压升高，故临床上常用作升压药。

B. 肾素 - 血管紧张素 - 醛固酮系统　肾素是一种蛋白水解酶，由肾脏近球细胞在肾脏血液供应不足、血钠降低或交感神经兴奋时释放。肾素进入血液作用于血浆中的血管紧张素原，使其被水解形成血管紧张素 Ⅰ。血管紧张素 Ⅰ 在血管紧张素转化酶的作用下水解部分肽段转化为血管紧张素 Ⅱ。血管紧张素 Ⅱ 还可在氨基肽酶的作用下生成血管紧张素 Ⅲ（图 6-22）。

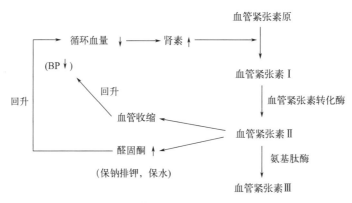

图 6-22　肾素 - 血管紧张素 - 醛固酮系统

3 种血管紧张素中，血管紧张素 Ⅱ 的作用比较重要，它一方面可引起血管收缩，同时还能促进肾上腺皮质分泌醛固酮。醛固酮作用于肾小管，可保钠排钾、促进水的重吸收，使血量增多，血压升高，从而改善肾的血液供应。

总之，肾素 - 血管紧张素 - 醛固酮系统是调节动脉血压和细胞外液量稳态的一个重要调节系统。正常情况下，血管紧张素生成较少，对血压影响不大。但当机体血压明显下降，如大失血情况下，刺激肾素 - 血管紧张素 - 醛固酮系统，使血压升高。也是机体抵抗低血压的一种保护机制。

C. 加压素　又称抗利尿激素，是由下丘脑室上核和室旁核合成，经下丘脑垂体束运输到神经垂体储存，由垂体后叶释放。其主要作用是促进肾脏对水重吸收，增加血量，减少尿量。正常时对血管作用不大，急性失血时，加压素大量分泌，直接作用于血管平滑肌，使血管收缩，升高血压。

② 局部性体液调节　组织细胞活动时，释放的某些物质对微血管具有扩张作用。由于这些物质都容易破坏，或经循环血液稀释后浓度降低而不能起作用，因此只能在其产生的局部发生调节作用。具有扩张局部血管的物质主要有激肽、组胺、前列腺素及组织的代谢产物乳酸、CO_2等。微循环血管的开闭就是在局部性体液调节下进行的。

3 常见循环系统疾病认知

认识冠心病

3.1 冠状动脉粥样硬化性心脏病

【病例分析 11】

患者，男，55 岁，有吸烟史 30 余年，每天 2 包。1 周前爬楼和重体力活后出现胸闷胸痛，反复发作，休息 10min 可缓解，伴咽部及双上肢酸胀感，放射至背部疼痛，伴头晕、乏力、腹胀，不伴大汗，无发热、咯血，无黑蒙晕厥，在医院门诊查 24h 动态心电图、胸部 X 线等检查后考虑心绞痛可能性大，未做特殊治疗。

问题：1. 请结合所学理论知识对患者的疾病进行推断。

2. 如何对该患者进行健康教育？

冠状动脉粥样硬化性心脏病简称为冠心病（CHD），是一种缺血性心脏病。冠状动脉（冠脉）是向心脏提供血液的动脉，当冠状动脉发生粥样硬化引起管腔狭窄或闭塞，导致心肌缺血、缺氧或坏死而出现胸痛、胸闷等不适，这种心脏病为冠心病。

（1）病因

冠心病是由冠状动脉壁上的斑块积聚引起的。斑块由胆固醇和动脉中的其他物质沉积组成。斑块积聚导致动脉管腔不断变窄，而这可能部分或完全阻塞血流。这个过程叫作动脉粥样硬化。斑块积聚过多，动脉管腔变窄会使血液难以通过。当心肌无法获得足够的血液时，就可能会导致胸痛或不适，称为心绞痛。心绞痛是冠心病最常见的症状。此外，随着时间的推移，冠心病还可减弱心肌功能，使心脏无法正常地泵血，导致心力衰竭；还可能导致不规则的心跳，也就是心律失常。

导致冠心病的危险因素有很多，除了年龄、遗传因素等不可控的因素外，还包括高血压、血脂异常、糖尿病、超重、肥胖、吸烟等可控的因素，对这些因素进行积极干预将有助于防治冠心病。

（2）临床表现

冠状动脉粥样硬化性心脏病的常见临床表现有以下几种。

① 胸痛（心绞痛）　短暂的冠脉狭窄阻塞引起的胸痛，也就是心绞痛，患者可能会感到胸部有压迫感或紧绷，就好像被人踩着胸口一样，通常发生在胸部的中间或左侧。心绞痛通常由劳累或情绪激动引发。通常在停止活动或平静休息几分钟后疼痛会消失。在某些人群中，特别是女性，这种疼痛可能是短暂的或尖锐的，并且可能疼痛感同时"放射"到颈部、手臂或背部。

② 胸部压迫　冠脉被完全堵塞时会引起心肌梗死。心肌梗死的典型症状包括胸部压榨性疼痛、紧缩感或烧灼感和肩膀或手臂疼痛，有时伴有呼吸短促和大汗。女性比男性更容易出现心肌

梗死的不典型症状，如颈部或下颌疼痛。

③ 呼吸急促　如果心脏无法泵出足够的血液来满足身体需求，在用力时则可能出现呼吸短促，并感到极度疲劳。

（3）治疗

冠心病症状的严重程度可能差异很大，并且可能随着斑块积聚、冠脉进一步狭窄而加重。

当胸痛或不适持续不缓解或更严重、更频繁时，应立即就医。特别是出现胸痛的同时，有呼吸短促、心悸、头晕、心跳加快、恶心或者大汗等症状的患者，若怀疑心脏病发作，应立即拨打急救电话就诊。如果之前因胸痛而被处方过硝酸甘油，则舌下含服一片，并按照需要在 5min 后再含服一片，最多含服 3 片，或者在医生指导下嚼服阿司匹林。

如果救护车不能及时到达，可以让家属或其他人驾车送往最近的医院。尽量不要自行驾车前往医院。在就医时，如果有冠心病危险因素，如高血压、吸烟、糖尿病、肥胖等，应告知医生。通常医生会询问病史，进行身体检查、实验室检查等，并在必要时进行心电图、超声检查、负荷试验、血管造影、CT 成像等 1 种或多种诊断性检查。

3.2　原发性高血压

原发性高血压

【病例分析 12】

患者，女，58 岁，因"反复头昏、心慌不适半月"于 2024 年 3 月 9 日入院。患者自诉于半月前开始无明显诱因下出现头昏、心慌不适，经平卧休息后可缓解，与活动无明显关系，无头痛、恶心、呕吐，无胸闷、胸痛、呼吸困难。昨日晚 8 时左右无明显诱因下头昏、心慌不适再次出现，当时自测血压为 190/ 90mmHg，自服速效救心丸后不见症状好转，遂口服卡托普利片降血压治疗，后症状逐渐缓解，今特来我院就诊，门诊以"高血压，心悸待查"收入我科住院治疗。病程中患者无畏寒发热，精神、食欲、睡眠一般，夜间能平卧入睡，大小便正常，体重无明显变化。既往于 2012 年已确诊有"高血压"，测得最高血压达 260/110mmHg，平时口服"拜新同＋厄贝沙坦＋氢氯噻嗪"联合降血压治疗，血压控制尚可。

问题： 1. 请结合所学理论知识对患者的疾病进行分析。

　　　　2. 补充该病患在日常生活中的注意事项。

原发性高血压，指在未使用降压药的情况下，收缩压≥ 140mmHg，和 / 或舒张压≥ 90mmHg。该病具有遗传性，同时受饮食习惯、精神应激、吸烟、药物的影响。原发性高血压起病缓慢，症状缺乏特异性，常见症状包括头痛、头晕、疲劳等。长期的高血压可影响心、脑、肾等重要器官，应及时就医治疗，避免出现脑血管病、心力衰竭或肾衰竭等并严重并发症。

（1）病因

原发性高血压是一种遗传因素和环境因素交互作用引起的心血管疾病。除遗传因素外，不良饮食习惯、长期吸烟等在疾病发生发展中也起到关键作用。此外，肥胖、叶酸缺乏是该病重要的诱发因素。

原发性高血压病因包括遗传因素和环境因素，一般认为遗传因素约占 40%。临床统计数据显示，父母均患有高血压的情况下，其子女发病率可达 40% 以上，由此可知，高血压具有一定的遗传性。原发性高血压患病率与钠盐摄入量呈正相关，与钾盐摄入量呈负相关。高钠低钾饮食，是我国原发性高血压发病的主要危险因素之一。原发性高血压的发病还与吸烟有关，烟草中的有效成分，一方面可促使交感神经末梢释放大量的去甲肾上腺素，血管收缩增强；另一方面可促进氧自由基产生，导致血管内皮细胞功能异常，血管舒张功能受限，两者共同作用引起血压升高。由于现代生活的压力逐渐增高，部分脑力工作者长时间工作，处于紧张状态，也会导致血压升高。此类人群一般在休息放松后血压回归正常。

（2）临床表现

原发性高血压患者起病缓慢，症状多不典型，可包括头晕、头痛、恶心、呕吐、颈部紧张，严重时可出现视物模糊、鼻出血等表现。心脏、肾脏受累时，患者还会伴随出现胸闷气短、心绞痛、多尿或少尿等。

（3）治疗

该病治疗以药物治疗为主，药物治疗主要包括利尿剂、β受体拮抗剂、钙通道阻滞剂、血管紧张素转化酶抑制剂及血管紧张素Ⅱ受体拮抗剂这5大类。医生会制定个性化的患者降压治疗方案，并依据病情发展适时进行调整。在此过程中，患者不应随意停止治疗或自行换药，以免病情反复。

① 急性期治疗　在严重感染、情绪激动等诱因下，患者可能会发生血压的明显升高，多伴有心、脑、肾功能不全的表现（如脑出血、脑梗死、心力衰竭、急性肾衰竭等疾病表现），即高血压急症，也可理解为高血压急性发作。

高血压急症非常紧迫，且病因复杂，需要短时间内寻求专业医疗救助进行干预，如拨打120急救电话。该病治疗主要采取以下措施，即监测血压变化情况；在医生指导下，选择适宜降压药物，静脉用药，以缓慢而有序地降低血压；具体使用的药物种类与患者病情密切相关，常见的包括硝普钠、硝酸甘油、尼卡地平等。

② 一般治疗　患者一般治疗主要是生活干预，通过消除不良习惯达到控制血压的目的。严格控制钠盐、脂肪摄入量，补充钾盐，严格监测并记录血压。控制体重，体重过重的患者需要科学减重。

实训五　血压测量

【实训目的】

1. 了解血压测量的原理及目的。
2. 熟练掌握水银及电子血压计的正确使用方法。
3. 能根据血压计测量结果判断血压水平，做好健康宣教。

血压与脉搏的
测量

【实训材料】

听诊器、水银血压计、上臂式电子血压计。

【实训内容和方法】

水银血压计测量血压操作步骤如下：

1. 被测量者应安静休息5min以上，保持情绪稳定。

2. 把血压计盒子打开，将水银柱最下边银色水银槽的开关打开。

3. 被测者脱去1只衣袖，将前臂平放在桌子上，与心脏在同一水平位，掌心向上半握拳。测量者和被测者在同一水平，将袖带缠住被测者上臂处，袖带下缘大约距肘横纹2～3cm，松紧以恰能放进一个手指为宜。

4. 将听诊器置于肘窝部、肱二头肌肌腱内侧的肱动脉搏动处，轻压之。

5. 旋紧与气囊相连的气球充气旋钮，并开始充气。气囊充气过程中应同时听诊肱动脉搏动音，观察汞柱上升高度。待肱动脉搏动音消失后，汞柱再升高 20～30mm；然后以恒定的速率缓慢放气。在心率缓慢者，放气速率应更慢些。使水银柱下降，视线与水银柱刻度平行。

6. 测量收缩压，挤压橡皮球将空气打入袖带内，使血压表上水银柱逐渐上升到听诊器听不到脉搏音为止，再继续打气使水银柱再升 2.7～4.0kPa（20～30mmHg）。随即慢慢松开气球螺丝帽，徐徐放气，在观察水银柱缓缓下降的同时仔细听诊，在听到"崩"样第一声清晰而短促脉搏音时，其水银柱上对应的数值为收缩压。

7. 测量舒张压，使袖带继续徐徐放气，这时声音先增强，后又逐渐减弱，最后完全消失。在声音突然消失时，水银柱上对应的数值即为舒张压。

8. 血压记录常以收缩压 / 舒张压 kPa 表示，如收缩压、舒张压分别为 14.70kPa（110mmHg）和 9.33kPa（70mmHg），记为 14.70/9.33kPa（110/70mmHg）。

9. 列表记录你所测对象的血压。

【总结与思考】

结合实验内容，说说实训对象的血压是否正常。血压测量中有哪些注意事项？

实训六　心肺复苏

心搏呼吸骤停在医学上称为"猝死"（如心脏疾病、心肺梗死、触电、溺水、中毒、矿难、高空作业、交通事故、旅游意外、自然灾害、意外事故等所造成的心脏骤停）。人的脑细胞对于缺氧十分敏感，一般在血液循环停止后 4～6min，大脑即发生严重损害，甚至不能恢复，因此必须争分夺秒，积极抢救。

心肺复苏

为使患者得救，避免脑细胞死亡，以便于心搏呼吸恢复后，意识也能恢复，就必须在心搏停止后，立即进行有效的心肺复苏（CPR），复苏开始越早，存活率越高。大量实践表明，4min 内进行复苏者可能有一半人被救活；4～6min 开始进行复苏者，10% 可以救活；超过 6min 者，存活率仅为 4%，10min 以上开始进行复苏者，存活可能性更小。

【实训目的】

1. 掌握复苏指征的判断；
2. 掌握早期迅速启动紧急医疗服务体系（EMSS）的方法；
3. 掌握单人徒手心肺复苏。

【实训材料】

高级全自动电脑心肺复苏模拟人、简易呼吸器、硬板床或硬板、纱布、弯盘、手电筒、笔、护理记录单、秒表。

【实训内容和方法】

1. 评估现场急救环境的安全性

发现有人倒地，确定施救环境安全。

2. 判断患者意识

跪于患者右侧拍打患者肩部呼唤"喂喂，您怎么了"，两边各一次。若无反应，立刻请求周围人拨打 120。

3. 判断呼吸、脉搏

减少患者胸廓覆盖物，耳朵贴近患者口、鼻，感受有无呼吸气流、听呼吸音，头部侧向患者胸部观察是否有起伏，用右手的食指、中指触摸颈动脉搏动（患者咽喉旁开两指）。

4. 摆正体位

摆正体位，将患者仰卧于硬地面（硬板床，视周围场景而定），头颈、躯干在一条直线，双手摆放于身体两侧，身体无扭曲，解开患者衣物、松开裤腰带。

5. 胸外心脏按压

解开衣扣（暴露胸壁）松开裤腰带，行胸外心脏按压。按压部位为两乳连线中点或胸骨中下1/3交界处，按压者手臂伸直，肩、肘、腕在同一条直线上，一手掌根放置于按压部位，手指翘起，双手轻扣，掌根重叠进行按压。且与患者身体长轴垂直，掌根用力均匀。频率为100～120次/min，按压幅度为胸骨下陷5～6cm，按压至30次为一个循环。每次按压应让胸廓充分回弹，以保障心脏得到充分的血液回流，最大限度减少按压中断。

6. 开放气道

将患者头偏向一侧，口角处放置弯盘清除口腔异物（手缠纱布），确定口腔无异物、无活动义齿，将头放回，取仰额抬颏法进行人工呼吸，深吸气，包住口唇，捏住鼻子吹气1次，放开鼻子通气，同上再来1次。颈部有损伤，用双手推举下颌法打开气道。

7. 人工呼吸

给予人工呼吸2次，吹气时捏住患者鼻子，呼气时松开，吹气时间为1s。施以人工呼吸时应产生明显的胸廓隆起，避免过度通气。

按压与人工呼吸之比为30∶2，连续5个循环。

8. 施救结果复检

5个循环结束再检查心肺复苏是否成功，听呼吸音，患者自主呼吸恢复，患者颈动脉搏动恢复，瞳孔回缩，患者面色转为红润，四肢回温，心肺复苏成功，盖上衣物保暖，送往医院救治。

【总结与思考】

结合实训内容，说说心肺复苏可用于哪些情况的急救及相关注意事项。

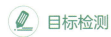 **目标检测**

一、选择题

（一）单项选择题

1. 关于冠状动脉的描述正确的是（　　　）。

　A. 起自肺动脉　　　　　　　　　　B. 营养心的血管

　C. 由上、下冠状动脉组成　　　　　D. 内含丰富的静脉血

　E. 行走于心包膜

2. 脉管系统的组成是（　　　）。

　A. 心脏、静脉、毛细血管和动脉　　B. 毛细淋巴管、淋巴干和淋巴导管

　C. 心血管系统和淋巴系统　　　　　D. 静脉系统和淋巴系统

　E. 以上都不对

3. 二尖瓣位于（　　　）。

　A. 主动脉口　　　B. 肺动脉口　　　C. 冠状窦口　　　D. 右房室口　　　E. 左房室口

4. 心脏结构中，与主动脉相通的是（　　　）。

　A. 左心房　　　　B. 右心房　　　　C. 左心室　　　　D. 右心室

5. 工作细胞是指（　　　）。

　A. 窦房结细胞　　　　　　　　　　B. 心房肌和心室肌细胞

　C. 房室交界细胞　　　　　　　　　D. 左、右束支细胞

　E. 浦肯野细胞

6. 心脏兴奋传导速度最慢的部位是（　　　）。
　　A. 心房肌　　　　　　　B. 浦肯野纤维　　　　C. 左、右束支　　　　D. 房室束　　　　　E. 房室交界

7. 心脏的瓣膜只能向一个方向开，以保证血液的流动方向是（　　　）。
　　A. 静脉→心房→心室→动脉　　　　　　　　　　　　B. 静脉→心室→心房→动脉
　　C. 动脉→心房→心室→静脉　　　　　　　　　　　　D. 心室→心房→静脉→动脉

8. 健康成年男性在安静状态下的心输出量约为（　　　）。
　　A. 2～3L　　　　　　　B. 5～6L　　　　　　　C. 6～10L　　　　　　D. 10～15L　　　　E. 15～20L

9. 主动脉在维持舒张压中起重要作用，主要是由于（　　　）。
　　A. 口径很大　　　　　　B. 管壁很厚　　　　　C. 管壁有弹性可扩张　　　　D. 压力很大
　　E. 血量很多

10. 主动脉弓发出的分支由右向左依次是（　　　）。
　　A. 头臂干、右颈总动脉和右锁骨下动脉　　　　　　B. 右锁骨下动脉、右颈总动脉和头臂干
　　C. 头臂干、右颈总动脉和左锁骨下动脉　　　　　　D. 左颈总动脉、左锁骨下动脉和头臂干
　　E. 头臂干、左颈总动脉和左锁骨下动脉

（二）多项选择题

1. 心肌的一般生理特性有（　　　）。
　　A. 兴奋性　　　　　　　B. 紧张性　　　　　　C. 传导性　　　　　　D. 收缩性　　　　　E. 自律性

2. 含有动脉血的有（　　　）。
　　A. 主动脉　　　　　　　B. 肺动脉　　　　　　C. 左心室　　　　　　D. 左心房　　　　　E. 右心室

3. 下列关于心的描述正确的是（　　　）。
　　A. 位于胸膜腔内　　　　　　　　　　B. 位于纵隔内　　　　　　　　C. 大部分与胸骨和肋软骨直接相接
　　D. 约 2/3 在身体正中线左侧　　　　　E. 后方有胸主动脉

4. 关于右心房的描述正确的是（　　　）。
　　A. 有上腔静脉口　　　　B. 有下腔静脉口　　　C. 有肺静脉口　　　　D. 有肺动脉口　　　E. 有冠状窦口

5. 关于肺动脉口的描述正确的是（　　　）。
　　A. 是左心室的出口　　　B. 是右心室的出口　　C. 通过的是动脉血　　D. 通过的是静脉血
　　E. 口的周缘有肺动脉瓣

6. 关于窦房结的描述错误的是（　　　）。
　　A. 内脏神经作用决定其兴奋　　　　　　B. 借房室束连于房室结
　　C. 是心脏正常的起搏点　　　　　　　　D. 位于房间隔下部右侧心内膜下
　　E. 属于特殊神经组织

7. 关于心脏收缩射血期瓣膜的状态描述错误的是（　　　）。
　　A. 主动脉瓣、肺动脉瓣开放　　　　　　B. 二尖瓣、三尖瓣开放
　　C. 主动脉瓣开放，肺动脉瓣关闭　　　　D. 二尖瓣关闭、三尖瓣开放
　　E. 二尖瓣开放，主动脉瓣关闭

8. 关于心脏表面标志错误的说法是（　　　）。
　　A. 冠状沟分隔左、右心房　　　　　　　B. 界沟分隔心房、心室
　　C. 室间沟深部为室间隔　　　　　　　　D. 心尖处有心尖切迹
　　E. 冠状沟位于人体的冠状面上

二、简答题

1. 试述脉管系统的组成。

2. 简述心的位置和毗邻。

3. 试述心的传导系统。

模块七 呼吸系统

每个人的生存都离不开呼吸。机体与外界环境之间进行气体交换的过程，称为呼吸。通过呼吸，机体不断从大气中摄取 O_2，并排出 CO_2。呼吸的意义主要是维持机体内环境 O_2、CO_2 的稳态。一旦呼吸停止，生命也将终止。呼吸的使命由呼吸系统来承担。

呼吸系统组成

1 呼吸系统结构认知

呼吸系统的主要功能是机体与外界之间进行气体交换，并兼有嗅觉、发声、参与血液 pH 调节功能。

呼吸系统的基本组成包括呼吸道和肺（图 7-1）。肺是进行气体交换的实质性器官，由肺实质（支气管树、肺泡）和肺间质（结缔组织、血管、淋巴管、神经）组成。

1.1 呼吸道

呼吸道是气体进出肺的通道，包括鼻、咽、喉、气管和各级支气管（见图 7-1），以喉的环状软骨下缘为界，临床上通常将呼吸道分为上、下两部分，鼻、咽、喉称为上呼吸道，气管和各级支气管称为下呼吸道。

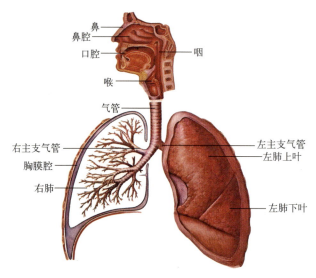

图 7-1　呼吸系统结构

鼻子那些事

（1）鼻

　　鼻是呼吸道的起始部，既是气体的通道，也是嗅觉器官。鼻对吸入气体有加温、湿化和净化的作用。可将空气加温至37℃左右，并达到95%的相对湿度，使进入肺部的气体适合人体的生理需求。鼻包括外鼻、鼻腔和鼻旁窦三部分。

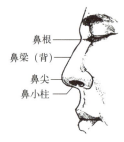

图 7-2　外鼻的结构

　　①外鼻　外鼻由骨和软骨做支架，外覆皮肤及鼻翼肌而成。外鼻位于面部正中，自上而下分为鼻根、鼻背、鼻尖，鼻尖两侧成弧形扩大为鼻翼。呼吸困难时，可见鼻翼扇动。鼻翼下端有一对鼻孔（图7-2）。

　　②鼻腔　鼻腔是以骨和软骨为支架构成的腔，内衬黏膜，位于颅底的下方、硬腭的上方，被鼻中隔分成左、右两腔（图7-3）。鼻腔借鼻孔通外界，借鼻后孔通咽。鼻腔的外侧壁上有上、中、下三个鼻甲，各鼻甲的下方依次为上、中、下三个鼻道。下鼻道的前端有鼻泪管的开口。上鼻甲内侧面及与其相对的鼻中隔以上部分的黏膜称为嗅区，有嗅细胞，可感受嗅觉。鼻腔其余部分黏膜称呼吸区，内含鼻腺，能产生分泌物。

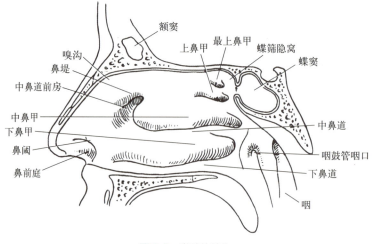

图 7-3　鼻腔的结构

③鼻旁窦 鼻旁窦是鼻腔周围颅骨内含气的空腔，内衬黏膜，能温暖、湿润空气，并能共鸣发声。鼻旁窦共有4对，分别为上颌窦、额窦、蝶窦和筛窦，左右对称排列。鼻窦黏膜与鼻腔黏膜相延续，当鼻腔黏膜发炎时可蔓延到鼻旁窦，故鼻炎时常易引发鼻窦炎。

📖 知识链接

鼻腔是除了口腔以外与外界交流的重要渠道。使用鼻腔冲洗器，可以清除鼻腔中的有害物质，使鼻腔始终有一个清洁的环境。鼻腔冲洗器是一种用于清洗鼻腔的工具。通过手对弹性瓶体施加压力的大小和松弛速度的快慢而调节和控制单向出水阀和单向进气阀的开关，将专用的洗鼻剂送入鼻孔，流经鼻前庭（露在头部外面的部分）、鼻窦、鼻道绕经鼻咽部，或从一侧鼻孔排出，或从口部排出。通过以上路径，借助于生理盐水水流的冲击力，将鼻腔内已聚集的致病菌及污浊排出，从而使鼻腔恢复正常的生理环境，恢复鼻腔的自我排毒功能，达到保护鼻腔的目的。

（2）咽

咽是一前后略扁的漏斗形肌性管道（图7-4）。位于1～6节颈椎前方，上起颅底，下达第6颈椎下缘，移为食管，长度12～14cm，是呼吸道和消化道共用器官。自上而下分为鼻咽、口咽、喉咽三部分，分别与鼻腔、口腔、喉相通。

鼻咽位于颅底与软腭之间，接鼻后孔通鼻腔。在鼻咽的侧壁上正对下鼻甲后端1.5cm处，有咽鼓管咽口，借咽鼓管通中耳鼓室。

口咽位于会厌上缘与软腭平面之间，向前经咽峡通口腔。其外侧壁腭舌弓与腭咽弓之间有腭扁桃体。

喉咽位于喉的后方或紧接喉部的咽的下部，下端在第6颈椎下缘水平与食管相续，向前借喉口通喉腔，是口腔与气管、食管之间的通道。

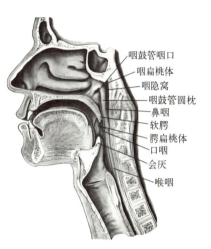

图7-4 咽的结构

【课堂互动】
查阅资料说说核酸检测咽拭子具体采样的部位在哪里。

📖 知识链接

正常人咽峡部有口腔正常菌群，而无致病菌生长。咽部的细菌均来自外界，正常情况下不致病，但在机体全身或局部抵抗力下降和其他外部因素下可以出现感染等而导致疾病。因此，咽部拭子细菌培养能分离出致病菌，有助于白喉、化脓性扁桃体炎、急性咽喉炎、新型冠状病毒感染等的诊断。

（3）喉

喉位于颈前部中央，上通喉咽，下接气管，为呼吸与发音的重要器官。喉的活动幅度较大，可随吞咽或发音而上下移动。喉前面被皮肤、筋膜和舌骨下肌群覆盖，后方与咽相连，其后壁即为咽前壁。两侧有颈部血管、神经、甲状腺侧叶（图7-5）。

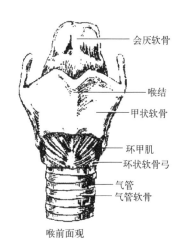
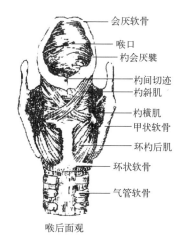

会厌软骨
喉结
甲状软骨
环甲肌
环状软骨弓
气管
气管软骨

喉前面观

会厌软骨
喉口
杓会厌襞
杓间切迹
杓斜肌
杓横肌
甲状软骨
环杓后肌
环状软骨
气管软骨

喉后面观

图 7-5　喉

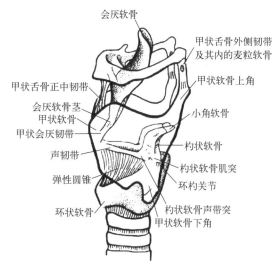

会厌软骨
甲状舌骨外侧韧带及其内的麦粒软骨
甲状舌骨正中韧带
会厌软骨茎
甲状软骨
甲状会厌韧带
声韧带
弹性圆锥
环状软骨
甲状软骨上角
小角软骨
杓状软骨
杓状软骨肌突
环杓关节
杓状软骨声带突
甲状软骨下角

图 7-6　喉的软骨（透视）

喉的结构是以软骨为支架，内衬黏膜，外覆喉肌和韧带。

构成喉的软骨有甲状软骨、环状软骨、杓状软骨和会厌软骨，其中杓状软骨是成对的（图 7-6）。

甲状软骨最大，位于舌骨和环状软骨之间，喉正前方，组成喉的前、外侧壁，由两块近似方形的软骨板在前方中线处愈合而成，愈合处前缘突向体表，上端夹角称为前角，成年男性接近直角，体表明显称喉结，女性呈钝角，体表一般不明显。

环状软骨在甲状软骨下方，向下借结缔组织膜连接于气管软骨，是呼吸道软骨支架中唯一完整的软骨环，对维持呼吸道的畅通有重要作用，损伤后易导致喉狭窄。环状软骨形如指环，由前部低窄的环状软骨弓和后部宽阔的环状软骨板构成，环状软骨弓平第 6 颈椎，是颈部的重要标志之一。

杓状软骨成对，位于环状软骨板上缘两侧，外形呈椎体，其底部与环状软骨构成环杓关节。每侧杓状软骨与甲状软骨后方有声韧带相连。

会厌软骨位于喉的上端，舌根和舌骨体后上方，上宽下窄，形似树叶。吞咽食物时，喉上提，会厌遮住喉口，防止食物误入喉腔。

喉腔向上通咽，向下通气管，入口称喉口。喉腔内衬黏膜，在其中部的侧壁上，有上、下两对黏膜皱襞，上方一对称前庭襞，左、右前庭襞之间的裂隙称前庭裂；下方一对称声襞，其深面为声韧带，二者共同构成声带，是重要的发声器官。左、右声襞之间的裂隙称声门裂，声门裂是喉腔内最狭窄的部位，气流通过时，可引起声带振动而发出声音。

两对皱襞将喉腔自上而下分成三个部分，分别为喉前庭、喉中间腔、声门下腔（图 7-7）。

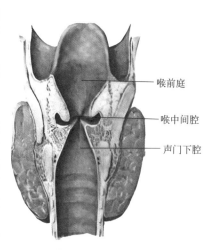

喉前庭
喉中间腔
声门下腔

图 7-7　喉的冠状切面

异物卡喉的急救知识

气管异物多发生于 5 岁以下的儿童及老年人，多由幼儿进食不当造成食物落入气管中，老年人则由于吞咽反应减退成为气管异物梗阻的危险人群。异物对呼吸道的刺激可引起气管炎、肺炎、肺不张、肺气肿、咯血、气胸等，还可引起呼吸道梗阻，严重者导致窒息，甚至危及生命。大多数时候，身边有人在进食时被异物呛到或卡住喉咙，民间的急救方法是拍拍背，或是大口吞咽馒头、米饭希望能把异物"带下去"，但其实这些做法都存在危险，很容易让异物越陷越深，有时甚至会危及生命。

正确做法是实施"海姆立克急救法"。这一急救方法原理是冲击腹部，使膈肌上抬，突然的冲击，产生向上的压力，压迫两肺下部，从而驱使肺部残留空气形成一股气流。这股带有冲击性、方向性的长驱直入于气管的气流，就能将堵住气管、喉部的食物硬块等异物驱除，使人获救。

（4）气管和主支气管

气管和主支气管是连接喉与肺之间的通气管道。气管和主支气管均由半环形的气管软骨借韧带相连作为支架，内衬黏膜构成（图 7-8）。

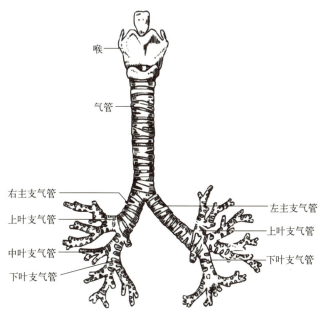

图 7-8　气管和主支气管

支气管为气管分出的各级分支，其中一级分支为左、右主支气管。左主支气管细而长，走向近水平位，经左肺门进左肺。右主支气管粗而短，走向近垂直位，经右肺门进右肺。气管异物多坠入右侧。

气管与主支气管均是由呈"C"形的气管软骨环和连于其间的环韧带构成，软骨缺口朝向后方，被平滑肌和结缔组织构成的膜壁所封闭。气管与主支气管管壁由内而外依次分为黏膜层、黏膜下层、外膜。黏膜层包括上皮和固有层，上皮一般为假复层纤毛柱状上皮，并含有杯状细胞；固有层结缔组织中的弹性纤维使管壁有一定弹性。黏膜下层由疏松结缔组织构成，内含神经、血管、淋巴管、腺体。黏膜层上皮内的杯状细胞和黏膜下层内的腺体均能分泌黏液，覆盖在黏膜层表面，使呼吸道湿润，同时还能黏附吸入空气中的尘埃、异物和细菌等。借助黏膜层上皮细胞的纤毛有规律地向咽部摆动，黏液连同异物一起被移向咽部，以痰液的形式被排出体外。黏膜上还有丰富的毛细血管，对吸入的空气有加温、加湿的作用。外膜由"C"形透明软骨环和结缔组织构成，在软骨缺口处有平滑肌和致密结缔组织封闭。

 知识链接

呼吸机是一种能够起到预防和治疗呼吸衰竭，减少并发症，挽救及延长患者生命的至关重要的医疗设备。在现代临床医学中，呼吸机作为一项能替代自主通气功能的有效手段，已普遍用于各种原因所致的呼吸衰竭、大手术期间的麻醉呼吸、呼吸支持治疗和急救复苏中，在现代医学领域内占有十分重要的位置。

1.2 肺

（1）肺的位置

肺位于胸腔内，膈的上方，纵隔两侧，左、右各一，外侧紧贴肋。

肺的结构

（2）肺的形态

肺质软而轻，富有弹性。由于膈右侧下方有肝，心偏左，故右肺较宽而短，左肺较狭长。每侧肺呈半圆锥体形，整体分为一尖、一底、两面、三缘。肺尖为肺的上端，形钝圆，约高出锁骨内侧 1/3 上方 2～3cm。肺底向上凹陷，下方与膈相邻，又称膈面。肺外侧面圆凸，邻贴肋和肋间肌，称肋面。内侧面邻贴纵隔，称纵隔面。纵隔面中部凹陷处称肺门，是主支气管、神经、肺动脉、肺静脉、淋巴管等结构进出肺的位置。这些出入肺门的结构被结缔组织包绕，称为肺根。肺的三缘为前缘、后缘和下缘，前缘和下缘较薄锐，后缘钝圆。前缘与心相邻处有凹陷称心切迹，左肺心切迹较右肺的深（在第 5、6 肋软骨后方）。肺的表面有深入到肺门的裂隙称肺裂，将肺分成肺叶。左肺被斜裂分为上、下两叶，右肺被水平裂和斜裂分为上、中、下三叶（图 7-9）。

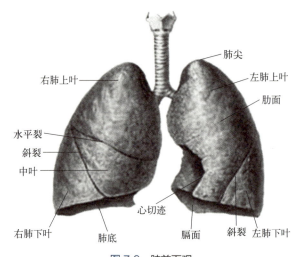

图 7-9 肺前面观

（3）肺内支气管及支气管肺段

左、右主支气管进入肺门后分支为二级支气管，进入肺叶，称为肺叶支气管。各肺叶支气管在相应肺叶内再分支为三级支气管，称肺段支气管。各级支气管如此反复分支，形成树状，称为支气管树。每一肺段支气管及其所属的肺组织构成支气管肺段，又称肺段。左、右肺各分为10个肺段，临床上可根据肺段支气管的分支分布作定位诊断及肺段切除术。

（4）肺的微细结构

肺是实质性器官，包括肺实质和肺间质两大部分。肺实质由肺内各级支气管和肺泡构成，肺间质包括肺内的结缔组织、神经、血管、淋巴管。根据肺实质各部分的功能，将其分为导气部和呼吸部两部分。

① 导气部　导气部是肺内输送气体的通道，无气体交换功能，由肺叶支气管、肺段支气管、小支气管、细支气管和终末细支气管构成。每个细支气管连同它的各级分支和所属的肺泡共同构成肺小叶，在肺表面可见若干多边形小区即为其轮廓。肺小叶呈锥体形，底朝向肺表面，尖指向肺门，每侧肺有50～80个。肺导气部管壁结构与主支气管基本相似，也由黏膜、黏膜下层和外膜构成。但随着支气管反复分支，导气部各段管道管径逐渐变细，管壁逐渐变薄，三层结构分界逐渐不明显。其管壁结构变化规律为，上皮由假复层纤毛柱状上皮过渡至单层柱状纤毛上皮，最后变为单层柱状上皮，纤毛逐渐减少，直至最后消失；杯状细胞逐渐减少至消失；固有层中平滑肌的数量逐渐增多，至细支气管形成环形肌层，该平滑肌的舒缩可控制出入肺泡的气体量，其痉挛会导致支气管哮喘；黏膜下层中腺体逐渐减少直至消失；外膜中软骨环变为不规则软骨片，并逐渐减少至消失。

② 呼吸部　呼吸部具有气体交换功能，由呼吸性细支气管、肺泡管、肺泡囊、肺泡构成。呼吸性细支气管为终末细支气管的分支，管壁不完整，有少量肺泡开口。管壁内覆单层立方上皮。肺泡管为呼吸性细支气管的分支，有大量肺泡开口。肺泡囊为几个肺泡的共同开口，几个肺泡囊共同开口于一个肺泡管。肺泡是肺的基本结构和功能单位，成人肺泡有3亿～4亿个，总面积可达$100m^2$。肺泡个体小，多面形，囊泡状，壁极薄，是肺换气的场所（图7-10）。

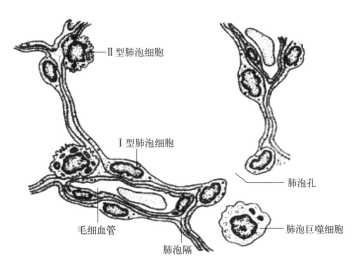

图7-10　肺泡的结构和组成

肺泡表面最初只是一层立方上皮，胎儿后期才分出Ⅰ型和Ⅱ型细胞。Ⅰ型肺泡细胞数量多，形态扁平，核扁圆形，胞质内有少量细胞器和大量吞饮小泡，围成肺泡结构并为其提供广薄的表面。Ⅱ型肺泡细胞数量少，呈圆形或立方形，分散于Ⅰ型肺泡细胞之间，能分泌表面活性物质，降低肺泡表面张力，防止肺泡塌陷及肺泡过度扩张，稳定肺泡形态。

（5）肺的血管和淋巴管

肺的血管按功能可以分为功能性血管和营养性血管。前者包括组成肺循环的肺动脉和肺静脉及其分支，与肺的气体交换功能有关；后者包括组成体循环的支气管动脉和支气管静脉，与肺自身的营养有关。

肺泡与血液间进行气体交换所通过的结构称为气-血屏障，组成包括肺泡表面液体层、Ⅰ型肺泡细胞及其基膜、毛细血管基膜、毛细血管内皮细胞。

肺的淋巴管较为丰富，有深、浅两组淋巴丛。深淋巴丛在肺组织内，与支气管树和肺血管的分支相伴行；浅淋巴丛位于胸膜深侧。

1.3 胸腔、胸膜、胸膜腔、纵隔

胸腔由胸廓与膈围成，上方以胸廓上口为界；下方以膈为界，与腹腔分离。可分为3部分，左、右两侧的胸膜腔、肺以及中间的纵隔。

胸膜是肺周围的浆膜，可分为脏、壁两层。脏胸膜覆盖在肺表面，又称肺胸膜。壁胸膜覆盖于胸壁内面、膈上面、纵隔侧面。壁胸膜根据其覆盖的具体位置不同，又可分为胸膜顶、肋胸膜、膈胸膜、纵隔胸膜。

胸膜腔是由脏胸膜和壁胸膜在肺根处相互移行所形成的封闭腔隙。左、右各一，互不相通。腔内为负压，使得脏胸膜、壁胸膜相互贴附。腔内有少量浆液，一方面可减少呼吸时两层胸膜的摩擦，另一方面则是借助浆液分子的内聚力，使两层胸膜紧贴在一起，从而保证肺可随胸廓运动而运动。

壁胸膜在某些移行部位会留有间隙，即使深吸气时肺缘也不能深入其内，称为胸膜隐窝。其中最大、最重要的一对位于肋胸膜和膈胸膜转折处，称肋膈隐窝，它是胸膜腔的最低点，当发生胸膜炎时，渗出液首先积聚于此。

 知识链接

胸腔积液

正常人胸腔内有3～15mL液体，在呼吸运动时起润滑作用，但胸膜腔中的积液量并非固定不变。即使是正常人，每24h亦有500～1000mL的液体形成与吸收。胸膜腔内液体自毛细血管的静脉端再吸收，其余的液体由淋巴系统回收至血液，滤过与吸收处于动态平衡。若由于全身或局部病变破坏了此种动态平衡，致使胸膜腔内液体形成过快或吸收过缓，则会产生胸腔积液。

纵隔是两侧纵隔胸膜之间所有器官和组织的总称。前方为胸骨，后方为脊柱胸段，上方达胸廓上口，下方至膈（图7-11）。

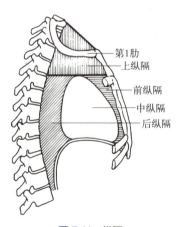

图7-11 纵隔

2.1 肺通气

肺通气是肺与外界环境之间的气体交换过程。实现肺通气的器官包括呼吸道、肺泡和胸廓等。呼吸道是沟通肺泡与外界的通道；肺泡是肺泡气与血液气进行交换的主要场所；而胸廓的节律性呼吸运动则是实现通气的动力。

（1）肺通气的原理

气体进入肺取决于两方面因素的相互作用，一是推动气体流动的动力；二是阻止气体流动的阻力。动力必须克服阻力，才能实现肺通气。

① 肺通气的动力　气体进出肺是大气和肺泡气之间存在着压力差的缘故。在自然呼吸条件下，此压力差产生于肺的扩张缩小所引起的肺容积的变化。可是肺本身不具有主动舒缩的能力，它的舒缩是由胸廓的扩大和缩小所引起，而胸廓的扩大和缩小又是由呼吸肌的收缩和舒张所引起。呼吸肌收缩、舒张所造成的胸廓的扩大和缩小，称为呼吸运动。因此，大气与肺泡气之间的压力差是肺通气的直接动力。呼吸运动是肺通气的原动力。

呼吸运动包括吸气和呼气两个过程。参与呼吸运动的肌肉统称为呼吸肌。收缩时使胸廓扩大、产生吸气运动的肌肉为吸气肌，主要有膈肌和肋间外肌；收缩时使胸廓缩小、产生呼气作用的肌肉为呼气肌，主要有肋间内肌和腹肌。此外，还有一些辅助吸气肌，如胸锁乳突肌、胸大肌和斜角肌，主要在深吸气时作用。

A.平静呼吸和用力呼吸　安静状态下的呼吸称为平静呼吸。其特点是呼吸运动较为平衡均匀，每分钟呼吸频率12～18次，吸气是主动的，呼气是被动的。平静呼吸主要由膈肌和肋间外肌的舒缩完成。平静吸气时，肋间外肌收缩，牵动肋骨上提并略向外扩展，使胸廓前后径增大；膈肌位于胸腔、腹腔之间，正常位置为向上膨隆，收缩时膈顶下降，使胸腔上下径增大。胸廓的扩大牵拉肺扩张，肺容积增大，肺内压下降至低于大气压，气体进入肺，完成吸气。平静呼气时，没有呼气肌的参与，只是之前吸气时收缩的吸气肌舒张回位，从而导致胸廓和肺容积减小，肺内压上升至高于大气压，气体排出肺，完成呼气。

机体缺氧时，呼吸将加深、加快，成为深呼吸或用力呼吸，这时不仅有更多的吸气肌参与收缩，收缩加强，而且呼气肌也主动参与收缩。因此，用力呼吸的吸气和呼气均是主动的。用力吸气时，除膈肌和肋间外肌收缩，辅助吸气肌（胸锁乳突肌、胸大肌和斜角肌）也参与收缩，使胸廓进一步扩大，吸入的气体量更大；用力呼气时，除膈肌和肋间外肌舒张，呼气肌（肋间内肌和腹肌）发生收缩，使胸廓进一步缩小，呼出的气体更多。

B.胸式呼吸和腹式呼吸　胸式呼吸是以肋间外肌舒缩活动为主的呼吸运动，主要表现为胸壁的起伏；腹式呼吸是以膈肌舒缩为主的呼吸运动，主要表现为腹部的起伏。正常成年人呼吸时，肋间外肌和膈肌同时参与，为混合式呼吸。婴幼儿因胸廓发育未成熟，主要以腹式呼吸为主，病理状态下，因胸部或腹部活动受限时，会出现某种单一的呼吸形式。

C.肺内压　肺泡内的压力称为肺内压。平静呼吸过程中，肺内压呈周期性变化，平静吸气之初，胸廓扩大，肺随之扩张，肺容积增大，肺内压暂时下降并低于大气压 0.133～0.266kPa（1～2mmHg），空气顺气压差进入肺泡。肺内压随之逐渐升高，至吸气末，肺内压等于大气压。平静呼气初，胸廓缩小，肺也随之缩小，肺容积减小，肺内压暂时升高并高于大气压 0.133～0.266kPa（1～2mmHg），于是肺内气体顺气压差排出，至呼气末肺内压又下降至等于大气压（图7-12）。呼吸过程中肺内压变化的程度，取决于呼吸的缓急、深浅和呼吸道阻力。

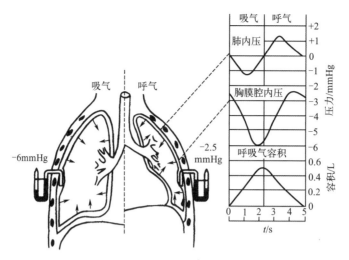

图 7-12　呼吸时肺内压、胸膜腔内压的变化

D. 胸膜腔内压　肺与胸廓在结构上并不相连,肺随胸廓的扩大和缩小,是通过胸膜腔的耦联作用实现的。胸膜腔内压为负压,其形成与作用于胸膜腔的两种压力有关,一是肺内压,使肺泡扩张;二是肺的回缩力产生的压力,使肺泡缩小。胸膜腔内的压力是这两种方向相反的压力的作用之和,即

胸膜腔内压 = 肺内压 − 肺回缩压

由于正常人呼吸运动时,吸气末和呼气末的肺内压均等于大气压,所以

胸膜腔内压 = 大气压 − 肺回缩压

而通常大气压被记作 0,则

胸膜腔内压 =− 肺回缩压

可见,胸膜腔负压主要是由肺的回缩形成的。吸气时,肺扩张,肺回缩力增大,胸膜腔负压绝对值增大。呼气时,肺缩小,肺回缩力减小,胸膜腔负压的绝对值减小。但无论吸气还是呼气,胸膜腔内压始终为负压,究其原因,是因为在人的生长发育过程中,胸廓的生长速度比肺快,胸廓的自然容积大于肺的容积,肺始终处于被扩张的状态,肺总是表现出回缩倾向。

胸膜腔负压的生理意义为维持肺的扩张状态,并随胸廓的运动而舒缩,保证肺通气和肺换气的正常进行;降低腔静脉、胸导管和右心房的压力,有利于静脉血和淋巴液的回流。

② 肺通气的阻力　肺通气过程中遇到的所有阻止气体流动的力统称为肺通气的阻力,包括弹性阻力和非弹性阻力两种。

A. 弹性阻力　弹性阻力是指弹性组织受到外力作用变形时所产生的对抗变形的力,即回缩力,约占肺通气总阻力的 70%,包括肺的弹性阻力和胸廓的弹性阻力。

a. 肺的弹性阻力:由肺的回缩力构成,是吸气的阻力。主要来自以下两方面。

第一,肺泡表面张力所产生的回缩力,约占肺弹性阻力的 2/3。肺泡的内表面覆盖着一薄层液体,与肺泡内气体形成液 - 气面,由于液体分子之间存在引力,使液体表面趋于缩小,称为表面张力。由于肺泡是半球形,液 - 气面表面张力的合力指向肺泡中心,使肺泡趋于缩小。该表面张力越大,肺泡越不容易扩张。但实际情况是,肺泡表面存在一类由 Ⅱ 型肺泡细胞分泌的表面活性物质,这是一种复杂的脂蛋白混合物,主要成分是二棕榈酰磷脂酰胆碱（DPPC）,呈单分子层垂直排列于肺泡表面。这层表面活性物质具有降低肺泡表面张力的作用,使肺泡的表面张力降低至原来的 1/14～1/7。其生理意义为;表面张力下降减小了肺的回缩力,有利于肺扩张,从而降低吸气阻力,可使吸气省力;减弱了表面张力对肺毛细血管内液体的抽吸力,减少了肺泡和肺间

质组织液的生成，防止发生肺水肿，有利于肺泡进行气体交换；调节大、小肺泡内压，稳定肺泡容积。

第二，肺弹性纤维产生的回缩力，约占肺弹性阻力的1/3。肺组织内的弹性纤维，在肺扩张时被牵拉，产生弹性回缩力。在一定范围内，肺被扩张得越大，该弹性回缩力越大，肺的弹性阻力越大。

综上所述，肺的弹性阻力包括肺泡表面张力和肺弹性纤维的弹性回缩力，它是吸气的阻力，而对呼气来说却是动力。当肺水肿、肺充血、肺组织纤维化或肺表面活性物质减少时，肺的弹性阻力增加，肺不易扩张，吸气阻力增大，患者表现为吸气困难；而在肺气肿时，肺弹性纤维被破坏，弹性阻力减小，肺泡内气体不易呼出，肺内残余气体量增大，患者表现为呼气困难。

b. 胸廓弹性阻力：即胸廓弹性成分的回缩力。胸廓弹性阻力与肺不同。肺的弹性回缩力方向是使肺回缩，始终是吸气的阻力。而胸廓是一个双向弹性体，其弹性回缩力的方向随胸廓所处位置而改变。当胸廓处于自然位置（平静吸气末，肺容量约为肺总量的67%）时，胸廓未变形，其弹性回缩力为零；当胸廓小于自然位置（平静呼气末，肺容量小于肺总量的67%）时，弹性回缩力向外，是吸气的动力、呼气的阻力；当胸廓大于自然位置（深吸气时，肺容量大于肺总量的67%）时，其回缩力向内，是吸气的阻力、呼气的动力。胸廓畸形、胸腔积液、肥胖等患者，胸廓弹性阻力增大，不利于肺通气。

c. 肺和胸廓的顺应性：肺和胸廓的弹性阻力大小常用顺应性来表示。顺应性是指在外力作用下，弹性组织扩张的难易程度。容易扩张的，顺应性大，弹性阻力小；反之则顺应性小，弹性阻力大。在某些病理情况下，如肺水肿、肺纤维化或肺泡表面活性物质减少时，肺弹性阻力增大，顺应性下降，肺不易扩张，可导致吸气困难；而肺气肿是因为肺的弹性组织被破坏，弹性阻力减小，肺顺应性增大，但肺回缩力减小，可导致呼气困难。

B. 非弹性阻力　非弹性阻力为动态阻力，包括气道阻力、黏滞阻力（组织阻力）、惯性阻力。气道阻力是指气体通过呼吸道时，气体分子间及气体分子和呼吸道壁之间的摩擦力，是非弹性阻力的主要组成，占非弹性阻力的80%～90%。黏滞阻力即组织阻力，是呼吸时组织相对位移所产生的摩擦力，此力较小。惯性阻力是指气流在发动、变速、转向时因气流和组织的惯性所产生阻力，平静呼吸时，此力可忽略不计。

（2）肺通气功能的评价

① 肺容积　肺容积是指肺所容纳的气体量。通常将肺可容纳的最大气体量称为肺总量。肺总量由潮气量、补吸气量、补呼气量、残气量四部分组成（图7-13）。

A. 潮气量　每次呼吸时，吸入或呼出的气体量。正常成人平静呼吸时为400～600mL，平均为500mL。运动或深呼吸时，潮气量增大。

B. 补吸气量　平静吸气末，再尽力吸气所能增加吸入的气体量。正常成人为1500～2000mL。补吸气量是吸气量的最大储备量，是衡量通气潜力的一个重要指标。

C. 补呼气量　平静呼气末，再尽力呼气所能呼出的气体量。正常成人为900～1200mL。补呼气量的大小可表示呼气储备能力。

D. 残气量　最大呼气末，肺内仍残留不能呼出的气体量。正常成人为1000～1500mL。残气量过大，表示肺通气功能不良。

② 肺容量　肺容量是指肺容积中两项或两项以上的联合气体量。

A. 深吸气量　自平静呼气末做最大吸气时所能吸入的气体量，是补吸气量与潮气量之和。可作为衡量肺最大通气潜力的一个指标。

B. 功能残气量　平静呼气末，存留于肺内的气体量，是残气量与补呼气量之和。正常成人约为2500mL。

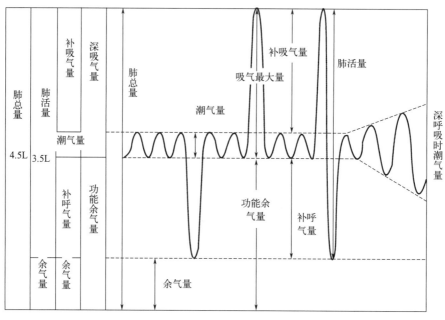

图 7-13　肺容积示意

C.肺活量　在最大吸气后再尽力呼气，所能呼出的最大气体量。等于潮气量、补吸气量、补呼气量之和。正常成年男性约为 3500～4000mL，女性约为 2500～3500mL。一般测量值低于正常值的 80% 为异常。肺活量的大小反映一次呼吸时肺的最大通气能力，在一定程度上可作为肺通气功能的指标。但由于肺活量的测定不限定时间，所以是一种静态指标，不能充分反映肺组织的弹性状态和气道的畅通程度，即不能充分反映通气功能的状况。

D.时间肺活量　又称用力肺活量，是指最大吸气后，用力尽快呼气，计算第 1、2、3 秒末呼出的气量占肺活量的百分比。正常人前三秒末的时间肺活量分别约为 83%、96%、99%。其中第 1 秒末的时间肺活量最有意义，如果低于 65% 则为不正常，通常提示有一定程度的气道阻塞。

③ 肺通气量　肺通气量是指单位时间内吸入或呼出的气体量，包括每分通气量和肺泡通气量。

A.每分通气量　是每分钟吸入或呼出的气体总量。等于潮气量乘以呼吸频率。正常成人平静呼吸频率为 12～18 次 /min，潮气量平均为 500mL，计算可得每分通气量约为 6000～9000mL。其大小受性别、年龄、身材等因素的影响。

以最快的速度尽力做深呼吸时，每分钟所能吸入或呼出的最大气体量为最大通气量或最大随意通气量。在实际测量时，通常只测 10～15s 的最深、最快的吸入或呼出的气体量，再换算成每分最大通气量。健康成人最大通气量可达 70～150L/min。它反映单位时间内充分发挥全部通气能力所能达到的通气量，是评价个体运动量最大限度的一项生理指标。

B.肺泡通气量　是每分钟吸入肺泡的新鲜空气量。每次吸入的气体，总有一部分留在鼻、咽、喉、气管、支气管等呼吸道内，这部分气体不参与肺泡的气体交换，故将鼻腔与终末细支气管之间的呼吸道称为解剖无效腔，其容量约为 150mL。进入肺泡的气体，也可因血流在肺内分布不均而未能与血液进行气体交换，这部分肺泡容积称为肺泡无效腔。解剖无效腔与肺泡无效腔合称为生理无效腔。正常人解剖无效腔与生理无效腔基本相等。在某些病理状态下，肺泡无效腔增大，生理无效腔也增大，影响气体交换效率。

由于无效腔的存在，每次吸入的新鲜空气不能都到达肺泡进行气体交换。因此，每次吸气时真正达到肺泡的新鲜气体量为潮气量减去无效腔容量，才是真正有效的通气量，称肺泡通气量。

$$肺泡通气量＝（潮气量－无效腔气量）\times 呼吸频率$$

由于解剖无效腔是个常数，所以肺泡通气量主要受潮气量和呼吸频率的影响。对肺换气效率而言，深而慢的呼吸可使肺泡通气量加大，比浅而快的呼吸效率高。

2.2 肺换气

气体交换过程

（1）肺换气过程

在肺循环过程中，肺泡气的 O_2 分压约为 104mmHg，CO_2 分压约为 40mmHg；静脉血中的 O_2 分压约为 40mmHg，CO_2 分压约为 46mmHg。气体在各自分压差的推动下，完成扩散。O_2 由肺泡扩散进入血液，CO_2 则由静脉扩散进入肺泡，静脉血变为动脉血。

O_2 和 CO_2 在血液和肺泡间的扩散极快，仅需 0.3s 左右。正常情况下，血液流经肺毛细血管的时间约为 0.7s，故当血液流经肺毛细血管全长 1/3 左右时，肺换气过程就基本结束了。

（2）影响肺换气的因素

① 气体扩散速率　单位时间内气体扩散的容积为气体扩散速率。它的大小与多个因素有关。

A. 气体分压差　气体扩散速率与气体分压差成正比。分压差越大，扩散速率高；反之，扩散速率低。

B. 气体相对分子质量　气体扩散速率与气体相对分子质量的平方根成反比。

C. 气体溶解度　气体扩散速率与气体溶解度成正比。CO_2 在血浆中的溶解度约为 O_2 的 24 倍，故临床中缺 O_2 比 CO_2 潴留更为常见，呼吸困难患者往往先出现缺 O_2 症状。

D. 扩散面积和距离　气体扩散速率与扩散面积成正比，与扩散距离成反比。

E. 温度　气体扩散速率与温度成正比。但正常情况下人体体温相对恒定，温度对扩散速率的影响可忽略。

② 呼吸膜的面积和厚度　肺泡与肺毛细血管之间进行气体交换通过的结构称为呼吸膜。由 6 层结构组成，含肺泡表面活性物质的液体层、肺泡上皮细胞层、肺泡上皮基底膜层、肺泡与毛细血管之间的间质层、毛细血管基膜层和毛细血管内皮细胞层（图 7-14）。呼吸膜厚度不足 $1\mu m$，较薄的部位仅有 $0.2\mu m$，所以对气体的通透性非常好。正常人的肺约有 3 亿个肺泡，总扩散面积约为 $70m^2$，安静状态下，呼吸膜扩散面积约为 $40m^2$，故有相当大的储备面积。

气体扩散速率与呼吸膜的厚度成反比，与膜面积成正比。临床常见的肺炎、肺充血、肺水肿、肺纤维化等，会使呼吸膜厚度增加；肺气肿、肺不张、肺叶切除或肺毛细血管部分阻塞等，会使呼吸膜面积减少。都会导致气体扩散速率下降。

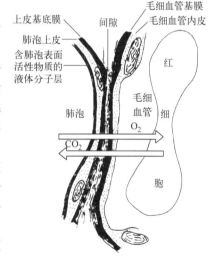

图 7-14　呼吸膜的结构

③ 通气/血流比值（V/Q）　通气/血流比值是指每分钟肺泡通气量（V）与每分钟肺血流量（Q）的比值。正常成人安静状态下，每分钟肺泡通气量约为 4.2L，每分钟肺血流量约为 5L，通气/血流比值约为 4.2/5=0.84。在此情况下，肺泡通气量与肺血流量匹配，气体交换效率最高，静脉血流经肺毛细血管时，将全部转变为动脉血。通气/血流比值大于 0.84，常见于肺血管栓塞或右心衰竭，一部分肺泡得不到足够的血流灌注，肺泡内气体不能与血液进行充分的交换，相当于增大了肺泡无效腔；通气/血流比值小于 0.84，常见于慢性气管炎、支气管痉挛、阻塞性肺

气肿、肺水肿等，此时静脉血中的气体未得到充分更新便流回心脏，相当于形成了功能性动 - 静脉短路（图 7-15）。以上两种情况都会降低肺换气效率，导致血液缺 O_2 和 CO_2 潴留，但主要是缺 O_2。

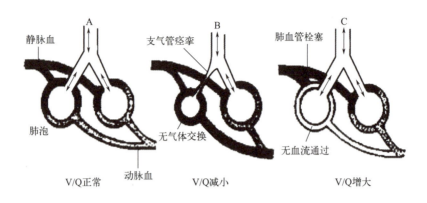

图 7-15 肺通气 / 血流比值变化示意

【课堂互动】

　　ECMO 是体外膜氧合，又被称作"人工肺"，这是一种医疗急救设备，用以在心肺手术时为患者进行体外的呼吸与循环，如重度心肺衰竭、心脏移植等手术中。除了能暂时替代患者的心肺功能，减轻患者心肺负担之外，也能为医疗人员争取更多救治时间。试着阐述下 ECMO 救治重症心肺衰竭患者的治疗原理。

 课程思政

ECMO 的研发进展

　　体外膜氧合（ECMO）是危重症救治的高端医疗装备，被称为"生命的最后一道防线"，在心肺功能损伤危重症患者救治中起到至关重要的作用。长期以来国内缺乏 ECMO 自主创新能力，设备、主要耗材和关键部件均依赖进口，数量稀缺、价格昂贵，不能满足重症患者救治需求，公共安全应急反应受制于人，因此，自主研发高性能 ECMO 系统具有重要战略意义。

　　近年来，随着国家政策对高端医疗器械产业的大力扶持，ECMO 领域技术难题不断突破。2023 年 1 月，我国首个国产体外膜肺氧合治疗（ECMO）产品获批上市，该系统拥有自主知识产权与核心创新技术，打破了以往完全依靠进口设备的困境，实现中国在体外生命支持技术领域从零到一的国产化突破。2023 年 4 月初，国产 ECMO 首例临床应用在湛江中心人民医院成功完成。随着临床患者救治例数不断增多，国产 ECMO 系统展示了优良的稳定性与安全性，为更多患者的生命安全提供了坚实的保障。

2.3　气体在血液内的运输

　　气体在血液中的运输是呼吸的重要环节，保证了肺换气和组织换气的正常进行。O_2 和 CO_2 在血液中的运输形式有物理溶解和化学结合两种。其中化学结合是主要运输形式，物理溶解的量虽少，但是实现化学结合的前提，气体必须先溶解于血浆，才能进一步进行化学结合。气体释放也必须先从化学结合状态转变为物理溶解状态。

（1）O_2 的运输

① 物理溶解　进入血液中的 O_2，只有约 1.5% 是以物理溶解的方式运输。溶解方式是直接溶解在血浆和组织液中。

② 化学结合　化学结合方式运输的 O_2 的量约占 O_2 总运输量的 98.5%。结合方式是 O_2 与红细胞内的血红蛋白（Hb）结合，形成氧合血红蛋白（HbO_2）。

（2）CO_2 的运输

① 物理溶解　血液中以物理溶解形式运输的 CO_2 约占总运输量的 5%。

② 化学结合　化学结合方式运输的 CO_2 约占总运输量的 95%。结合方式有两种，即碳酸氢盐形式（约占 CO_2 总运输量的 88%）和氨基甲酸血红蛋白形式（约占 CO_2 总运输量的 7%）。（图 7-16）

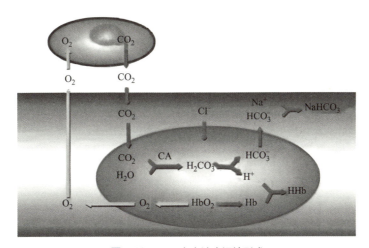

图 7-16　CO_2 在血液中运输形式

【课堂互动】

　　茶香袅袅、烟火氤氲，在寒冷的冬日，"围炉煮茶"已成为新晋"网红"。不过这炉暖茶香的温馨场景下，其实也暗藏危险。据报道，2023 年 1 月，一对年轻夫妻半夜"围炉"烧烤，由于夜里天气寒冷，这对夫妻关闭了所有门窗。随着烧烤进行，夫妻二人却相继出现了耳鸣、眼花、恶心、全身毫无力气，意识出现模糊，无法站立等症状，随后拨打 120 急救，送医院抢救。经检查是一氧化碳中度中毒，需要接受一周的治疗。你知道出现相应症状的原因是什么吗？

知识链接

　　一氧化碳（CO）气体是一种无色、无味、无刺激、无法用五官感知的有毒气体，能抑制血液的携氧能力。任何含碳燃料燃烧不充分时都会产生一氧化碳。一氧化碳的毒性主要是影响氧气的供给与利用，造成人体组织缺氧。一氧化碳与血红蛋白的亲和力比氧气与血红蛋白的亲和力大 300 倍以上，当吸入一氧化碳气体后，一氧化碳进入肺部抢先与血红蛋白结合，使红细胞丧失运输氧气的能力，造成人体多个器官缺氧，导致组织受损甚至死亡。一般人在意外中毒时无法自我察觉，往往被发现时已进入昏迷状态，酿成重大伤害甚至死亡。因此该气体被称为家庭中的"隐形杀手"。

3 常见呼吸系统疾病认知

3.1 急性上呼吸道感染

【病例分析13】

患者，男，16岁，和同学吃完晚餐后，在海边玩耍吹风，回到家后，当天晚上先出现咽干、烧灼感，随后有鼻塞、流清涕。第二天早上出现发热，体温38℃，喉咙痛，鼻涕变稠。

问题：1. 患者初步诊断为什么疾病？

2. 如何指导该患者正确用药？

3. 如何对该患者进行健康教育？

急性上呼吸道感染简称上感，为外鼻孔至环状软骨下缘包括鼻腔、咽或喉部急性炎症的概称。主要病原体是病毒，少数是细菌。发病不分年龄、性别、职业和地区，免疫功能低下者易感。通常病情较轻、病程短、可自愈，预后良好。但由于发病率高，不仅影响工作和生活，有时还可伴有严重并发症，并具有一定的传染性，应积极防治。值得注意的是，急性上呼吸道感染并不等同于感冒，感冒只是上感的一部分而已。

（1）病因

急性上呼吸道感染有70%～80%由病毒引起。包括鼻病毒、冠状病毒、腺病毒、流感和副流感病毒、呼吸道合胞病毒、埃可病毒、柯萨奇病毒等。另有20%～30%的上感由细菌引起。细菌感染可直接感染或继发于病毒感染之后，以溶血性链球菌最为常见，其次为流感嗜血杆菌、肺炎球菌、葡萄球菌等，偶或为革兰氏阴性细菌。

各种导致全身或呼吸道局部防御功能降低的原因，如受凉、淋雨、气候突变、过度疲劳等可使原已存在于上呼吸道的或从外界侵入的病毒或细菌迅速繁殖，从而诱发本病。老幼体弱，免疫功能低下或慢性呼吸道疾病的患者易感。

（2）临床表现

① 普通感冒　普通感冒只是上感的一个部分而已，二者并不相等。多为病毒感染引起，俗称"伤风"。起病较急，主要表现为鼻部症状，如喷嚏、鼻塞、流清水样鼻涕，也可表现为咳嗽、咽干、咽痒或烧灼感甚至鼻后滴漏感。咽干、咳嗽和鼻后滴漏与病毒诱发的炎症介质导致的上呼吸道传入神经高敏状态有关。2～3d后鼻涕变稠，可伴咽痛、头痛、流泪、味觉迟钝、呼吸不畅、声嘶等，有时由于咽鼓管炎致听力减退。严重者有发热、轻度畏寒和头痛等。体检可见鼻腔黏膜充血、水肿、有分泌物，咽部可为轻度充血。一般经5～7d痊愈，伴并发症者可致病程迁延。

② 急性咽炎和喉炎　由鼻病毒、腺病毒、流感病毒、副流感病毒及肠病毒、呼吸道合胞病毒等引起。临床表现为咽痒和灼热感，咽痛不明显。咳嗽少见。急性喉炎多为流感病毒、副流感病毒及腺病毒等引起，临床表现为明显声嘶、讲话困难、可有发热、咽痛或咳嗽，咳嗽时咽喉疼痛加重。体检可见喉部充血、水肿，局部淋巴结轻度肿大和触痛，有时可闻及喉部的喘息声。

③ 疱疹性咽峡炎　多由柯萨奇病毒A组引起，表现为明显咽痛、发热，病程约为一周。查体可见咽部充血，软腭、腭垂、咽及扁桃体表面有灰白色疱疹及浅表溃疡，周围伴红晕。多发于夏季，多见于儿童，偶见于成人。

④ 急性咽结膜炎　主要由腺病毒、柯萨奇病毒等引起。表现为发热、咽痛、畏光、流泪、

咽及结膜明显充血。病程4～6d，多发于夏季，由游泳传播，儿童多见。

⑤ 急性咽扁桃体炎　病原体多为溶血性链球菌，其次为流感嗜血杆菌、肺炎链球菌、葡萄球菌等。起病急，咽痛明显、伴发热、畏寒，体温可达39℃以上。查体可发现咽部明显充血，扁桃体肿大、充血，表面有黄色脓性分泌物。有时伴有颌下淋巴结肿大、压痛，而肺部查体无异常体征。

📖 **知识链接**

　　呼吸道感染多数由细菌或病毒感染引起，通过进行血常规检查就可以判断出是细菌感染，还是病毒感染。如果血常规检查见白细胞增高明显，提示有细菌感染；如果白细胞计数正常或减少，淋巴细胞计数增高，考虑是病毒感染。细菌感染患者主要应用抗生素治疗，要多喝水，多吃富含维生素的食物，保证充足睡眠。

（3）诊断与鉴别

根据鼻咽部的症状和体征，结合周围血常规和阴性胸部X线检查可作出临床诊断。一般无需病因诊断，特殊情况下可进行细菌培养和病毒分离，或病毒血清学检查等确定病原体。但须与初期表现为感冒样症状的其他疾病鉴别。

① 过敏性鼻炎　起病急骤，常表现为鼻黏膜充血和分泌物增多，伴有突发的连续喷嚏、鼻痒、鼻塞、大量清涕，无发热，咳嗽较少。多由过敏因素如螨虫、灰尘、动物毛皮、低温等刺激引起。如脱离过敏原，数分钟至1～2h内症状即消失。检查可见鼻黏膜苍白、水肿，鼻分泌物涂片可见嗜酸性粒细胞增多，皮肤针刺过敏试验可明确过敏原。一般感冒都是打几个喷嚏就停住了，而过敏性鼻炎发作时，喷嚏一个接一个，没有停止的趋势，这点可以区分是感冒还是过敏性鼻炎。再者，感冒可能还伴有发热，而过敏性鼻炎没有发热。

② 流行性感冒　为流感病毒引起，可为散发，时有小规模流行，病毒发生变异时可大规模暴发。起病急，鼻咽部症状较轻，但全身症状较重，伴高热、全身酸痛和眼结膜炎症状。取患者鼻洗液中黏膜上皮细胞涂片，免疫荧光标记的流感病毒免疫血清染色，置荧光显微镜下检查，有助于诊断。近来已有快速血清PCR方法检查病毒，可供鉴别。

③ 急性气管炎，急性支气管炎　表现为咳嗽咳痰，鼻部症状较轻，血白细胞可升高，胸部X线检查常可见肺纹理增强。

④ 急性传染病前驱症状　很多病毒感染性疾病前期表现类似，如麻疹、脊髓灰质炎、脑炎、肝炎、心肌炎等病。患病初期可有鼻塞，头痛等类似症状，应予重视。如果在上呼吸道症状一周内，呼吸道症状减轻但出现新的症状，需进行必要的实验室检查，以免误诊。

（4）治疗

对于病毒引起的呼吸道感染，目前尚无特效药物，以对症处理为主，同时戒烟、注意休息、多饮水、保持室内空气流通和防治继发细菌感染。

① 对症治疗　对有急性咳嗽、鼻后滴漏和咽干的患者应给予伪麻黄碱治疗以减轻鼻部充血，亦可局部滴鼻应用。必要时适当加用解热镇痛类药物。

② 抗菌药物治疗　目前已明确普通感冒无需使用抗菌药物。除非有白细胞升高、咽部脓苔、咯黄痰和流鼻涕等细菌感染证据，可根据当地流行病学史和经验用药，可选口服青霉素、第一代头孢菌素、大环内酯类或喹诺酮类。极少需要根据病原菌选用敏感的抗菌药物。

③ 抗病毒药物治疗　由于目前有滥用造成流感病毒耐药现象，所以如无发热，免疫功能正常，发病超过2d一般无需应用。对于免疫缺陷患者，可早期常规使用。利巴韦林和奥司他韦有

较广的抗病毒谱，对流感病毒、副流感病毒和呼吸道合胞病毒等有较强的抑制作用，可缩短病程。

④ 中药治疗　具有清热解毒和抗病毒作用的中药亦可选用，有助于改善症状，缩短病程。

哮喘

3.2　支气管哮喘

【病例分析 14】

　　患者，男，18 岁，2h 前游园时突然张口喘息、大汗淋漓。查体：T 36.5℃，R 32 次 /min，BP 110/70mmHg，神清，仅能说单字，表情紧张，端坐位，口唇发绀，双肺叩诊过清音，双肺野闻及广泛哮鸣音，呼吸明显延长，有奇脉。患者自幼常于春季发生阵发性呼吸困难，其母患有支气管哮喘。

　　问题：1. 患者初步诊断为什么疾病？
　　　　　2. 如何指导该患者正确用药？
　　　　　3. 如何对该患者进行健康教育？

　　支气管哮喘是由多种细胞，如嗜酸性粒细胞、肥大细胞、T 淋巴细胞、中性粒细胞、平滑肌细胞、气道上皮细胞等，还有细胞组分参与的气道慢性炎症性疾病。这种慢性炎症导致气道高反应性，通常出现广泛多变的可逆性气流受限，并引起反复发作性的喘息、气急、胸闷或咳嗽等症状。常在夜间和清晨发作、加剧，多数患者可自行缓解或经治疗后缓解。

（1）病因

① 环境因素　环境因素是指影响易感个体，加速哮喘恶化和（或）导致持续出现哮喘症状的因素。主要包括各种特异和非特异性吸入物，如感染、食物、药物、气候变化等。

② 遗传因素　哮喘是一种多基因遗传疾病，支气管哮喘有非常明确的家族性。哮喘的发生与遗传有密切的关系，导致哮喘发病及加重的危险因素之间，存在基因与基因、基因与环境和环境与环境等多种因素的相互作用影响。

③ 诱发因素　可诱发哮喘的因素较为复杂，主要有以下因素：

屋尘螨、真菌、动物毛发，例如狗、猫、老鼠、花粉、真菌等过敏原；

呼吸道病毒感染，导致呼吸道反应增高诱发哮喘；

二氧化硫、一氧化碳、吸烟、室内装修材料、杀虫剂、蚊香等空气污染物及刺激性有害气体；

食物如鱼、虾、蟹、鸡蛋、牛奶及坚果等，药物如阿司匹林、受体阻断剂等；

短跑、长跑、登山及紧张、兴奋或强烈情绪；

冷空气、气压低等气候和气温的变化；

职业性致敏物质，指各种有机物及无机物，以尘埃、蒸汽或烟雾形式进入工作环境，如塑料、油漆、橡胶等、实验动物蛋白及化学制药等。

（2）症状

前驱症状，打喷嚏、流鼻涕、眼睛痒、流泪、干咳、胸闷等。

喘息和呼吸困难，是哮喘的典型症状，喘息的发作往往较突然。呼吸困难呈呼气性，表现为吸气时间短，呼气时间长，患者感到呼气费力，但有些患者感到呼气和吸气都费力。

咳嗽、咳痰，咳嗽是哮喘的常见症状，由于气道的炎症和支气管痉挛而引起。干咳常是哮喘的前兆，哮喘发作时，咳嗽、咳痰症状反而减轻，以喘息为主。哮喘发作接近尾声时，支气管痉挛和气道狭窄减轻，大量气道分泌物需要排除时，咳嗽、咳痰可能加重，咳出大量的白色泡沫痰。有一部分哮喘患者哮喘急性发作时，以刺激性干咳为主要表现，无明显喘息症状，这部分哮喘称为咳嗽变异性哮喘（CVA）。

胸闷和胸痛，哮喘发作时，患者可有胸闷和胸部发紧的感觉。如果哮喘发作较重，可能与呼吸肌过度疲劳和拉伤有关。突发的胸痛要考虑自发性气胸的可能。

（3）诊断

① 反复发作喘息、气急、胸闷或咳嗽，多与接触变应原、冷空气、物理、化学性刺激、病毒性上呼吸道感染、运动等有关；

② 发作时在双肺可闻及散在或弥漫性，以呼气相为主的哮鸣音，呼气相延长；

③ 上述症状可经治疗缓解或自行缓解；

④ 除外其他疾病所引起的喘息、气急、胸闷和咳嗽；

⑤ 临床表现不典型者（如无明显喘息或体征）应有下列三项中至少一项阳性。a.支气管激发试验或运动试验阳性；b.支气管舒张试验阳性；c.昼夜PEF变异率≥20%。

符合前1～4条或第4、5条者，可以诊断为支气管哮喘。

（4）治疗

支气管哮喘是一个反复慢性发作的过程，每个支气管哮喘的患者都应该掌握支气管哮喘的治疗方法和原则。具体如下。

① 支气管哮喘急性重症发作患者，要求立刻到急诊或者呼吸内科正规门诊就诊，重症患者甚至要入住病房或者住重症监护病房进一步抢救治疗；

② 轻中度发作患者，可到呼吸内科门诊，呼吸专科医生会指导使用吸入的激素治疗；

③ 如果合并感染可指导使用抗生素治疗，同时指导使用平喘抗炎药物；

④ 急性发作期使用β受体激动剂，扩张气管的作用非常明显，大概在3～5min即可起效，可明显缓解气喘症状；

⑤ 对于重症、极重症重度发作患者，输液治疗；

⑥ 哮喘患者，掌握吸入治疗，同时可以练习使用峰流速仪，这样以便自己在家中进行病情的判断，另一方面还可进一步指导吸入治疗的方法和剂量。

实训七　海姆立克急救法

海姆立克腹部冲击法也称为海姆立克急救法，是美国医生海姆立克发明的，1974年他首先应用该法成功抢救了一名因食物堵塞了呼吸道而发生窒息的患者，从此该法在全世界被广泛应用，拯救了无数患者，因此该法被人们称为"生命的拥抱"。

【实验目的】

1. 掌握海姆立克急救法的适应证、物品准备、操作要点、操作程序。

2. 了解海姆立克急救法的原理和常见并发症。

3. 正确实施海姆立克急救法，能口述海姆立克急救法的注意事项。

【实训材料】

1. 模拟人；

2. 无菌弯盘两个，无菌纱布两块；

3. 手电筒一个，记录卡、笔、表；

4. 速干手消毒剂；

5. 医用垃圾桶、生活垃圾桶。

【实训内容和方法】

1. 患者评估

① 判断患者意识了解患者能否说话和咳嗽。

② 观察有无海姆立克征象（气道异物的特殊表现"V"手法）：

a. 能否说话和呼吸或出现呼吸困难；

b. 有无微弱、无力的咳嗽或完全没有咳嗽；

c. 有无面色口唇发绀；

d. 是否失去知觉（如果失去知觉要立即判断是否需要心肺复苏）。

2. 操作技能训练

① 成人版：定位——剑突与肚脐之间；姿势——站于患者背后，握拳抵住患者，用力冲击腹部。

② 婴幼儿版：5 次拍背——扶于前臂上，头部朝下，支撑头部及颈部；掌根在两肩胛骨之间拍击 5 次；5 次按胸——平卧，躺在两大腿上，面朝上；中指或食指，放在胸廓下和脐上的腹部，快速冲击压迫。重复动作，直至异物排出。

【注意事项】

1. 如果患者呼吸道部分梗阻，气体交换良好，可以咳嗽，就不要用海姆立克急救法了，应该鼓励患者用力咳嗽，并自主呼吸，一次有力的咳嗽通常可以排出异物。

2. 海姆立克急救法虽然有一定的效果，但也可能带来一定的危害，尤其对老年人，因其胸腹部组织的弹性及顺应性差，故容易导致损伤，如腹部或胸腔内脏的破裂、撕裂及出血、肋骨骨折等，故发生呼吸道堵塞时，应首先采用其他方法排除异物，在其他方法无效且患者情况紧急时才能使用该法，需要注意控制好合适的力度。

3. 1 岁～3 岁的婴幼儿气道异物阻塞发生率较高，一旦发生窒息，必须立即急救，几乎没有送医院急救的机会。

4. 切忌将婴儿双脚抓起倒吊拍打背部，这样做会增加婴儿颈椎受伤的危险。

5. 腹部冲击，定位要准确，每次冲击要有明显的间隔；冲击时要注意防止胃反流所导致的误吸。

6. 不要给一个只是部分气道阻塞的人击背，这样可能让阻塞物进入更深。

7. 婴幼儿进食时，应避免哭闹、嬉笑，看护人不要惊吓或打骂孩子，防止食物吸入气道。教育儿童避免把塑料笔帽、小块玩具等小物件放入口和鼻中玩耍，以免误吸入气道。向家属宣传气道异物阻塞的危害性及易发原因。3 岁以内儿童食物（如果冻、豆类、糖果、药丸、药片等）应尽可能捣碎，勿食带壳的食物，如瓜子、花生、豆类、桂圆等。

【总结与思考】

海姆立克急救法的原理是什么？用于哪些紧急情况？

实训八 肺活量测定

【实训目的】

学会肺活量、时间肺活量、连续肺活量和最大通气量的测定方法。

【实训材料】

电子肺活量计、乙醇、棉球和镊子等。

【实训内容和方法】

1. 接通电源。

2. 开机。

3. 清零　在任何状态下按下清零键，仪器将立即进入待测状态，液晶显示器显示 0。

4. 测试　当仪器处于待测状态下，令受试者呈站立姿势，先做几次深呼吸后做最大吸气，然后对着吹气嘴尽力做最大呼气，要求呼气过程连续，中间不能做补气动作。连续测 5 次肺活量，每次时间间隔 30s。

5. 显示肺活量数值　每次测试过程中，从用户呼气开始就连续动态显示当前测量的肺活量数值，直到停止呼气之后，本次测试将自动结束，仪器自动锁定显示当前测量数据。从感知到用户有效呼气开始，液晶显示器上就会显示结果标志。

6. 记录数据　5 次肺活量数值，最大值为＿＿＿＿＿＿mL。根据实验结果，评定肺通气功能＿＿＿＿＿。

【注意事项】

1. 每次测试必须等显示 0 时进行。

2. 吹气口要消毒。

3. 不能吸气。本品作为肺活量测试仪器，不允许受试者对着吹气嘴有吸气动作，否则容易造成交叉感染。

4. 测试过程中如换气或中间停止呼气，测试自动结束。

5. 吹气时，姿势要正确，不要弯腰，防止其他肌肉参与。

【总结与思考】

1. 分析肺活量的组成，比较分析肺活量、时间肺活量和连续肺活量的意义有何不同？

2. 分析连续 5 次肺活量值的变化趋势及其机制。

 目标检测

一、选择题

（一）单项选择题

1. 上呼吸道是指（　　）。

　　A. 中鼻道以上的鼻腔　　　　　　　　B. 口、鼻和咽

　　C. 鼻、咽和喉　　　　　　　　　　　D. 主支气管以上的呼吸道

　　E. 鼻、咽、喉和气管

2. 属于下呼吸道的是（　　）。

　　A. 口腔　　　　　　　B. 鼻　　　　　　　C. 咽　　　　　　　D. 气管　　　　　　　E. 喉

3. 关于鼻旁窦的正确说法是（　　）。

　　A. 包括额窦、上颌窦、筛窦、下颌窦　　　　B. 窦内无黏膜

　　C. 额窦开口于上鼻道　　　　　　　　　　　D. 筛窦开口于下鼻道

　　E. 上颌窦开口在中鼻道

4. 鼻咽癌的好发部位是（　　）。

　　A. 咽鼓管咽口　　　　B. 咽鼓管圆枕　　　C. 咽隐窝　　　　　D. 口咽部　　　　　　E. 喉咽部

5. 食物容易滞留的部位是（　　）。

　　A. 咽后壁　　　　　　B. 软腭黏膜的深部　　C. 腭扁桃体窝内　　D. 梨状隐窝　　　　　E. 咽隐窝

6. 成对的喉软骨是（　　）。

A. 甲状软骨   B. 会厌软骨   C. 环状软骨   D. 杓状软骨   E. 以上都不是

7. 关于气管的说法，错误的是（   ）。

    A. 颈部较短，胸部较长   B. 气管杈的位置平胸骨角高度

    C. 颈段的前方有甲状腺峡   D. 后方有食管

    E. 由 14～16 个完整的软骨环连成

8. 气管杈位于（   ）。

    A. 第 6 颈椎体平面   B. 胸骨角平面

    C. 第 6 胸椎体平面   D. 第 7 胸椎体平面

    E. 第 7 颈椎体平面

9. 下列对肺的描述不正确的是（   ）。

    A. 位于胸腔内   B. 在纵隔的两侧   C. 肺底与膈相邻   D. 右肺粗短   E. 左肺分为 3 叶

10. 属于后纵隔内的器官是（   ）。

    A. 胸腺   B. 心   C. 膈神经   D. 食管   E. 上腔静脉

（二）多项选择题

1. 开口于中鼻道的结构有（   ）。

    A. 额窦   B. 上颌窦   C. 筛窦后群   D. 筛窦前、中群   E. 蝶窦

2. 左主支气管的特点是（   ）。

    A. 较粗   B. 较细   C. 较长   D. 较短   E. 较横平

3. 右主支气管特点的是（   ）。

    A. 管径较细   B. 长 2～3cm   C. 走向较横平   D. 长度较短   E. 容易坠落异物

4. 关于肺的说法正确的是（   ）。

    A. 内侧面中部凹陷即肺门   B. 前缘和下缘锐利，后缘钝圆   C. 左肺有 2 叶

    D. 左肺有 3 叶   E. 下界在腋中线平第 8 肋

5. 肺根内含有（   ）。

    A. 气管   B. 主支气管   C. 肺血管   D. 淋巴管   E. 神经

6. 壁胸膜包括（   ）。

    A. 胸膜顶   B. 肋胸膜   C. 膈胸膜   D. 纵隔胸膜   E. 肺胸膜

7. 关于纵隔的说法正确的是（   ）。

    A. 由两侧纵隔胸膜之间的器官和组织构成   B. 以胸骨角平面为界分为上、下纵隔

    C. 下纵隔分为前、中、后纵隔   D. 心位于上纵隔内

    E. 只由结缔组织构成

8. 位于后纵隔的结构有（   ）。

    A. 食管   B. 迷走神经   C. 膈神经   D. 胸导管   E. 胸主动脉

二、简答题

1. 呼吸系统由哪些器官组成？何为上呼吸道和下呼吸道？

2. 鼻腔外侧壁有哪些结构？有什么作用？

3. 左、右肺在形态结构上有什么不同？

模块八 消化系统

【知识目标】

1. 熟悉口腔的组成和分部；掌握牙的种类、数目、形态结构。
2. 掌握食管、胃、小肠大肠的形态、位置和分部。
3. 掌握肝的形态、位置、肝的分叶及体表投影。
4. 掌握输胆管道的组成和胆汁排出途径。

【能力目标】

1. 能准确在模型或者大体标本身上划分胸、腹部标志线及分区。
2. 能辨认消化系统各器官及消化管、消化腺的形态结构。
3. 能够针对消化系统疾病开展健康科普宣传实践活动。

【职业素养目标】

1. 主动关注患者身心健康，具有关注患者营养状况的意识。
2. 关注饮食习惯与健康的关系，倡导合理膳食生活方式。

消化系统由消化管和消化腺两个部分构成（图8-1）。消化管又称消化道，为一条由口腔至肛门的较长肌性管道，包括口腔、咽、食道、胃、小肠（十二指肠、空肠、回肠）和大肠（盲肠、结肠、直肠）等部分。临床上通常把消化管分为上消化道（口腔至十二指肠）和下消化道（空肠以下部分）。消化腺是分泌消化液的腺体，按照结构大小和功能的不同可分为大、小两种。大消化腺为独立的器官分布在消化管壁外，包括肝、胰、大唾液腺。小消化腺则位于消化管壁内的黏膜层或黏膜下层，如唇腺、颊腺、舌腺、食管腺、胃腺和肠腺等。

消化系统的主要功能是摄取食物，通过物理（牙齿机械性研磨）和化学性分解（消化酶）消化食物，经过消化管黏膜上皮细胞吸收后，最后将未消化的残留物以及有害物质，通过肠胃蠕动作用，送入大肠、肛门等下消化道并从体内排出。

【课堂互动】

一幼儿误食一弹珠后，过两天后在粪便中发现，请按顺序写出该弹珠都经过哪些器官排出体外？

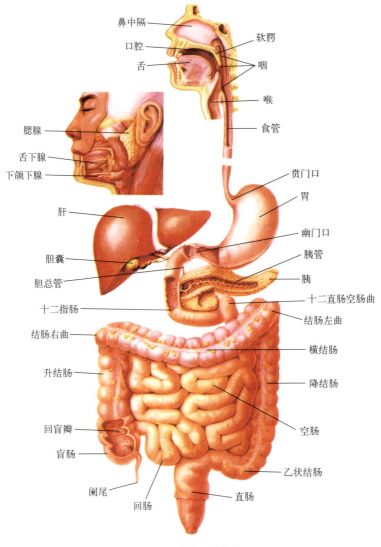

图 8-1 消化系统概观

图中标注：鼻中隔、口腔、舌、软腭、咽、喉、食管、腮腺、舌下腺、下颌下腺、贲门口、胃、幽门口、肝、胰管、胰、胆囊、胆总管、十二指肠、十二直肠空肠曲、结肠左曲、结肠右曲、横结肠、升结肠、降结肠、回盲瓣、盲肠、空肠、阑尾、回肠、直肠、乙状结肠

消化管的
组成

1 消化系统结构认知

1.1 消化管

（1）口腔

口腔为消化管的起始部，前壁为上、下唇，侧壁为颊部，上壁为颚，下壁为口腔底。整个口腔借上下牙弓和牙龈分为口腔前庭和固有口腔两部分。

① 口唇　口唇分为上唇和下唇两部，外层为皮肤，中间为口轮匝肌，内层为黏膜。上、下两唇之间的间隙成为口裂，口唇游离缘是皮肤和黏膜的移行部称唇红，其内含皮脂腺，是体表毛细血管最丰富的部位之一，呈红色，当机体缺氧时呈绛紫色，临床上称为发绀。在上唇外中线处有一纵行浅沟称人中，为人类所特有，临床上患者昏迷时常在此进行指压或针刺，为急救穴位之

一。在上唇外面两侧和颊部的交界处各有一浅沟称鼻唇沟。

②颊　颊位于口腔的两侧壁，由黏膜、颊肌和皮肤构成。在上颌第 2 磨牙牙冠相对的颊黏膜上有腮腺的开口。

③腭　腭构成口腔的顶，分隔鼻腔和口腔，硬腭位于腭的前 2/3，由上颌骨腭突、腭骨水平板及表面覆盖黏膜构成（图 8-2）。软腭位于腭的后 1/3，由肌肉和黏膜构成。软腭后部向下倾斜的部分称腭帆。腭帆后缘游离，游离缘中部向下的突起称腭垂或者悬雍垂。腭垂的两侧有两对弓状皱襞分别连于舌根外侧和咽侧壁的黏膜皱襞，前方的一对称腭舌弓，后方的一对称腭咽弓。两弓间的三角形凹陷区称扁桃体窝，窝内容纳腭扁桃体。腭垂、腭帆游离缘、两侧的腭舌弓、腭咽弓及舌根共同围成咽峡，是口腔和咽的分界，也是口腔和咽之间的狭部。

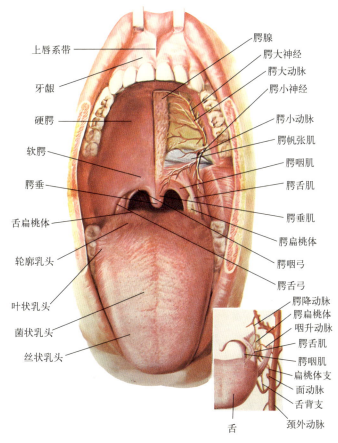

图 8-2　口腔及咽峡

知识链接

口腔溃疡

口腔溃疡，又称为"口疮"，是发生在口腔黏膜上的表浅性溃疡，大小可从米粒至黄豆大小，呈圆形或卵圆形，溃疡面为凹面，周围充血。溃疡具有周期性、复发性及自限性等特点，好发于唇、颊、舌缘等。病因及致病机制仍不明确。诱因可能是局部创伤、精神紧张、食物、药物、激素水平改变及维生素或微量元素缺乏。系统性疾病、遗传、免疫及微生物在其发生、发展中可能起重要作用。治疗主要以局部治疗为主，严重者需全身治疗，防止得口腔癌。另一种溃疡叫创伤性口腔溃疡，这种溃疡与机械性刺激、化学性灼伤及冷、热刺激有关，最常见的是由口腔内残根、残冠、不良修复体引发的创伤性溃疡。为了避免复发，应该拔除残根、残冠或者重做修复体。需要特别小心的溃疡叫癌性溃疡，其是持续、渐进性长大且形态不规则，周边隆起、表面凹凸不平且与周围分界不清楚，触诊时基底会有浸润的结节。对于此情况应该尽早活检确诊，适于根治性外科手术结合放、化疗为治疗手段。此外还有其他类型的溃疡，比如贝赫切特综合征，除了口腔溃疡以外可能还会有生殖器周围的溃疡等。疱疹病毒也可以引发溃疡类病变，比如疱疹性咽炎、疱疹性龈口炎等。另外还有放射性口炎、结核性溃疡、坏死性涎腺化生等，也都表现为口腔溃疡样病变。

④ 牙　牙齿是人体最坚硬的器官，其解剖位置位于上下颌骨的牙槽内，牙对食物进行切割、研磨等机械性加工，是食物消化的第一道工序，还具有辅助发音的作用。

在人的一生中先后有两副牙齿，第一副牙齿称为乳牙（图 8-3），第二副牙齿称为恒牙（图 8-4）。乳牙一般在出生以后六个月开始萌出，到三岁时全部出齐，一共有 20 个，上下颌的左右侧各五个。恒牙约在六七岁之间第一磨牙首先萌出，到 12 岁 14 岁之间，恒牙逐步出齐并替换全部乳牙。第三磨牙在 18 岁到

牙齿解剖

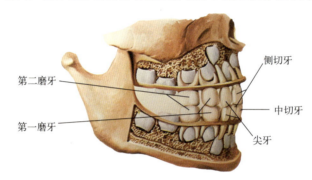

图 8-3　乳牙

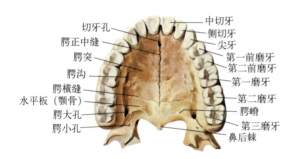

上颌恒牙（下面观）

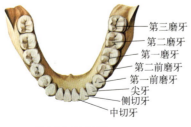

下颌恒牙（上面观）

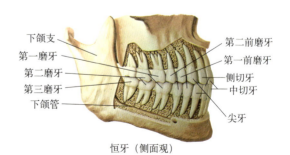

恒牙（侧面观）

图 8-4　恒牙

28 岁或更晚的时间才萌出，所以将它称为迟牙，有的人终生不出迟牙，恒牙全部出齐共 32 个，上、下颌各 16 个。恒牙是人的最后一副牙齿，脱落后将不再有牙齿萌出。根据牙齿形态和牙根数目的不同，乳牙分为乳切牙、乳尖牙和乳磨牙，恒牙分为切牙、尖牙、前磨牙和磨牙。在临床上，常以患者的方位为准，以 "+" 记号划分四区表示上、下颌左、右侧的牙位，乳牙用罗马数字，恒牙用阿拉伯数字分别依次表示从切牙至磨牙的顺序，这种记录方式称牙式。

牙分牙冠、牙颈和牙根三部（图 8-5）。暴露在口腔内的部分为牙冠，嵌入上、下颌骨牙槽内的部分为牙根，介于牙根和牙冠交界部分为牙颈。切牙的牙冠扁平，尖牙的牙冠呈锥形，均只有 1 个牙根。磨牙的牙冠最大，呈方形，有 2 或 3 个牙根。

牙由牙本质、釉质、牙骨质和牙髓组成。牙本质构成牙的大部分。在牙冠部的牙本质外面覆有釉质，釉质为全身最坚硬的组织。在牙根部的牙本质外面包有牙骨质。牙腔内为牙髓，由结缔组织、神经和血管共同组成。

牙周组织包括牙槽骨、牙周膜和牙龈三部分，具有保护、支持和固定牙齿的作用。

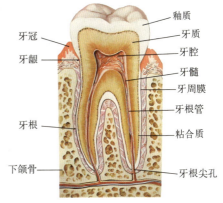

图 8-5　牙的构造

⑤ 舌　舌位于口腔底，由骨骼肌和表面的黏膜构成，具有辅助咀嚼、感受味觉、吞咽食物及辅助发音等功能。

舌由舌体和舌根两部分构成，两者以界沟为界。舌体占舌的前 2/3，舌根占舌的后 1/3。舌背面及侧缘呈淡红色，其表面有许多黏膜突起称舌乳头（图 8-6）。舌乳头按形状大小分为叶状乳头、轮廓乳头、丝状乳头和菌状乳头四种。轮廓乳头最大，位于界沟前方，周围有环状沟。菌状乳头为红色圆形小突起，数量最少。叶状乳头位于腭舌弓的前方，呈叶片形。丝状乳头数量最多，体积最小，呈白色，位于舌背前 2/3。轮廓乳头、菌状乳头及叶状乳头的黏膜上皮包含味蕾，为味觉感受器，能够感知酸、甜、咸等功能，丝状乳头无味蕾，只具有一般功能。舌根背面的黏膜表面，可见由淋巴组织组成的大小不等的突起称舌扁桃体，具有免疫功能。

舌肌为骨骼肌，分为舌内肌和舌外肌，舌内肌收缩时改变舌的形态，舌外肌收缩时改变舌的位置。其中，以颏舌肌（图 8-7）在临床上较为重要，两侧同时收缩时能拉舌向前下方伸舌，单侧收缩时可使舌尖伸向对侧。当一侧颏舌肌瘫痪时，伸舌时舌尖偏向瘫痪侧。

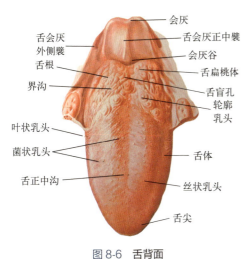

图 8-6　舌背面

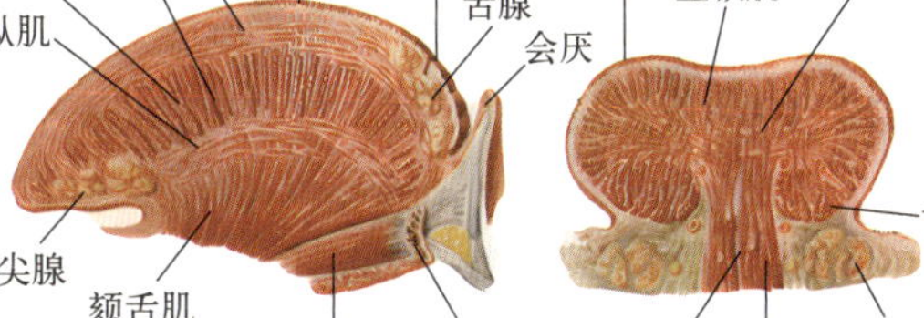

图 8-7　舌肌

⑥ 口腔腺　口腔腺是开口于口腔的各种腺体的总称。口腔腺分大、小两类，能分泌并向口腔内排泄唾液。小唾液腺包括唇腺、颊腺等。大唾液腺包括腮腺、下颌下腺和舌下腺三对（图8-8）。

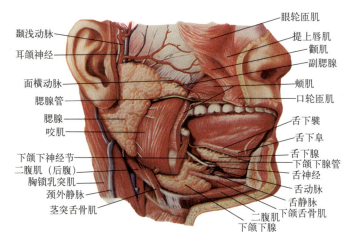

腮腺、下颌下腺及舌下腺（外侧面）

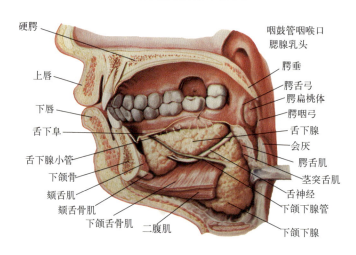

下颌下腺及舌下腺内侧面（舌已切除）

图 8-8　唾液腺

📖 **知识链接**

舌　苔

　　舌苔指散布在舌面上的一层苔状物，由胃气上蒸于舌面而形成，易受邪气影响而变化。正常的舌苔一般为淡白均匀，干湿适中，舌面的中部和根部稍厚。

　　白苔有薄厚之分，苔白而薄，透过舌苔可看到舌体者，是薄白苔；苔白而厚，舌体被遮盖而无法透见者，是厚白苔。苔薄白而润，可为正常舌象，或表证初起，或里证病轻，或阳虚内寒。苔薄白而滑，多为外感寒湿，或脾肾阳虚，水湿内停。苔薄白而干，多由外感风热或凉燥所致。苔白厚腻，多为湿浊内停，或为痰饮、食积。但在特殊情况下，苔白也主热证。苔白如积粉，扪之不燥者，称为积粉苔，常见于瘟疫或内痈等病，系秽浊湿邪与热毒相结而成。苔白而燥裂，粗糙如砂石，提示燥热伤津，阴液亏损。根据苔黄的程度，有浅黄、深黄和焦黄之分。浅黄苔呈淡黄色，多由薄白苔转化而来；深黄苔色黄而深浓；焦黄苔是深黄色中夹有灰黑色苔。黄苔多分布于舌中，亦可布满全舌。黄苔常与红绛舌同时出现。邪热重灼干舌，故苔呈黄色。一般情况下，黄色愈深，说明热邪愈甚。淡黄苔为热轻，深黄苔为热重，焦黄苔为热结。舌苔由白转黄，或黄白相间，为外感表证处于化热入里、表里相兼阶段。薄黄苔提示热势轻浅，多见于风热表证，或风寒化热入里之初。苔色浅黑，称为灰苔；黑苔较灰苔色深，多由灰苔或焦黄苔发展而来。灰苔与黑苔只是颜色浅深有差别，故常并称为灰黑苔。灰黑苔的分布，在人字界沟附近苔黑较深，越近舌尖，灰黑色渐浅。灰黑苔多由白苔或黄苔转化而成。灰黑苔无论寒热均属重证，黑色越深，病情越重。但亦有苔灰黑而无明显症状者，如吸烟过多者，是为染苔。

（2）咽

① 咽的形态位置　咽呈前后扁上宽下窄漏斗形肌性管道，前方邻鼻腔、口腔和喉腔，上端附于颅底下面，下端在第6颈椎，下缘水平延续为食管，后方邻第1至6颈椎（图8-9）。

② 咽的分部　咽以腭帆游离缘和会厌上缘平面为界，可将咽分为鼻咽、口咽和喉咽3部。咽腔的口咽和喉咽两部是消化道与呼吸道的共同通道。

A. 鼻咽　是咽的上部，位于鼻腔后方，上达颅底，下至腭帆游离缘平面接口咽部，前方经后鼻孔与鼻腔相通，后壁平对第1、第2颈椎。鼻咽部的两侧壁上，相当于下鼻甲后方约1cm处，有咽鼓管咽口，咽腔经此通过咽鼓管与中耳的鼓室相通。咽鼓管咽口周围有散在的淋巴组织，称咽鼓管扁桃体。咽鼓管咽口的前、上、后方的弧形隆起称咽鼓管圆枕，是寻找咽鼓管咽口的标

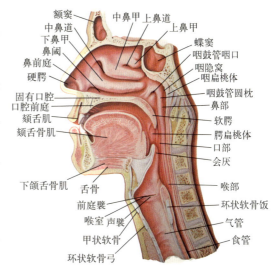

图8-9　鼻腔、口腔、咽、喉部正中矢状切面

志，咽鼓管圆枕后方与咽后壁之间的纵行深窝称咽隐窝，较隐蔽，是鼻咽癌的好发部位。

B. 口咽　介于软腭与会厌上缘平面之间，向前经咽峡与口腔相通，上续鼻咽部，下通喉咽部。口咽部的舌扁桃体和腭扁桃体为咽淋巴环的一部分，为经口入咽的第一道防御机制。咽峡是指由腭垂，又称悬雍垂和软腭游离缘、舌背，两侧腭舌弓和腭咽弓共同构成的一个环形狭窄部分。腭舌弓和腭咽弓之间为腭扁桃体，是淋巴上皮器官，具有防御功能。

C. 喉咽　是咽的最下部，最狭窄，起自会厌上缘平面，下到第6颈椎骨体外缘平面与食道相连，上宽下窄，其下面是咽腔最薄处。喉口两侧各有一深窝称梨状隐窝（梨状窦），为异物常停留之处（图8-10）。

（3）食管

食管始于喉部后侧，贯穿胸部中央，上端在第6颈椎下缘水平，平环状软骨下缘与咽接续，下端在11胸椎左侧接贲门，长约25cm。食管可分为颈、胸、腹（亦即上、中、下）三段（图8-11）。颈部长约5cm，是指由食管开始端至颈静脉切迹平面的一段，胸段长约18～20cm。腹部仅1～2cm，上接胸段，下接胃贲门部，与肝左叶后缘相邻。

食管解剖

食管的三个生理狭窄：第1个狭窄位于环状软骨下缘，即相当第6颈椎下缘平面，距门齿约15cm。第2个狭窄位于左主支气管及主动脉弓处，即第4～5胸椎之间的高度，距门齿约25cm。第3个狭窄位于横膈膜肌的食管裂孔处，距门齿35～40cm。食管的这三个狭窄，是食管的损伤、炎症、异物滞留、食管癌的好发部位。

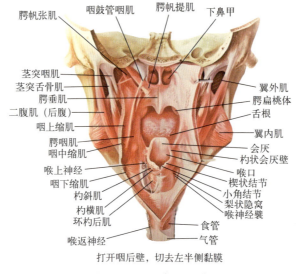

腭帆张肌　　咽鼓管咽肌　腭帆提肌　下鼻甲

茎突咽肌　　　　　　　　　　　　　　　　翼外肌
茎突舌骨肌
腭垂肌　　　　　　　　　　　　　　　　　腭扁桃体
二腹肌（后腹）　　　　　　　　　　　　　舌根
咽上缩肌　　　　　　　　　　　　　　　　翼内肌
腭咽肌　　　　　　　　　　　　　　　　　会厌
咽中缩肌　　　　　　　　　　　　　　　　杓状会厌壁
喉上神经　　　　　　　　　　　　　　　　喉口
咽下缩肌　　　　　　　　　　　　　　　　楔状结节
杓斜肌　　　　　　　　　　　　　　　　　小角结节
杓横肌　　　　　　　　　　　　　　　　　梨状隐窝
环杓后肌　　　　　　　　　　　　　　　　喉神经襞
　　　　　　　　　　　　　　　　　　　　食管
喉返神经　　　　　　　　　　　　　　　　气管

打开咽后壁，切去左半侧黏膜

图 8-10　咽腔（后面观）

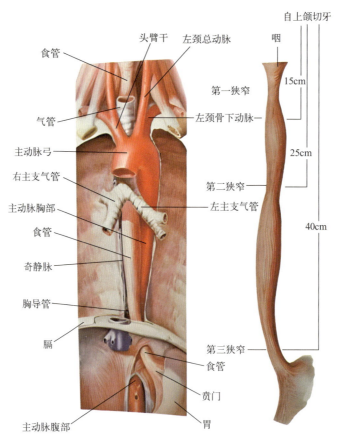

食管　　　头臂干　　左颈总动脉　　　　咽　　自上颌切牙

　　　　　　　　　　　　　　　　　　　　　　　第一狭窄
气管　　　　　　　　　　左颈骨下动脉　　　　15cm
主动脉弓
右主支气管　　　　　　　　　　　　　　　　　25cm
主动脉胸部　　　　　　　　左主支气管
食管　　　　　　　　　　第二狭窄
奇静脉
胸导管
膈　　　　　　　　　　　　　　　　　　　　　40cm
　　　　　　　　　　　　第三狭窄
　　　　　　　　　　　　食管
　　　　　　　　　　　　贲门
主动脉腹部　　　　　　　胃

图 8-11　食管（前面观）

（4）胃

胃是消化管各部中最膨大的部分，上连食管，下续十二指肠。成人胃的容量约 1500mL。胃除有受纳食物和分泌胃液的作用外，还有内分泌功能。

胃的解剖

胃的形态可受体位、体型、年龄、性别和胃的充盈状态等多种因素的影响。胃在完全空虚时略呈管状，容量约为 50mL，在高度充盈时呈球囊状，容量可达 2L。胃有前、后壁，胃大、小弯等（图 8-12）。胃前壁朝向前上方，后壁朝向后下方。胃小弯凹向右上方，其最低点弯度明显折转处，称角切迹。胃大弯大部分凸向左下缘。通常将胃分为贲门部、胃底、胃体和幽门 4 部，胃的近端与食管连接处是胃的入口，称贲门，贲门平面以上向左上方膨出的部分为胃底，自胃底向下至角切迹为胃体，胃体下界与幽门之间为幽门部或幽门窦。

胃属于空腔脏器，其位置受体位、体型及胃的充盈状态等多因素影响而有较大变化。胃在中等程度充盈时大部分位于左季肋区，小部分位于腹上区。胃上端与食道相接，下端与十二指肠相连；胃前壁右侧部与肝左叶和方叶相邻；左侧部与膈相邻，被左肋弓掩盖；中间部位于剑突下方，直接与腹前壁相贴。胃后壁与胰、横结肠、左肾上部及左肾上腺相邻，胃底与膈和脾相邻。

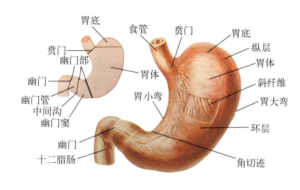

胃的肌层和分部

胃黏膜

图 8-12　胃的形态和分部

（5）小肠

小肠为消化管中最长而弯曲的一段，成人全长 5～7m。上端起于幽门，下端与盲肠相接，是进行消化和吸收的重要部位，分为十二指肠、空肠和回肠 3 部分。

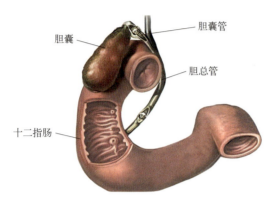

胆囊管

胆囊

胆总管

十二指肠

图 8-13　十二指肠

① 十二指肠　十二指肠位于胃与空肠之间，呈 "C" 字形包绕胰头，全长 25～30cm，为小肠的起始段，可分为上部、降部、水平部和升部等四部分（图 8-13）。

A. 上部　起自于胃的幽门，水平行至右后方，至胆囊处急转向下移行为十二指肠降部。上部近幽门处的一段肠管，长约 2.5cm，管壁薄且内面黏膜光滑，无环状襞，称十二指肠壶腹（球），是十二指肠溃疡及穿孔的好发部位。

B. 降部　沿第 1～3 腰椎和胰头的右侧下行，至第 3 腰椎下缘平面转折向左行于水平部。降部的后内侧壁有一纵行黏膜皱襞，在纵襞下端为十二指肠大乳头，是胆总管与胰管的共同开口处。十二指肠大乳头上方可见十二指肠小乳头，是副胰管的开口。

C. 水平部　又称下部，自右向左横过脊柱前方，在腹主动脉前方移行为升部。

D. 升部　最短，自下部斜向左上方，升至第 2 腰椎的左侧转向前下，移行为空肠，转折处称十二指肠空肠曲。十二指肠空肠曲由十二指肠悬韧带（Treitz 韧带）连于膈右脚，它是手术时用以确定空肠起点的重要标志。

② 空肠及回肠　空肠和回肠上端起于十二指肠空肠曲，下端续于盲肠（图 8-14）。两者盘曲在腹腔的中下部，无明显的界限。空肠约占空、回肠全长的上 2/5，主要位于左外侧区和脐区，其形态特点是管腔较大，管壁厚、血供丰富，较红润，黏膜面有高而密的环形皱襞，并可见许多散在的孤立淋巴滤泡。回肠约占空、回肠全长的下 3/5，主要位于脐区和右腹股沟区，其特点是管径较小、管壁薄、血供较少，黏膜面环形皱襞稀疏，回肠除有孤立淋巴滤泡外，还有集合淋巴滤泡，这些淋巴组织是小肠壁内的防御装置。

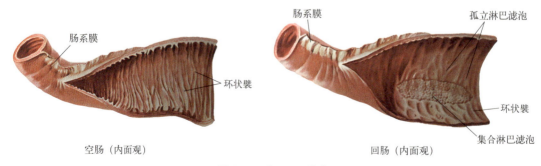

肠系膜

环状襞

肠系膜

孤立淋巴滤泡

环状襞

集合淋巴滤泡

空肠（内面观）

回肠（内面观）

图 8-14　空、回肠黏膜

（6）大肠

【病例分析 16】

患者，女，36 岁，10h 前出现脐周持续性钝痛，伴腹泻。此后，腹痛不断阵发性加剧，逐渐转移至右下腹，伴恶心、呕吐、发热，右下腹麦氏点压痛、反跳痛和肌紧张度增高。临床诊断：急性阑尾炎。

问题： 1. 阑尾的位置和阑尾根部的体表投影在哪里？

2. 阑尾易发生炎症的解剖学特点是什么？

大肠全长约 1.5m，续于回肠末端，止于肛门，是人体消化系统的重要组成部分，分为盲肠、阑尾、结肠、直肠和肛管 5 部分。大肠的主要功能是吸收粪便中的水分、维生素和无机盐等，并将食物残渣形成粪便排出体外。

大肠在外形上与小肠有明显的不同，一般大肠管径较粗，肠壁较薄。除直肠、肛管和阑尾外，盲肠和结肠还具有 3 种特征性结构（图 8-15），大肠表面有三条彼此平行的平滑肌，3 条平滑肌汇集于阑尾根部；结肠袋是由肠壁上的横沟隔成向外膨出的囊状突起；在结肠带两侧分布许多大小不等、形状不同的脂肪组织突起称肠脂垂。这 3 种特征性结构可作为腹部手术时识别结肠和盲肠的重要标志。

① 盲肠　盲肠是大肠的起始部，一般位于右髂窝内，呈囊袋状结构，长 6~8cm，上续升结肠，左连回肠。回肠末端突入盲肠的开口为回盲口，此处黏膜折成上、下两个半月形的皱襞，称为回盲瓣（图 8-16）。此瓣能阻止回肠内容物过快流入盲肠，以便食物在小肠内充分吸收，同时也防止盲肠内容物逆流入小肠。在回盲口下方约 2cm 处，有阑尾的开口。

② 阑尾　阑尾是一条细长的蚓状器官，故又称蚓突，一般长 6~8cm（图 8-16）。阑尾全长都附有阑尾系膜，因此活动性较大，但其根部位置一般固定。阑尾根部在体表的投影位置通常以脐和右髂前上棘连线的外、中 1/3 交界处作标志，临床上称为麦氏点，急性阑尾炎时该处可有压痛。由于阑尾位置变化较多，手术中有时寻找困难，但由于盲肠的 3 条结肠带均汇集于阑尾根部，故临床手术时，沿结肠带向下追踪阑尾，是寻找阑尾的可靠方法。

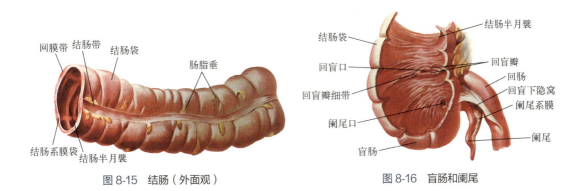

图 8-15　结肠（外面观）　　　　　　图 8-16　盲肠和阑尾

知识链接

阑尾炎

阑尾炎是指阑尾由于多种因素而形成的炎性改变。平时说的阑尾炎只是一个泛指，临床常分为急性阑尾炎、慢性阑尾炎、特殊类型的阑尾炎。急性阑尾炎是腹部外科中最为常见的疾病之一，大多数患者能及时就医，获得良好的治疗效果。但是，有时诊断相当困难，处理不当时可发生一些严重的并发症。

到目前为止，急性阑尾炎仍有0.1%～0.5%的死亡率，因此如何提高疗效，减少误诊，仍然值得重视。据估计，每一千个居民中每年将有一人会发生急性阑尾炎。急性阑尾炎可发生在任何年龄，从出生的新生儿到80～90岁的高龄均可发病，但以青少年为多见，尤其是20～30岁年龄组为高峰，约占总数的40%。性别方面，一般男性发病较女性为高。急性阑尾炎虽然常表现为阑尾壁受到不同程度的细菌侵袭所致的化脓性感染，但其发病机制却是一个较为复杂的过程，归纳起来与下列因素有关：①阑尾管腔的阻塞；②细菌感染；③神经反射。

预防阑尾炎可以分为以下两点。①增强体质，合理运动：有些机体抵抗力弱的患者，容易在一些情况下发生阑尾炎，通过增强体质、合理运动以后，增加机体抵抗力，增加对病原微生物侵袭的抵抗，进而达到预防阑尾炎的目的；②合理饮食，防止便秘：平时忌辛辣刺激食物，多食富含膳食纤维丰富的食物，比如水果、菠菜、韭菜，防止便秘主要是为防止其形成小的粪石，堵塞阑尾管腔继而发生阑尾炎。

阑尾炎的治疗方式可分为手术治疗及非手术治疗。非手术治疗主要适应于急性单纯性阑尾炎，阑尾脓肿，妊娠早期和后期急性阑尾炎，高龄合并有主要脏器病变的阑尾炎。手术治疗主要适应于各类急性阑尾炎，反复发作的慢性阑尾炎，阑尾脓肿保守3～6个月后仍有症状者及非手术治疗无效者。现手术方法以微创腹腔镜阑尾切除手术为主，腹腔镜阑尾切除是一门新发展起来的微创方法，它是在腹部不同部位做三个3～10mm小切口，通过这些切口插入摄像镜头和各种手术器械。将插入腹腔的摄像头所拍摄画面传输到电视屏幕上，医生通过观察图像，用各种手术器械在体外进行操作来完成手术。具有创口小、疼痛轻、恢复快、住院时间短、出血少的优点。

③ 结肠　结肠是位于盲肠和直肠之间的一段大肠，按其所在位置和形态分为4部分（图8-1）。升结肠长约15cm，位于右髂窝处，起自盲肠上端，沿腰方肌和右肾上升，至肝右叶下方向左移行为横结肠，转折处形成结肠右曲（或称肝曲）。横结肠长约50cm，起自结肠右曲，先行向左横行，至左季肋区，在脾的脏面下方略向下垂弯曲称结肠左曲（或称脾曲），向下续于降结肠。降结肠长约25cm，起自左季肋区的结肠左曲，沿腰方肌前面下降，至左髂嵴处续于乙状结肠。乙状结肠长约40cm，全长呈"乙"字形弯曲，在左髂嵴处接起自降结肠，至第3骶椎平面处续于直肠。由于其系膜连于盆腔左后壁，故活动度较大。

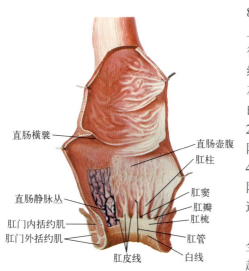

图8-17　直肠和肛管（内面观）

直肠横襞
直肠会阴腹
肛柱
肛窦
肛瓣
肛梳
直肠静脉丛
肛门内括约肌
肛门外括约肌
肛管
白线
肛皮线

④ 直肠　直肠位于盆腔内，为消化管的末段，全长约10～14cm（图8-17）。上端自第3骶椎前方起，下行终于盆膈。直肠在矢状面上有上、下两个弯曲：直肠会阴曲突向前，直肠骶曲突向后，临床上做直肠镜或乙状结肠镜检查时，应注意这两个弯曲，以免损伤肠壁。直肠下段肠腔膨大，称为直肠壶腹。直肠壶腹内面的黏膜表面有2～3条半月状的皱襞，称为直肠横襞，其中距肛门约7cm的最大的直肠横襞固定，在临床直肠镜检查时通常作为定位标志。

⑤ 肛管　肛管又称直肠肛门部，长3～4cm（图8-17）。上界于盆膈平面续于直肠，向下终于肛门。肛管上段内表面形成的6～10条纵向黏膜皱襞称为肛柱。各个肛柱下端相连的半月形的黏膜皱襞称为肛瓣。肛瓣与相邻的两肛柱下端围成的袋状小陷窝，称为肛窦。肛窦容易积存粪便，感染后容易导致肛周炎症。肛柱下端及肛瓣的边缘共同连成锯齿状的环形线，称为齿状线，为皮肤和黏膜的分界线。在齿状线下方的肛管黏膜深面含有静脉丛，是内痔的好发部位。

痔疮

痔疮是指人体直肠末端黏膜下和肛管皮肤下的静脉丛发生扩张和屈曲所形成的柔软静脉团，痔疮也被称为痔、痔核、痔病、痔疾等。医学所指痔疮包括内痔、外痔及混合痔三种，是肛门直肠底部及肛门黏膜的静脉丛发生曲张而形成的一个或多个柔软的静脉团的一种慢性疾病。

内痔发生在齿状线以上，在直肠内部。用力大便的时候，可以从直肠里面掉出来，严重的内痔，大便后回不去，会一直脱在肛门外面。外痔发生在齿状线以下，常常位于肛门外，可以自己摸到。外痔主要表现为肛门口有肿物或者疙瘩，一般也不痛也不痒。但是，外痔也可能出现水肿、感染、血栓等情况，可以出现疼痛，肛周瘙痒，肛门潮湿等症状，其中血栓性外痔疼痛十分剧烈，难以忍受。混合痔是同时患有内痔和外痔。

内痔主要表现为便血和痔疮脱出。便血一般表现为便后滴血或者擦手纸上有血，可以喷溅出来，颜色为鲜红色。内痔还可以从直肠内脱出来，掉到肛门外面来，轻度的内痔，不会掉出来，或者只有用力大便的时候，内痔才会掉出来，大便之后，可以自己回去。严重的内痔，经常从直肠脱出来，需要用手还纳，或者无法还纳。

没有症状的痔疮，不需要治疗，没有疼痛、瘙痒等不舒服，就不需要治疗。有症状的痔疮，以保守治疗为主，也就是不需要手术。痔疮的症状包括便血、内痔脱出、肛周瘙痒、潮湿、不适感等。只有保守治疗无效的痔疮，才要去考虑手术治疗。痔疮以控制症状为主，不要求根治。也就是说，大部分的痔疮只需要控制症状就可以了，只要不发作，不影响日常工作和生活就可以了，不要求根治痔疮，因为很难根治，即使是做手术，也会有复发的概率。

1.2 消化腺

（1）肝脏

肝是人体最大的消化腺。肝脏具有代谢、储存糖原和参与蛋白质、脂类和维生素等物质的合成、转化与分解功能；有对激素、药物、毒物等物质的转化和解毒的功能；有分泌胆汁、产生抗体和吞噬防御功能。肝有丰富的血液供应，故在活体呈棕红色，质软而脆。

消化腺　　　认识肝脏

① 位置形态　肝大部分位于右季肋区和腹上区，小部分位于左季肋区。肝的上界与膈穹隆一致。起于右侧第 10 肋，沿胸侧壁上行，至右腋中线处起自第 7 肋，经右锁骨中线处平第 5 肋，在前正中线处平剑胸结合，至左锁骨中线平第 5 肋间隙。肝的下界与肝前缘一致，起自右肋弓最低点，至右侧第 8、9 肋软骨结合处离开右肋弓，在剑突下 3～5cm 斜行向左上经左侧第 7、8 肋软骨结合处连上界。

肝脏呈楔形，借镰状韧带分为左、右两叶，肝右叶大而厚，肝左叶小而薄。肝脏的上面又称膈面，其后部没有腹膜覆盖的部分称为肝裸区，脏面有略呈"H"形的左、右纵沟和横沟。肝下面凹陷，与一些腹腔脏器相邻，故称为脏面。肝脏面有一近似"H"型沟，其中左纵沟前部称肝圆韧带，为胎儿时期脐静脉闭锁后形成的遗迹，后部称静脉韧带，为胎儿时期静脉导管闭锁后形成的遗迹。右纵沟前部为胆囊窝，容纳胆囊，后部为腔静脉沟，其中有下腔静脉通过。肝门位于肝的脏面，左、右纵沟之间的横沟内，有肝左、右管，肝固有动脉左、右支，门静脉左、右支，神经及淋巴等出入。肝蒂是出入肝门的肝左、右管，肝固有动脉，门静脉，神经及淋巴等诸结构被结缔组织包绕形成的结构（图 8-18）。

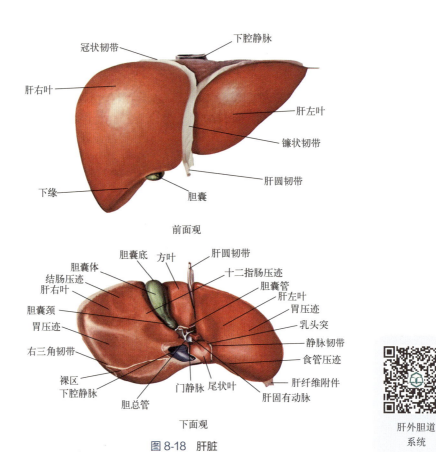

前面观

下面观

图 8-18　肝脏

肝外胆道
系统

② 肝外胆道系统　肝外胆道系统是指走出肝门之外的胆道系统，包括胆囊和输胆管道（肝左管、肝右管、肝总管和胆总管）（图 8-19）。这些管道与肝内胆道一起，将肝分泌的胆汁输送到十二指肠腔。胆囊位于肝下面的胆囊窝内，形态呈梨形，容量为 40～60mL，胆囊有储存和浓缩胆汁及调节胆道压力的作用。胆囊分为胆囊底、胆囊体、胆囊颈、胆囊管 4 部分（图 8-19），胆囊底的体表投影位置在右肋弓与右锁骨中线交点稍下方，临床上当胆囊发炎时，拇指在体表投影处往后压，然后深吸气可有压痛。螺旋襞为胆囊颈、胆囊管内的螺旋状皱襞，有节制胆汁进出的作用，临床上好发胆囊结石嵌顿。输胆管道分肝内和肝外两部分。肝内部分包括胆小管和小叶间胆管。肝外部分由肝左、右管，肝总管，胆囊和胆总管组成。胆汁产生及排出途径如下。

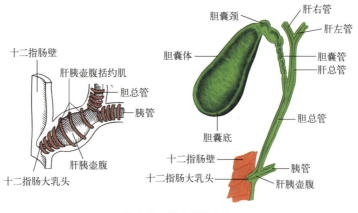

图 8-19　肝外胆道系统

肝细胞分泌胆汁→胆小管→小叶间胆管→肝左、右管→肝总管→胆总管→十二指肠

胆囊

【课堂互动】
　　请问胆汁在何处产生？正常情况下如何排入十二指肠腔？

（2）胰腺

　　胰是人体的第二大消化腺。呈长条形，质地柔软，呈灰红色，可分为胰头、胰颈、胰体、胰尾4部分（图8-20）。胰管自胰尾沿胰长轴右行，与胆总管共同开口于十二指肠大乳头，副胰管开口十二指肠小乳头。胰的位置较深，横贴于腹后壁上部，在胃后方于第1、2腰椎水平，胰头第2腰椎右侧被十二指肠环绕，后方邻胆总管、肝门静脉。胰体位于胃后方平第1腰椎，胰尾抵达脾门。

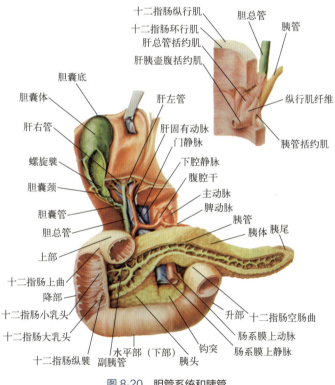

图 8-20　胆管系统和胰管

知识链接

急性胰腺炎

　　急性胰腺炎是指多种病因引起的胰酶激活后引起胰腺组织的自身消化、水肿、出血，甚至坏死，继以胰腺局部炎症反应为主要特征，伴或不伴有其他器官功能改变的疾病。按照病情严重程度可分为轻症、重症胰腺炎，轻症急性胰腺炎预后较好，重症较差。

腹痛是急性胰腺炎的主要症状，多在急性胆道疾病或饮酒饱食后出现，多位于上腹及左上腹，也可在右上腹，轻者钝痛，重者呈绞痛或刀割样痛，多合并恶心、呕吐等症状。少数患者尤其老年体弱者，可仅有轻微腹痛，甚至无腹痛。查体有上腹压痛、腹肌紧张，甚至反跳痛，重者可有移动性浊音、包块等。

急性胰腺炎治疗需寻找并去除病因、控制炎症。其治疗包括一般治疗、药物治疗和手术治疗，以药物治疗为主，手术治疗主要是针对各种并发症的治疗。如诊断为胆源性急性胰腺炎，根据实际情况可以在本次住院期间完成内镜治疗或在康复后择期行胆囊切除术，避免今后复发。对于轻症急性胰腺炎患者，在短期禁食期间可通过静脉补液提供能量。对于重症急性胰腺炎患者，在肠蠕动尚未恢复前，应先予以肠外营养，病情缓解后应尽早过渡到肠内营养。恢复饮食应从少量、无脂、低蛋白饮食开始，逐渐增加进食量和蛋白质，直至恢复正常饮食。

2　消化系统功能认知

消化与吸收

2.1　消化

消化系统的主要功能是为机体提供水、电解质及各种营养物质，以满足机体新陈代谢的需要。消化系统的基本生理功能为摄取、转运、消化食物、吸收营养和排泄废物。食物在消化道内分解成可以被细胞吸收利用的物质的过程叫作消化，消化又可以分为机械性和化学性两种，两者同时进行，相互配合，为消化道内各种营养物质分解为可吸收状态创造有利条件。经过消化后的食物、水、盐等，透过消化道黏膜，进入血液和淋巴循环的过程，称为吸收，未被吸收的食物残渣则通过大肠以粪便形式排出体外。

（1）口腔内的消化

食物的消化过程是从口腔开始的，在口腔内，通过咀嚼和唾液酶的作用，食物得到初步分解、消化，粘有唾液的食物团经吞咽动作，通过食管进入胃内。

① 唾液　人的口腔内有腮腺、颌下腺和舌下腺三对大唾液腺和无数散在分布的小唾液腺，这些唾液腺分泌的混合液为唾液。唾液为无色无味近于中性（pH 值为 6.6～7.1）的低渗液体。唾液的有机物主要为黏蛋白，还有唾液淀粉酶、球蛋白、氨基酸、溶菌酶等，无机物主要有钠、钾、钙、硫、氯等。

唾液可以湿润与溶解食物，使之便于吞咽并有助于引起味觉；唾液还可清洁和保护口腔，它可清除口腔中的残余食物，当有害物质进入口腔时，唾液可起冲洗、稀释及中和作用，唾液中的溶菌酶还有杀菌作用；此外，在人和少数哺乳动物如兔、鼠等唾液中的淀粉酶可对淀粉进行简单的分解，它可使淀粉分解成为麦芽糖，但当食物进入胃后，pH 下降，此酶迅速失活。

② 咀嚼　咀嚼是由各咀嚼肌有序地收缩所组成的复杂的反射性动作。口腔通过咀嚼运动对食物进行机械性加工。咀嚼肌包括咬肌、翼内肌、翼外肌和颞肌等，各咀嚼肌有序地收缩组成复杂的反射性动作，使上牙列和下牙列相互接触，产生压力磨碎食物以形成食团，便于吞咽。

咀嚼肌是骨骼肌，可作随意运动，但在正常情况下，它的运动还受口腔感受器和咀嚼肌内的本体感受器传来的冲动的制约。在咀嚼运动中，颊肌和舌肌的收缩具有重要作用，它们的收缩可将食物置于上、下列之间，以便于咀嚼。

③ 吞咽　吞咽是指食物在口腔内经咀嚼、粉碎后，经咽部、食道运送至胃部的反射活动。它是人体较复杂的躯体反射之一，由多种感觉、运动神经共同支配。根据食团在吞咽时所经过的部位，可将吞咽动作分为下列 3 期：第 1 期：由口腔到咽。这是在来自大脑皮层的冲动的影响下

随意开始的。开始时舌尖上举及硬腭，然后主要由下颌舌骨肌的收缩，把食团推向软腭后方而至咽部。舌运动对于这一期吞咽动作是非常重要的。第 2 期：由咽到食管上端。通过一系列急速反射动作而实现。食团刺激了软腭部感受器，引起一系列肌肉反射性收缩，使软腭上升，咽后壁向前突出，封闭鼻咽通路；声带内收，喉头升高并向前紧贴会厌，封闭了咽与气管通路；呼吸暂时停止；喉头前移，食管上口张开，食团就从咽被挤入食管。这一期进行得极快，通常约需 0.1s。第 3 期：沿食管下行至胃。由食管肌肉顺序收缩而实现。食管肌肉顺序收缩又称蠕动，是一种向前推进波形运动。食团下端为一舒张波，上端为一收缩波，食团就很自然地被推送前进。

（2）胃内的消化

胃是消化管道中最膨大的部分，成人的容量一般为 1～2L。胃有两种机能，一是暂时储存食物，二是初步消化的功能。胃的消化功能包括胃液的化学性消化和胃壁肌肉运动的机械性消化。通过胃壁的蠕动、研磨加上胃液的化学作用就可以对食物进行初步消化，食物进入口腔里面，经过唾液、口腔的淀粉酶分解后，会通过咽喉和食管进入到人的胃里，食物摄入后胃就会蠕动，初步研磨对食物进行机械性消化。胃里面还有盐酸，可以激活胃内的胃蛋白酶原，会提供比较合适的酸性环境，更利于摄入的蛋白质变性及消化。胃蛋白酶原能起到消化食物里面蛋白质的作用，被消化的蛋白质就会成为少量多肽、氨基酸。胃主要的作用就是能把食物、消化液充分混合，食物就可以变成半液化的食糜，这样更有利于小肠部位的消化和吸收。

胃运动的主要形式有 3 种，即紧张性收缩、容受性舒张和蠕动。胃壁平滑肌经常处于一定程度的缓慢持续收缩状态，称为紧张性收缩。这种形式的运动能使胃保持一定的形状和位置，防止胃下垂，也能使胃腔内保持一定的压力，有利于胃液渗入食团中。进食后头区的紧张性收缩加强，有利于食物向幽门方向推进。进食时食物刺激口腔、咽、食管等部位的感受器，可反射性地造成胃底和胃体舒张，称容受性舒张，它有利于胃接纳大量的食物并防止胃内压力显著升高。胃的蠕动则有利于胃研磨食物，并将食糜逐步推入十二指肠。

（3）小肠内的消化

小肠内消化是整个消化过程中最重要的阶段，当食糜从胃内进入十二指肠，即开始小肠内消化。在这里，食糜受到胰液、胆汁和小肠液的化学性消化及小肠运动的机械性消化。许多营养物质也都在这一部位被吸收入机体。因此，食物通过小肠后，消化过程基本完成。未被消化的食物残渣，从小肠进入大肠。食物在小肠内停留的时间，随食物的性质而有不同，一般为 3～8h。

小肠的运动功能是靠肠壁的两层平滑肌完成的。肠壁的外层是纵行肌，内层是环行肌。肠壁的环形肌有节律的收缩和舒张是小肠特有的运动形式，小肠的运动形式包括紧张性收缩、分节运动和蠕动 3 种，不仅能够促使食糜与消化液充分混合，利于化学消化，还能促使食糜与肠壁紧密接触，利于吸收，同时不断挤压肠壁，有助于血液和淋巴液的回流。

（4）大肠内的消化

大肠是消化管的末段，人类的大肠内没有重要的消化活动，主要功能是吸收水分和盐类，储存和排出粪便。大肠液由大肠黏膜表面的柱状上皮细胞和杯状细胞分泌，分泌的大肠液富含黏液起到保护肠黏膜和润滑粪便的作用。大肠的运动少而缓慢，对刺激的反应也比较迟钝，这有利于粪便在大肠内暂时储存。大肠的运动主要有袋状往返运动、多袋推进运动、蠕动及集团蠕动四种形式。

2.2 吸收

食物经过消化后，透过消化道的黏膜，进入血液和淋巴循环的过程，称为吸收，消化是吸收的重要前提。由于吸收为机体细胞提供了营养，因而具有重要的生理意义。吸收的部位主要取决于各部分消化管的组织结构，以及食物在各部位被消化的程度和停留的时间。在口腔和食管内，食物实际上是不被吸收的。在胃内，食物的吸收也很少，胃可吸收乙醇和少量水分。食物吸收的主要部位是小肠上段的十二指肠和空肠。

3 消化系统疾病认知

消化性溃疡

3.1 消化性溃疡

【病例分析 17】

患者，男，32 岁，2 年前无明显诱因感上腹部疼痛，为节律性疼痛，进食后疼痛明显缓解，常感夜间痛、空腹痛。2d 前上腹部持续性疼痛，呕吐。3h 前出现右下腹剧烈疼痛。体格检查：体温 37.9℃，脉搏 98 次 /min，呼吸 22 次 /min，血压 120/80mmHg，神志清楚，腹壁紧张，板状腹，上腹部和右下腹明显压痛，反跳痛。手术中发现右髂窝内有较多淡黄色混浊液体。临床诊断：十二指肠球部溃疡穿孔。

问题：1. 十二指肠溃疡穿孔将侵蚀周围哪些器官？

2. 胃液为何易流入右结肠旁沟？

（1）病因

消化性溃疡最主要的病因是胃酸与胃蛋白酶的自身消化作用。胃酸和胃蛋白酶增高都可引起消化性溃疡，但胃蛋白酶原激活依赖胃酸的存在，因此胃酸的存在是胃溃疡发生的决定性因素。其次，幽门螺杆菌感染跟胃溃疡的发生也有密切的关系，幽门螺杆菌感染造成的胃炎和胃黏膜屏障的损害，是促使消化性溃疡发生和难以愈合的重要因素。此外，非甾体抗炎药的广泛应用，是引起消化性溃疡的另一重要因素。一些不良的饮食和生活习惯，比如长期吸烟、大量饮酒、喝浓茶、喝浓咖啡、吃辛辣刺激食品、高盐饮食等，也会增加胃溃疡发生的危险性。

（2）临床表现

消化性溃疡的 3 大临床表现具体如下。①疼痛，主要是上腹部的节律性疼痛，并且与饮食有明显的关系，胃溃疡表现为进食后中上腹部疼痛，饭后 1～2h 后疼痛逐渐缓解，直至下次进餐时再次出现中上腹疼痛，十二指肠溃疡主要表现为空腹时中上腹部疼痛，进食或者使用抑制胃酸药物后疼痛可缓解，直至下次进餐前会再次出现中上腹疼痛。②烧心、反酸，胃酸过多导致胃酸或者含有胃酸的食物反流至食管或者口腔，而出现烧心、反酸症状。③消化不良，主要表现为嗳气、腹部胀满、恶心、呕吐等，多见于伴有幽门螺杆菌感染引起的胃溃疡，胃动力减弱是最主要的因素。

（3）治疗

消化性溃疡患者可在医生指导下采用药物治疗和手术治疗。

① 药物治疗　消化性溃疡患者药物治疗中所用的药物主要为降低胃酸的药物、增强胃黏膜保护作用的药物和根除幽门螺杆菌感染的药物，如奥美拉唑肠溶片、铝碳酸镁咀嚼片、阿莫西林胶囊等，在服药后可以通过降低胃酸、促进黏膜的修复等作用缓解胃部疼痛，一些根除幽门螺杆菌感染的药物则可以从根源上治疗消化道溃疡并预防复发。

② 手术治疗　消化道溃疡大多数患者在药物治疗后可以使症状得到缓解，还可能会使溃疡愈合，但遇到以下情况大多会采取手术治疗的方法，如急性溃疡穿孔、穿透性溃疡、大量或反复

出血、内科的药物治疗已经对其无效者、器质性幽门梗阻、胃溃疡癌变或癌变不能排除者、顽固性或难治性溃疡等。

3.2 胆囊炎和胆石症

胆囊炎分为急性胆囊炎和慢性胆囊炎。急性胆囊炎，最常见的病因是胆囊结石，急性胆囊炎的症状，主要有右上腹疼痛、恶心、呕吐和发热等。急性胆囊炎引起的右上腹疼痛，一开始疼痛与胆绞痛非常相似，但其腹痛持续的时间往往较长，作呼吸和改变体位常常能使疼痛加重，因此患者多喜欢向右侧静卧，以减轻腹痛。有些患者会有恶心和呕吐，但呕吐一般并不剧烈。慢性胆囊炎是最常见的一种胆囊疾病，临床表现多不典型，亦不明显。平时可能经常有右上腹部隐痛、腹胀、嗳气、恶心和厌食油腻食物等消化不良症状，有的患者则感右肩胛下，右季肋或右腰等处隐痛。在站立、运动及冷水浴后更为明显。患者右上腹肋缘下有轻度压痛，或压之有不适感。B超检查可见胆囊增大，排空功能障碍，口服胆囊造影剂发现有结石时，则诊断可以确定。

胆石症又称胆结石，是指胆道系统包括胆囊或胆管内发生结石的疾病。患者常在饱餐、进食油腻食物后或睡眠中体位改变时，由于胆囊收缩或结石移位加上迷走神经兴奋，结石嵌顿在胆囊壶腹部或颈部，胆囊排空受阻，胆囊内压力升高，胆囊强力收缩而引起绞痛。疼痛位于右上腹或上腹部，呈阵发性，或者持续疼痛阵发性加剧，可向右肩胛部和背部放射，可伴恶心、呕吐，部分患者因剧痛而不能准确说出疼痛部位。

胆囊炎和胆石症都会有明显的上腹部疼痛，但是胆囊炎通常是右上腹出现撑胀性疼痛，在患者呼吸或者翻身的时候疼痛会更为厉害，还会使得后肩膀和后背出现放射性的疼痛。而胆结石的疼痛则属于胆绞痛，会让患者出现大汗淋漓、坐立不安的情况。胆石症的治疗是以排石为主，如果病情严重还需要进行手术治疗。而胆囊炎通常是以消炎治疗为主，经过规范治疗即可痊愈，无需手术治疗。胆囊炎如果不及时治疗，随着病情越来越严重，患者会出现冠心病、心肌缺血等严重的后果，危及患者生命。而胆石症如果不及时治疗，除了会给患者带来极大痛苦外，还有可能诱发胰腺炎、胆囊癌等疾病。

实训九　消化器官的观察与识别

【实训目的】
  1.通过观察标本和模型，识别消化系统的位置、组成和功能；
  2.明确上、下消化道的概念；
  3.掌握胃、食管、小肠、大肠、肝脏等器官的形态特点、位置和主要功能。

【实训材料】
  1.头部正中矢状切面标本（观察口腔、牙、舌、唾液腺、食管等）；
  2.胃的活体标本和模型；
  3.小肠的模型；
  4.盲肠、肛管的模型；
  5.肝脏、胰腺的模型。

【实训内容和方法】
  1.利用头部正中矢状切面标本观察口腔、舌、咽喉、食管的形态和构造，并注意咽峡、咽隐窝、颏舌肌位置；食管的3处狭窄。
  2.利用胃的活体标本和模型观察胃的形态分部，注意观察胃小弯、幽门瓣的位置及作用。

3. 在小肠的模型上观察小肠的分部，并注意十二指肠大乳头及空、回肠的位置区别。

4. 利用盲肠、肛管模型观察盲肠、肛管的形态特点，并注意大肠和小肠的鉴别点、回盲瓣、麦氏点、齿状线的位置和作用。

5. 利用肝脏、胰腺的模型观察肝脏、胰腺的形态特点，并注意肝门位置及胰腺分部。

【总结与思考】

结合实验内容，说说咽的分部是如何划分的。如何用解剖学原理来解释吃饭的时候不能说话这一行为？

 目标检测

一、选择题

（一）单项选择题

1. 6 至 7 岁开始萌出的牙称（　　）。

　A. 乳牙　　　　　　B. 恒牙　　　　　　C. 磨牙　　　　　　D. 尖牙　　　　　　E. 迟牙

2. 胃窦指的是（　　）。

　A. 胃小弯　　　　　B. 幽门部　　　　　C. 幽门窦　　　　　D. 幽门管　　　　　E. 胃大弯

3. 没有味觉感受器的舌乳头是（　　）。

　A. 菌状乳头　　　　B. 丝状乳头　　　　C. 轮廓乳头　　　　D. 叶状乳头　　　　E. 以上都没有

4. 一侧收缩时，使舌尖伸向对侧的肌是（　　）。

　A. 颏舌肌　　　　　B. 茎突舌肌　　　　C. 舌骨舌肌　　　　D. 腭舌肌　　　　　E. 舌横肌

5. 鼻咽癌的好发部位（　　）。

　A. 喉咽　　　　　　B. 口咽　　　　　　C. 梨状隐窝　　　　D. 咽隐窝　　　　　E. 咽鼓管圆枕

6. 十二指肠大乳头位于（　　）。

　A. 上部　　　　　　B. 降部　　　　　　C. 横部　　　　　　D. 水平部　　　　　E. 升部

7. 肝右叶、左叶的分界标志是（　　）。

　A. 肝门　　　　　　B. 上腔静脉　　　　C. 镰状韧带　　　　D. 下腔静脉　　　　E. 静脉韧带

8. 有关胰的说法，错误的是（　　）。

　A. 是人体最大的消化腺　　　　　　　　　　　　B. 可分为头、体、尾三部分

　C. 胰头被十二指肠所环抱　　　　　　　　　　　D. 质软色灰红

　E. 兼有内外两分泌部

9. 咽淋巴环不包括（　　）。

　A. 腭扁桃体　　　　B. 舌扁桃体　　　　C. 咽扁桃体　　　　D. 咽隐窝　　　　　E. 咽鼓管扁桃体

10. 内痔和外痔的分界标志为（　　）。

　A. 肛白线　　　　　B. 痔环　　　　　　C. 肛梳　　　　　　D. 齿状线　　　　　E. 以上都不对

（二）多项选择题

1. 含味蕾的结构有（　　）。

　A. 轮廓乳头　　　　B. 叶状乳头　　　　C. 丝状乳头　　　　D. 菌状乳头　　　　E. 舌扁桃体

2. 下列有关 3 对大的唾液腺的叙述正确的是（　　）。

　A. 腮腺为最大的一对　　　　　　　　B. 舌下腺为最小的一对

　C. 下颌下腺位于下颌体内面的下颌下腺凹处　　D. 腮腺管开口于平对上颌第 2 前磨牙的颊黏膜处

　E. 舌下腺大管常与下颌下腺管共同开口于舌下阜

3. 下列有关食管的叙述正确的是（　　）。

　A. 按其行程可分颈、胸、腹 3 段　　　　　　　B. 上端于第 6 颈椎体下缘平面续咽

C. 第 1 个狭窄在食管起始处   D. 第 2 个狭窄距中切牙约 25cm

E. 第 3 个狭窄位于其与胃相接处

4. 下列有关胃的叙述正确的是（   ）。

    A. 属于上消化道   B. 在中等充盈时，大部分位于腹上区，小部分位于左季肋区

    C. 入口附近称贲门部   D. 胃的中间部分称胃体

    E. 幽门部又分为幽门窦和幽门管

5. 下列有关小肠的叙述正确的是（   ）。

    A. 可分十二指肠、空肠、回肠和盲肠等部   B. 空肠和回肠又称系膜小肠

    C. 十二指肠球黏膜面光滑无环状襞   D. 空、回肠黏膜均有孤立淋巴滤泡

    E. 空肠黏膜还有集合淋巴滤泡

6. 下列有关大肠的叙述正确的是（   ）。

    A. 结肠和盲肠具有结肠带、结肠袋和肠脂垂   B. 盲肠位于右髂窝，为大肠的起始部

    C. 阑尾根部连于盲肠的后内侧壁   D. 结肠均为腹膜内位器官

    E. 直肠骶曲凸向前方

7. 下列有关肛管的叙述正确的是（   ）。

    A. 上续直肠，末端终于肛门

    B. 内面有纵行的黏膜皱襞，称肛柱

    C. 肛瓣与肛柱下端共同围成的小隐窝称肛窦

    D. 齿状线下方，宽约 1cm 微凸的环形带为痔环

    E. 肛门括约肌为随意肌

8. 下列有关肝的叙述正确的是（   ）。

    A. 上面与膈相触，由镰状韧带分为左、右 2 叶   B. 脏面有近似"H"形的沟

    C. 右纵沟前部为胆囊窝   D. 出入肝门的结构有肝动、静脉和肝管

    E. 前下缘（下缘前部）锐利

9. 肝外胆道包括（   ）。

    A. 胆囊   B. 肝左管和肝右管   C. 胰管

    D. 肝总管   E. 胆总管

10. 下列有关胰的叙述正确的是（   ）。

    A. 外分泌部分泌胰液，在消化过程中起重要作用   B. 胰液由胰管排泄

    C. 前面隔网膜囊与胃后壁相邻   D. 位于第 1、2 腰椎水平横贴于腹后壁

    E. 胰管与肝总管汇合后，共同开口于十二指肠大乳头

二、简答题

1. 食管分哪几部？3 个狭窄部在何处？各距中切牙多少厘米？

2. 简述胰的位置和分部，以及胰液经输出管排入十二指肠的途径。

3. 某患者突然腹部剧痛，恶心，呕吐，巩膜黄染急诊来院检查，医生初步诊断为胆总管结石。为进一步确诊，医生采用胆道造影检查法，此法需将导管从口腔送至十二指肠大乳头处，向胆总管注造影剂。

    请问：（1）此导管需经哪些器官、哪些生理狭窄（具体部位）才能到达十二指肠大乳头？

        （2）若对此患者行胆总管手术切开取石，选择经右侧腹直肌切口，请问：此切口由浅入深，需依次经过哪些结构（用箭头表示）才能暴露胆总管？切胆总管时需注意周围哪些结构、它们与胆总管的位置如何？

模块九 泌尿系统与生殖系统

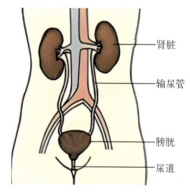

　　泌尿系统由肾、输尿管、膀胱和尿道组成，是人体的主要排泄系统。通过尿液的形成，将机体在新陈代谢过程中产生的废物，如尿素、尿酸及多余的水分和无机盐等排出，对保持机体内环境相对稳定和电解质平衡起重要作用（图9-1）。

图 9-1　泌尿系统

1 泌尿系统结构认知

1.1 肾脏

（1）肾的形态

认识肾脏

　　肾为成对的实质性器官，形似蚕豆，左、右各一。肾表面光滑，形态上可分上、下两端，前、后两面和内、外侧两缘。上端宽而薄，下端窄而厚。前面稍隆凸，后面较平坦，紧贴腹后壁。外侧缘隆凸，内侧缘中部凹陷，称肾门，约平第1腰椎平面，有肾血管、肾盂、神经和淋巴管等出入。出入肾门的这些结构被结缔组织包裹在一起，称为肾蒂。因下腔静脉靠近右肾，故右肾蒂比左肾蒂短。肾蒂内主要结构的排列关系，自上而下依次为肾动脉、肾静脉和肾盂；自前向后依次为肾静脉、肾动脉和肾盂。自肾门深入肾实质的凹陷称肾窦，内含肾血管、肾盂、肾小盏、肾大盏、神经、淋巴管和脂肪组织等。

（2）肾的剖面结构

在肾的冠状切面上（图9-2），肾实质分为表层的肾皮质和深层的肾髓质。

① 肾皮质　位于肾实质的浅层，厚 0.5～1.5cm，富含血管，新鲜标本呈红褐色、细小颗粒状。伸入肾髓质之间的肾皮质，称为肾柱。

② 肾髓质　位于肾实质的深面，约占肾实质厚度的 2/3，色淡红。可见 15～20 个圆锥形、底朝皮质、尖向肾窦的肾锥体；每 2～3 个肾锥体的尖端合成一个肾乳头，肾乳头顶端有许多小孔，称乳头孔。肾产生的终尿经乳头孔流入肾小盏，肾小盏呈漏斗状，共有 7～8 个，包绕肾乳头周围，承接排出的尿液。每 2～3 个肾小盏汇合成一个肾大盏，再由 2～3 个肾大盏汇合成一个前后略扁的漏斗状结构，称为肾盂，肾盂出肾门后，逐渐变细移行为输尿管。

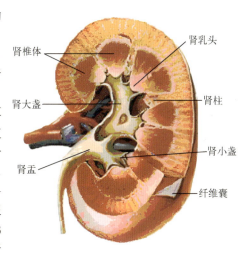

图 9-2　肾的冠状切面

（3）肾的微细结构

肾实质主要由肾单位和集合管组成，肾间质中有少量结缔组织、血管和神经等构成。

① 肾单位　肾单位是肾的结构和功能单位，由肾小体和肾小管组成。每个肾有 100～150 万个肾单位，与集合管系共同行使泌尿功能（图9-3）。

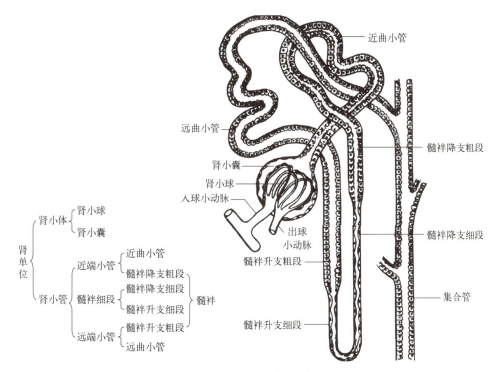

图 9-3　肾单位及集合管示意图

A. 肾小体　肾小体包括肾小球和肾小囊。肾小球是个毛细血管球，由肾动脉分支形成，两端分别连接着入球小动脉和出球小动脉。肾小球外有肾小囊包绕。肾小囊是肾小管的起始部，为膨大凹陷而成的杯状双层囊，由脏、壁两层上皮细胞形成，两层之间有囊腔与肾小管的管腔相通。当血液由入球小动脉流入肾小球时，水和小分子物质通过网状的毛细血管被滤进肾小囊腔，进而进入与之相连的肾小管。而未被滤过的部分则经出球小动脉继续在体内进行循环利用（图9-3）。

B. 肾小管　肾小管是由单层上皮细胞围成的小管，依次由近端小管（近曲小管和髓袢降支粗段）、髓袢细段（髓袢降支细段和髓袢升支细段）和远端小管（髓袢升支粗段和远曲小管）3部分组成（图9-3）。

② 集合管　集合管系统全长20～39mm，分为弓形集合小管、直集合管和乳头管3段。弓形集合小管与远曲小管相连，另一端进入髓放线后形成直集合管。直集合管经髓质行至锥体乳头，称乳头管，开口于肾小盏。集合管系在醛固酮和血管升压素的调节下，具有吸收钠和水，排出钾和氨的功能。

③ 球旁复合体　球旁复合体又称肾小球旁器，位于血管球周围，由球旁细胞、致密斑、球外系膜细胞组成（图9-4）。球旁细胞由入球微动脉管壁平滑肌细胞衍化而成，内有分泌颗粒，颗粒内含肾素和促红细胞生成素。肾素是一种蛋白水解酶，可收缩小动脉，导致血压升高。促红细胞生成素可刺激骨髓生成红细胞，严重肾病患者，促红细胞生成素合成不足会引起肾性贫血。致密斑是远端小管靠近肾小体侧的管壁上皮细胞变高变窄，排列紧密而形成。它是一种离子感受器，能感受远端小管管腔内 Na^+ 浓度的变化，当 Na^+ 浓度降低时，将信息传给球旁细胞，促进球旁细胞分泌肾素，增强远端小管和集合管重吸收 Na^+。

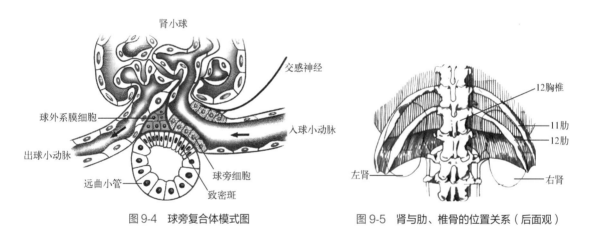

图9-4　球旁复合体模式图　　　　图9-5　肾与肋、椎骨的位置关系（后面观）

（4）肾的位置和毗邻

① 肾的位置　正常成年人肾位于脊柱两侧（图9-5），紧贴腹后壁，前被腹膜遮盖，为腹膜外位器官。右肾因受肝的影响，略低于左肾。左肾上端平第11胸椎体下缘，下端平第2腰椎体下缘；右肾上端平第12胸椎体上缘，下端平第3腰椎体上缘；第12肋斜越左肾后面的中部，斜过右肾后面的上部。

竖脊肌外侧缘与第12肋夹角处为肾区，是肾门在背腰部的体表投影位置。临床上，某些肾疾病患者，叩击或触压该区常引起疼痛。

肾的位置存在个体差异，一般女性稍低于男性、儿童低于成人。

② 肾的毗邻　两肾的上端附着肾上腺。两肾后面的上1/3部与膈相邻，下2/3部与腰大肌、腰方肌及腹横肌相邻。两肾前面邻接的器官，左右不同。左肾前上部与胃底后面相邻，中部和内侧缘与胰、脾血管相邻，下部邻接空肠和结肠左曲；右肾前上部邻接肝，下部与结肠右曲相邻，内侧缘邻十二指肠降部。

肾的毗邻关系与临床

肾周围炎时，可刺激腰大肌和腰方肌，使髋关节的活动幅度受限，产生疼痛，引起髋关节屈曲挛缩。肾手术时注意勿伤及上面的膈及肋膈隐窝，以免造成气胸。右肾手术时，还应注意十二指肠降部，因其比较固定易于撕裂。

（5）肾的被膜

肾的表面由内向外依次有纤维囊、脂肪囊和肾筋膜3层被膜包绕。纤维囊位于肾实质表面，为一层薄而坚韧的结缔组织膜。脂肪囊是位于纤维囊和肾筋膜之间的脂肪组织层，对肾起弹性垫样的保护作用，临床上肾囊封闭，即将药物注入此囊。肾筋膜是位于脂肪囊外面的致密结缔组织膜，包裹肾和肾上腺，借结缔组织对肾脏起固定作用。

肾下垂

肾位置的固定主要靠肾的被膜，其次是腹压、肾的动脉、肾静脉、腹膜及邻近器官的承托。当肾的固定装置结构薄弱时，可导致肾向下移动，形成游走肾或肾下垂。

1.2 输尿管及膀胱

（1）输尿管

输尿管（图9-1）位于腹膜后方，为一对细长的肌性管道，起自肾盂，下端终于膀胱。全长20～30cm，管径平均为0.5～1.0mm。

① 输尿管的分部 输尿管全长按其行程可分为3部。输尿管腹部起自肾盂末端，沿腰大肌前方下降，达小骨盆入口处。在此部，跨越髂血管前方进入盆腔。输尿管盆部起自小骨盆入口，先沿盆腔侧壁下行，再转向前达膀胱底的外上角，斜穿膀胱壁续为壁内部。输尿管壁内部指斜穿膀胱壁的部分，长约1.5cm，以输尿管口开口于膀胱底内面。当膀胱充盈时，内压增高，输尿管壁内部因压扁而闭合，可防止尿液由膀胱逆流入输尿管。

② 生理性狭窄 输尿管全长粗细并非一致，有3处生理性狭窄。上狭窄位于肾盂与输尿管移行处；中狭窄位于骨盆上口，输尿管跨髂血管处；下狭窄是输尿管斜穿膀胱壁处。3个生理性狭窄处口径只有0.2～0.3cm，临床上常是结石易滞留的部位。

（2）膀胱

膀胱为储存尿液的肌性囊状器官，其大小、形态、位置和壁的厚薄均随年龄、性别及尿液充盈程度而改变。一般正常成人膀胱容量为350～500mL，最大容量可达900mL，新生儿容量为50mL左右。

认识膀胱

① 膀胱的形态 膀胱充盈时略呈卵圆形；膀胱空虚时呈三棱锥体形（图9-6），分尖、体、底和颈4部。膀胱顶端尖小，朝向前上方，称膀胱尖；底部膨大，呈三角形，朝向后下方，称膀胱底；尖与底之间的部分称膀胱体；胱的最下部称膀胱颈，与前列腺底（男性）或盆膈（女性）相邻，并以尿道内口与尿道相接。

② 膀胱的内面结构 膀胱内面被覆黏膜，当膀胱空虚时由于肌层的收缩而形成许多皱襞。在膀胱底内面，两侧输尿管口和尿道内口之间有一三角区域，此处膀胱肌层和黏膜层连接紧密，缺乏黏膜下层，不论膀胱空虚或充盈，黏膜始终平滑无皱襞，称膀胱三角（图9-7）。膀胱三角是

临床上肿瘤、炎症和结核的常见好发部位。两侧输尿管口之间的皱襞，称为输尿管间襞，膀胱镜检查时可见此襞呈一苍白带，可作为临床上寻认输尿管口的标志。

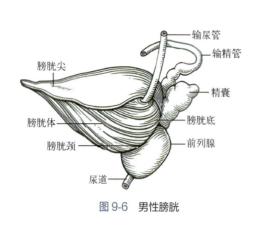

图9-6　男性膀胱

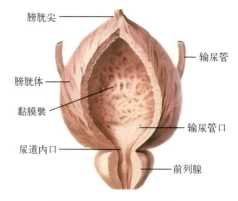

图9-7　膀胱壁内面结构

③ 膀胱的位置和毗邻　成人膀胱在盆腔的前部。膀胱空虚时，位于盆腔内，膀胱尖不超出耻骨联合上缘；充盈时，膀胱尖突出耻骨联合之上，膀胱上部突入腹腔。新生儿膀胱呈梭形，大部分位于腹腔内，位置较成人高，随年龄增长逐渐降入盆腔。老年人因盆膈肌肉松弛，膀胱位置较低。

膀胱的前方为耻骨联合；膀胱的后方，女性与子宫、阴道相邻，男性与精囊、输尿管末端及直肠相邻；膀胱颈下方，在男性邻接前列腺，女性则邻接尿生殖膈。

【课堂互动】
想一想经耻骨联合上缘进行膀胱穿刺术时为什么要求膀胱充盈？

1.3　尿道

尿道为起于膀胱的尿道内口并通向体外的管道，可将膀胱内储存的尿液排出体外。男性的尿道除排尿外还兼有排精功能，因而在男性生殖系统中叙述。

女性尿道长3～5cm，起自尿道内口，经耻骨联合和阴道之间下行，穿过尿生殖膈，以尿道外口开口于阴道前庭。女性尿道前方为耻骨联合，后方紧贴阴道前壁，在穿过尿生殖膈时周围有尿道阴道括约肌环绕，可控制排尿。由于女性尿道短、宽、直和易于扩张，且开口于阴道前庭，故易患尿路逆行性感染。

2　泌尿系统功能认知

尿液的形成

2.1　尿的生成过程

尿的生成包括三个过程，即肾小球的滤过、肾小管与集合管的重吸收和分泌（图9-8）。

（1）肾小球的滤过

肾小球的滤过是指血液流过肾小球毛细血管网时，血浆中的水分和小分子成分通过滤过膜滤到肾小囊的囊腔内形成超滤液（原尿）的过程。肾小球的滤过是肾脏生成尿液的第一步。滤过膜是滤过的结构基础；滤过的动力是有效滤过压；滤过的物质基础是肾血流量；衡量滤过功能的指标有肾小球滤过率和滤过分数。

① 滤过膜

A. 滤过膜的结构　滤过膜是肾小球毛细血管内的血浆和肾小囊内液体之间的一层膜结构。血浆就是通过这层膜结构滤过进入肾小囊的。这层膜结构是滤过的屏障，它由肾小球毛细血管内皮细胞、基底膜和肾小囊脏层上皮细胞 3 层结构组成（图 9-9）。

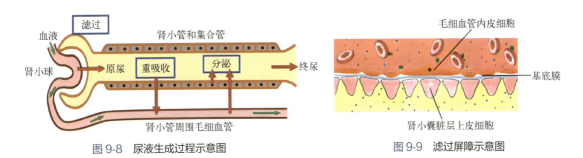

图 9-8　尿液生成过程示意图　　　　　图 9-9　滤过屏障示意图

B. 滤过膜的通透性　不同物质通过肾小球滤过膜的能力取决于被滤过物质的分子大小及其所带的电荷。一般来说，有效半径小于 1.8nm 的物质可自由通过滤过膜。如葡萄糖的有效半径为 0.36nm，它可以被完全滤过。有效半径大于 3.6nm 的大分子物质，如血浆白蛋白则几乎完全不能滤过，因为滤过膜上的孔道的口径较小。此外，滤过膜的通透性还取决于被滤过物质所带的电荷。用带不同电荷的右旋糖酐进行实验观察到，即使有效半径相同，带正电荷的右旋糖酐较易被滤过，而带负电荷的右旋糖酐则较难通过。

综上所述，肾小球滤过膜既有阻止大分子物质滤出的机械屏障作用，又有阻止带负电荷物质滤出的静电屏障作用，但两者相比，前者作用更为重要。因为当分子大到被滤过膜孔隙阻留时，即使分子带正电荷，也不能通过；而当物质的分子量很小时，即使带负电荷，如 Cl^- 和 HCO_3^- 等，仍能顺利通过。

② 肾小球滤过的动力　肾小球滤过作用的动力是有效滤过压。其计算公式如下：

有效滤过压 = 肾小球毛细血管压 −（血浆胶体渗透压 + 肾小囊内压）（图 9-10）。

由于肾小球毛细血管内的血浆胶体渗透压不是固定不变的，在血液流经肾小球毛细血管时，由于不断生成滤过液，血液中血浆蛋白浓度就会逐渐增加，血浆胶体渗透压也随之升高。因此，从入球小动脉端到出球小动脉端，有效滤过压逐渐下降。当有效滤过压下降到零时，就达到滤过平衡，滤过便停止了。在入球端，有效滤过压为 10mmHg，所以有滤出；出球端有效滤过压下降到 0，故无滤过，无滤液生成。

③ 肾小球滤过功能的评价指标　肾小球的滤过功能可用滤过率和滤过分数作为客观指标加以衡量。

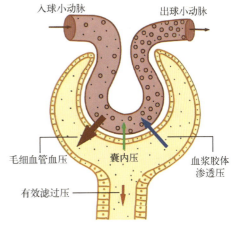

图 9-10　有效滤过示意图

单位时间（每分钟）内两肾生成的超滤液量称为肾小球滤过率（GFR）。据测定，体表面积为 1.73m² 的个体，其肾小球滤过率为 125mL/min 左右。照此计算，两侧肾每一昼夜从肾小球滤出的血浆总量将高达 180 L。此值约为体重的 3 倍。肾小球滤过率和肾血浆流量的比例称为滤过分数。经测算，肾血浆流量为 660mL/min，所以滤过分数为 125/660×100=19%。滤过分数表明，流经肾的血浆约有 1/5 由肾小球滤到肾小囊腔中形成原尿。

④ 影响肾小球滤过的因素　滤过膜的通透性和滤过的面积、有效滤过压及肾血浆流量均与肾小球的滤过功能有密切关系。它们若发生变化，都可使尿量或尿的成分发生改变。

A. 滤过膜　如前所述，正常情况下肾小球滤过膜有一定的通透性，且较稳定。但在某些病理情况下，如肾组织缺氧或急性肾炎时，滤过膜增殖变厚，孔隙变小，机械屏障作用增加，故尿量减少；但因为滤过膜各层的涎蛋白减少，静电屏障作用减弱，使原来不能滤过的大分子血浆蛋白质可以大量滤过，超过了肾小管重吸收的限度从而出现蛋白尿，严重时红细胞也能滤过出现血尿。

滤过面积是指滤过膜的总面积，正常人两侧肾小球总滤过面积约 1.5 m²。当急性肾小球肾炎时，由于上皮细胞增生、吸水肿胀，基底膜增厚，以及肾小球毛细血管腔变窄或完全阻塞，有效滤过面积减小，因而使肾小球滤过率降低，结果造成少尿甚至无尿。

B. 有效滤过压　构成有效滤过压的各成分对肾小球滤过率发生不同的影响。

a. 肾小球毛细血管血压：正常情况下，动脉血压变动于 10.7～24.0 kPa 范围内时，肾血流量可通过自身调节保持相对稳定，肾小球毛细血管血压维持稳定，从而使肾小球滤过率基本保持不变。当动脉血压降到 10.7kPa 以下时，肾小球毛细血管血压将相应下降，于是有效滤过压降低，肾小球滤过率也减少，出现少尿或无尿。在高血压病晚期，入球小动脉硬化而缩小，肾小球毛细血管血压可明显降低，于是肾小球滤过率减少而导致少尿。

b. 肾小囊囊内压：在正常情况下，肾小囊囊内压是比较稳定的。当尿液的流出通路发生阻塞时，如肾盂或输尿管结石、肿瘤压迫或其他原因引起的输尿管阻塞，都可使肾盂内压显著升高。此时囊内压也将升高，致使有效滤过压降低，肾小球滤过率降低。

c. 血浆胶体渗透压：人体血浆胶渗透压在正常情况下不会有很大变动。但当全身血浆蛋白的浓度明显降低时，血浆胶体渗透压将降低，有效滤过压将升高，肾小球滤过率也随之增加。例如由静脉快速注入大量生理盐水时，血液被稀释，血浆蛋白浓度降低，血浆胶体渗透压降低，肾小球滤过率将增加，尿量增加。

C. 肾血流量　正常情况下，肾血流量相对稳定。在严重缺氧、中毒性休克等病理情况下，由于交感神经兴奋，肾血流量和肾血浆流量将显著减少，肾小球滤过率也因而显著减少。

（2）肾小管与集合管的重吸收功能

正常人两肾每天生成的肾小球滤过液（也称原尿）达 180 L，而最终排出的尿（也称终尿）仅为 1.5 L。这是由于滤液经过肾小管及集合管时被大量重吸收造成的。通过研究表明滤过液中约 99% 的水被肾小管和集合管重吸收，只有约 1% 被排出体外；全部的葡萄糖被肾小管重吸收回血；钠、尿素等均有不同程度的重吸收；肌酐、尿酸和 K⁺ 等还被肾小管分泌入管腔中。因此最终排出的尿液的成分与肾小球滤过液的成分有很大的差别。

① 重吸收的机制　肾小管和集合管重吸收的方式主要包括被动转运和主动转运。被动转运是指溶质顺电化学梯度（电位差或浓度差）通过肾小管上皮细胞的过程，不需要消耗能量。例如水的渗透压之差是水的转运动力，水从渗透压低一侧通过细胞膜进入渗透压高一侧。主动转运是指溶质逆电化学梯度通过肾小管上皮细胞的过程，需要消耗能量，如 Na⁺、K⁺、Ca²⁺、葡萄糖和氨基酸等都是以主动转运为主要重吸收方式。

② 重吸收的物质

A. Na⁺　Na⁺ 是细胞外液中主要的阳离子，是血浆晶体渗透压的重要组成部分。原尿中 99% 以上的 Na⁺ 被重吸收。Na⁺ 重吸收绝大多数在近端小管通过钠泵主动重吸收，水、HCO₃⁻ 和 Cl⁻ 随之被动重吸收（图 9-11）。在髓袢升支粗段，Na⁺ 主动重吸收伴随 Cl⁻ 的继发性主动重吸收（图 9-12）。

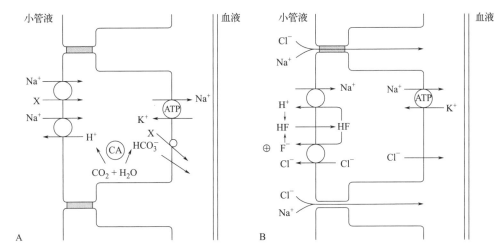

A：近端小管前半段；B：近端小管后半段。

图 9-11　近端小管重吸收 Na$^+$ 示意图

注：X代表葡萄糖、氨基酸、磷酸盐、Cl$^-$等；F$^-$代表甲酸盐；HF代表甲酸。

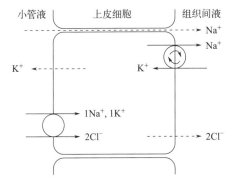

图 9-12　髓袢升支粗段重吸收 Na$^+$ 示意图

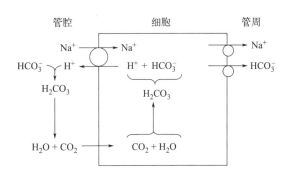

图 9-13　近端小管重吸收 HCO$_3^-$ 示意图

B. K$^+$　K$^+$ 是维持细胞生物电活动尤其是静息电位的重要离子，正常人血浆 K$^+$ 浓度为 3.5～5.5mmol/L，每日经尿液排出 1.2～3.2g。血浆中的 K$^+$ 几乎全部被肾小球滤过，原尿中约 94% 的 K$^+$ 被重吸收，近端小管重吸收 65%～70%；髓袢重吸收 25%～30%，远端小管和集合管既重吸收 K$^+$ 也能分泌 K$^+$。K$^+$ 的重吸收是逆电 - 化学梯度的主动重吸收。终尿中的 K$^+$ 绝大部分是由远端小管和集合管分泌的，其分泌量的多少取决于血 K$^+$ 浓度，并受醛固酮的调节。

C. HCO$_3^-$　碳酸氢盐是 CO$_2$ 在血浆中的主要运输方式，因此，HCO$_3^-$ 对于维持人体内的酸碱平衡具有重要意义。HCO$_3^-$ 的主要重吸收位置在近端小管，占 80%～85%。HCO$_3^-$ 不易透过管壁被重吸收，需要先与 H$^+$ 结合，形成不稳定的 H$_2$CO$_3$，进而分解成 H$_2$O 和 CO$_2$，CO$_2$ 通过自由扩散被重吸收。H$_2$CO$_3$ 在上皮细胞内再度合成，并解离为 H$^+$ 和 HCO$_3^-$，完成全部的重吸收过程（图 9-13）。

D. 水　原尿中的水约 99% 被重吸收，仅排出 1%。近端小管管壁对水的通透性较高，重吸收量占肾小球滤过率的 65%～70%，肾小球滤过率和近端小管重吸收率之间保持一定比例，称为球管平衡。髓袢降支细段对水通透，水的重吸收占 10%；髓袢升支对水不通透。远曲小管和集合管管壁对水的通透性较低，重吸收量比近端小管少，主要受抗利尿激素（ADH）调节。在 ADH 作用下，当机体缺水时，水重吸收增多，保证机体的用水量，尿量减少；反之，当机体摄入水过量时，水的重吸收减少，尿量增加。这种可调节性在机体水平衡和无机盐代谢调节中有重要意义。

E. 葡萄糖　肾小球滤液中的葡萄糖浓度与血糖浓度相同，但尿中几乎不含葡萄糖，这说明葡萄糖全部被重吸收回血。葡萄糖重吸收的部位仅限于近端小管，近端小管对葡萄糖重吸收有一定限度，当血液中葡萄糖浓度超过 160～180mg/100mL 时，肾小管对葡萄糖的吸收已达到极限，尿中开始出现葡萄糖，此时的血糖浓度称为肾糖阈。肾脏对葡萄糖重吸收能力有限的原因是因为葡萄糖同向转运体的数目有限，存在饱和现象。

（3）肾小管与集合管的分泌与排泄

肾小管和集合管在执行重吸收功能的同时，自身也要进行新陈代谢，其部分代谢产物进入小管液中的过程称为肾小管和集合管的分泌。

① H^+　肾小管的全长以及集合管都可以分泌 H^+，但主要分泌部位在近曲小管。H^+ 的分泌和 Na^+ 的重吸收相伴进行，称为 H^+-Na^+ 交换。H^+-Na^+ 交换对于维持机体内环境酸碱度相对稳定具有重要意义。远曲小管和集合管不仅分泌 H^+，还分泌 K^+。K^+ 可以和小管液中的 Na^+ 进行交换。所以除 H^+-Na^+ 交换外，还有 K^+-Na^+ 交换，两者是互相竞争的。

② K^+　K^+ 几乎都是由远曲小管和集合管分泌的，是一种被动分泌过程。K^+ 的分泌与 Na^+ 的主动重吸收有密切关系。一般来说，当有 Na^+ 主动重吸收，才会有 K^+ 的分泌，这一过程也称 Na^+-K^+ 交换。

③ NH_3　NH_3 进入小管液后与 H^+ 结合生成 NH_4^+，进而与 Cl^- 结合成 NH_4Cl 随尿液排出，NH_3 的分泌不仅促进 H^+ 的分泌而排酸保碱，也能增加 $NaHCO_3$ 的重吸收。正常情况下 NH_3 的分泌主要在远曲小管和集合管，但在酸中毒时 NH_3 的分泌增加，近球小管也可分泌 NH_3，以此维持体内酸碱平衡（图 9-14）。

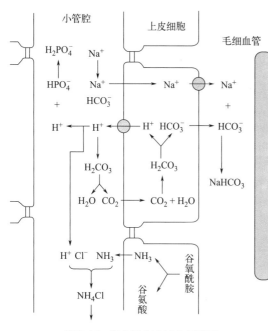

图 9-14　肾小管分泌 NH_3 示意图

2.2　尿液的浓缩与稀释

尿液的渗透浓度可随体内液体量的变化而发生大幅度的变动。当体内缺水时，机体将排出渗透浓度明显高于血浆渗透浓度的高渗尿，即尿液被浓缩。而体内水过剩时，将排出渗透浓度低于血浆渗透浓度的低渗尿，即尿液被稀释。正常人尿液的渗透浓度可在一定范围内波动。这表明肾脏对尿液有较强的浓缩和稀释能力。如果肾脏的浓缩和稀释尿液功能严重受损，则不论机体是缺水还是水分过剩，都会排出与血浆渗透浓度相等的等渗尿。所以，根据尿液渗透压的变化，可以了解肾脏对尿液的浓缩和稀释能力。肾脏这一能力在维持体液平衡和渗透压稳定中有极为重要的作用。

（1）尿液的稀释

尿液的稀释是由于小管液的溶质被重吸收而水不易被重吸收造成的。这种情况主要发生在髓袢升支粗段，Na^+、Cl^- 与 K^+ 被主动重吸收，而该段小管对水的通透性较低，这种水盐分离的重吸收形成低渗的小管液。当低渗小管液流经远端小管和集合管时，继续重吸收，而远曲小管和集合管上皮细胞对水的通透性受抗利尿激素（ADH）调节，当 ADH 缺乏时，远曲小管和集合管的上皮细胞对水的通透性很低，小管液的渗透浓度进一步降低。例如大量饮清水后，血浆渗透压降低，反射性地抑制 ADH 的释放，远端小管和集合管对水的通透性降低，形成低渗尿。如果 ADH 完全缺乏时，如严重尿崩症患者，每天可排出高达 20L 的低渗尿，相当于肾小球滤过率的 10%。

因此，尿液的稀释，一方面表现在髓袢升支段的小管液是低渗的；更重要的方面表现在当机体内水量过多时，ADH 水平降低，导致远曲小管和集合管对水的重吸收减少，甚至不能被重吸收，于是小管液的渗透浓度进一步降低，产生低渗尿。

（2）尿液的浓缩

尿液的浓缩是由于小管液中水的重吸收多于溶质的重吸收，使较多的溶质留在小管液中而造成的。水大量被重吸收的动力来自肾髓质高渗状态及渗透浓度梯度的建立，即髓质渗透浓度从髓质外层向乳头部深入而不断升高（图 9-15）。在ADH 存在时，远曲小管和集合管对水通透性增加，小管液从外髓集合管向内髓集合管流动时，由于渗透作用，水便不断进入高渗的组织间液，使小管液不断被浓缩而变成高渗液。可见髓质的高渗状态及渗透梯度的形成是浓缩尿的必要条件。

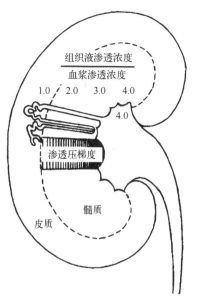

图 9-15　肾髓质渗透梯度示意图
（线条越密渗透浓度越高）

2.3 尿的排放

尿液是连续不断生成的，由集合管进入肾盏、肾盂。肾盂内的尿液由于压力差及肾盂的收缩而被送入输尿管。输尿管中的尿液则通过输尿管的周期性蠕动被送入膀胱。尿液在膀胱内暂时储存，达到一定量时经尿道排放于体外称为排尿。因此，排尿是间歇进行的。

（1）膀胱与尿道的神经支配

膀胱逼尿肌和尿道内括约肌受交感神经和副交感神经双重支配。副交感神经节前纤维由2～4骶髓发出，行走在盆神经中；在膀胱中与节后神经元发生突触联系。它的兴奋可使逼尿肌收缩、膀胱内括约肌松弛，促进排尿。交感神经纤维是由腰髓发出，经腹下神经到达膀胱。它的兴奋则使逼尿肌松弛、尿道内括约肌收缩，阻止膀胱内尿液的排放。但在排尿活动中交感神经的作用处于次要地位。

尿道外括约肌受阴部神经（由骶髓发出的躯体神经）支配，其活动可受人的意识控制。发生排尿反射时，阴部神经活动受到抑制，于是尿道外括约肌松弛而排尿（图 9-16）。

上述三种神经也含有传入纤维。传导膀胱充胀感觉的传入纤维在盆神经中；传导膀胱痛觉的纤维在腹下神经中；而传导尿道感觉的传入纤维在阴部神经中。

（2）排尿反射

排尿是一种反射活动。排尿反射的感受器是膀胱壁的牵张感受器。传入神经为盆神经的传入纤维；排尿初级中枢在脊髓骶段（受高级中枢控制）；传出神经为盆神经的传出纤维和阴部神经；效应器则是膀胱逼尿肌和尿道括约肌。

当膀胱内尿量增多到一定程度（400～500mL），膀胱内压升高超过 0.98kPa 时，便会刺激膀胱壁的牵张感受器，冲动沿盆神经传入，到达脊髓骶段的排尿反射初级中枢。与此同时，冲动也到达脑干和大脑皮层的排尿反射高级中枢，从而产生尿意。如果条件许可进行排尿时，冲动便沿盆神经传出，引起膀胱逼尿肌收缩，内括约肌松弛，尿液便会进入尿道。此时尿液可以刺激尿道的感受器，冲动沿盆神经再次传到脊髓排尿初级中枢，进一步加强其活动，并反射性抑制阴部神经的活动，使外括约肌开放，于是尿液就在强大的膀胱内压下排出。这种由尿液刺激尿道进一步反射性加强排尿中枢活动的过程是一种正反馈，它能使排尿反射活动一再加强，直至尿液排完为止。在排尿时，腹肌和膈肌的强力收缩，可以使腹内压增高，协助克服排尿活动的阻力。

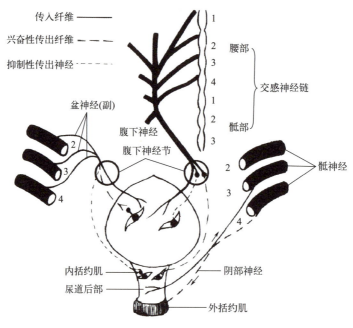

传入纤维 ———
兴奋性传出纤维 -- -- --
抑制性传出神经 - - - -
盆神经(副)
腹下神经
腹下神经节
内括约肌
尿道后部
外括约肌
阴部神经
骶神经
交感神经链
腰部
骶部

图 9-16　尿道和膀胱的神经支配

在人体内，脊髓的排尿初级中枢经常受脑干、下丘脑和大脑皮层的调节。特别是大脑皮层，能对排尿初级中枢施加易化或抑制性的影响，而且又可直接控制阴部神经，故可随意控制排尿。当环境不允许排尿时，大脑皮层发出抑制性冲动，可以制止排尿；当其解除对初级中枢的抑制时，即可引起排尿活动。大脑皮层还可主动兴奋排尿初级中枢而引起排尿活动，即使这时膀胱内储存尿液不多，也可发生排尿。婴幼儿因大脑皮层发育尚未完善，对排尿初级中枢的控制能力较弱，故排尿次数多，且常有遗尿现象。

【课堂互动】
　　请绘制尿液的产生及排出的路径图。

3 常见泌尿系统疾病认知

尿路感染

3.1 尿路感染

【病例分析 18】

　　患者，女，18 岁，因尿频、尿急、尿痛伴下腹部疼痛 10d 入院。

　　查体：T 36.5℃，P 80 次 /min，R 20 次 /min，BP 120/75mmHg，腹部形态正常，下腹部略压痛，肝、脾、胆囊肋下未触及，未触及包块及肿块，移动性浊音阴性，腹水征阴性，双肾区及双侧输尿管走行区无叩击痛。

　　问题：1. 患者的临床诊断是什么？

　　　　　2. 针对该患者，应采取什么样的治疗措施？

x

尿路感染简称尿感，是指各种病原微生物在尿路中生长、繁殖引起的炎症性疾病，多见于育龄期妇女、老年人、免疫力低下及尿路畸形者。

根据感染发生部位可分为上尿路感染和下尿路感染，前者系指肾盂肾炎，后者主要指膀胱炎。肾盂肾炎、膀胱炎又有急性和慢性之分。根据有无尿路结构或功能的异常又可分为复杂性和非复杂性尿感。复杂性尿感是指伴有尿路引流不畅、结石、畸形、膀胱 - 输尿管反流等结构或功能的异常，或在慢性肾实质性疾病基础上发生的尿路感染。不伴有上述情况称为非复杂性尿感。

（1）病因

尿路感染由各种细菌、病毒、支原体、衣原体在泌尿系统异常繁殖所致。革兰氏阴性杆菌为尿路感染最常见致病菌，其中以大肠埃希菌最为常见，约占全部尿路感染的85%，其次为克雷伯杆菌、变形杆菌、柠檬酸杆菌等。5%～15% 的尿路感染由革兰氏阳性菌引起，主要是肠球菌和凝固酶阴性的葡萄球菌。大肠埃希菌最常见于无症状性细菌尿、非复杂性尿路感染或首次发生的尿路感染。医院内感染、复杂性或复发性尿感、尿路器械检查后发生的尿感，则多为肠球菌、变形杆菌、克雷伯杆菌和铜绿假单胞菌所致。其中变形杆菌常见于伴有尿路结石者，铜绿假单胞菌多见于尿路器械检查后，金黄色葡萄球菌则常见于血源性尿感。腺病毒可以在儿童和一些年轻人中引起急性出血性膀胱炎，甚至引起流行。此外，衣原体、真菌等也可导致尿路感染。近年来，由于抗生素和免疫抑制剂的广泛应用，革兰氏阳性菌和真菌性尿感增多，耐药甚至耐多药现象呈增加趋势。

（2）临床表现

尿路感染的通常症状表现如下。

① 膀胱炎　占尿路感染的60%以上。主要表现为尿频、尿急、尿痛、排尿不适、下腹部疼痛等，部分患者迅速出现排尿困难。尿液常混浊，并有异味，约30%可出现血尿。一般无全身感染症状，少数患者出现腰痛、发热，但体温常不超过 38.0℃。如患者有突出的系统表现，体温>38.0℃，应考虑上尿路感染。致病菌多为大肠埃希菌，占75%以上。

② 肾盂肾炎

A. 急性肾盂肾炎　可发生于各年龄段，育龄女性最多见。临床表现与感染程度有关，通常起病较急。

a. 全身症状：发热、寒战、头痛、全身酸痛、恶心、呕吐等，体温多在 38.0℃以上，多为弛张热，也可呈稽留热或间歇热。部分患者出现革兰氏阴性杆菌败血症。

b. 泌尿系症状：尿频、尿急、尿痛、排尿困难、下腹部疼痛、腰痛等。腰痛程度不一，多为钝痛或酸痛。部分患者下尿路症状不典型或缺如。

c. 体格检查：除发热、心动过速和全身肌肉压痛外，还可发现一侧或两侧肋脊角或输尿管点压痛和（或）肾区叩击痛。

B. 慢性肾盂肾炎　临床表现复杂，全身及泌尿系统局部表现均可不典型。一半以上患者可有急性肾盂肾炎病史，后出现程度不同的低热、间歇性尿频、排尿不适、腰部酸痛及肾小管功能受损表现，如夜尿增多、低比重尿等。病情持续可发展为慢性肾衰竭。急性发作时患者症状明显，类似急性肾盂肾炎。

③ 无症状细菌尿　无症状细菌尿是指患者有真性细菌尿，而无尿路感染的症状，可由症状性尿感演变而来或无急性尿路感染病史。致病菌多为大肠埃希菌，患者可长期无症状，尿常规可

无明显异常，但尿培养有真性菌尿，也可在病程中出现急性尿路感染症状。

（3）治疗

治疗的目的在于缓解症状、清除潜在感染源、预防并发症。

① 一般治疗　急性感染时应卧床休息，多饮水，勤排尿，以减少细菌在膀胱内的停留，有利于感染的控制，女性应注意外阴部的清洁，清洗或擦抹外阴时应从前面向肛门方向进行，以减少细菌污染的机会。

② 抗生素治疗　临床上可根据细菌培养及药敏结果选择抗生素，一般选用广谱、低毒、强效、不易产生耐药性的药物。

3.2　尿路结石

【病例分析 19】

患者，女，20 岁，腰部胀痛不适一年多，加重 3d，查体心肺无异常，双肾区叩击痛，右侧明显，B 超提示：右肾多发结石伴右肾积水，左肾结石。

问题：1. 肾区在哪？

2. 请给予患者健康指导。

尿路结石是泌尿系的常见病。结石可见于肾、膀胱、输尿管和尿道的任何部位。但以肾与输尿管结石为常见。

（1）病因

尿路结石病因不清，比如全身代谢因素、泌尿系感染、饮食因素等。

（2）临床表现

尿路结石最常见的症状可导致疼痛，恶心，呕吐及血尿，还可导致膀胱刺激症状。结石由肾脏向输尿管移动时就会刺激输尿管黏膜痉挛，导致输尿管肌肉出现强烈的收缩。尿道结石患者可出现腰部剧烈的疼痛，可能向腰部放射，也可能向会阴部放射。输尿管下段结石或者膀胱尿道结石，可出现典型的尿频、尿急、尿痛的症状。

（3）治疗

① 非手术治疗　可给予止痛药、排石药物，多喝水，多排尿，还可体外冲击波碎石、超声碎石或钬激光碎石等方法促进结石的排出。

② 手术治疗　结石引起尿路梗阻已影响肾功能、或经非手术疗法无效，无体外冲击波碎石条件者，应考虑手术治疗。原则上对双侧肾结石先取手术简便安全的一侧；一侧肾结石，另一侧输尿管结石，先取输尿管结石；双侧输尿管结石先取肾积水严重的一侧。对有严重梗阻、全身虚弱不宜行较复杂的取石手术者，可先行肾造瘘。

4　生殖系统结构与功能认知

生殖系统包括男性生殖系统和女性生殖系统。根据器官所在位置不同，可分为内生殖器和外生殖器。内生殖器多位于盆腔内，包括产生生殖细胞和分泌性激素的生殖腺、输送生殖细胞的生殖管道和开口于生殖管道的附属腺体；外生殖器显露于体表，为两性的交接器官。生殖系统的主要功能是产生生殖细胞，繁殖后代；分泌性激素，促进生殖器官的发育，维持两性的性功能，激发和维持第二性征。

4.1 男性生殖系统

【病例分析 20】

　　患者，男，62 岁，排尿困难 2 年，尿线细，射程短，排尿时间延长。1d 前，突发不能自行排尿，腹下区胀痛难忍。直肠指检，前列腺 4cm×5cm；B 超显示残余尿 380mL。以"前列腺增生伴尿潴留"收治入院，行"导尿并保留导尿管"处理。

　　问题：1. 前列腺增生引起尿潴留的原因是什么？
　　　　　2. 男性导尿术时需经过的路径是什么？

　　男性的生殖腺是睾丸，是产生男性生殖细胞（精子）和分泌雄性激素的器官；生殖管道包括附睾、输精管、射精管和尿道；附属腺包括精囊腺、前列腺和尿道球腺。男性外生殖器官包括阴囊和阴茎（图 9-17）。睾丸产生精子，先储存于附睾内，当射精时由输精管、射精管和尿道排出体外。附属腺的分泌物与精子共同组成精液，供应精子营养并有利于精子的活动。

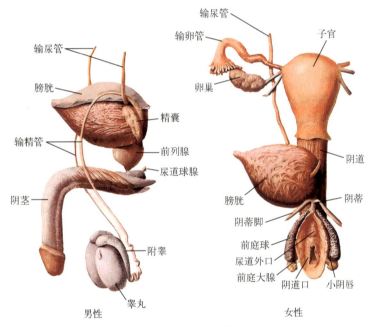

图 9-17　男、女性生殖系统

（1）内生殖器

　　① 睾丸　睾丸位于阴囊内，呈扁椭圆形，左、右各一，表面光滑，分上、下两端，前、后两缘和内侧、外侧两面（图 9-18）。睾丸的前缘游离，后缘有睾丸的血管、神经和淋巴管出入，睾丸的上端和后缘有附睾贴附，睾丸除后缘外均被浆膜包裹，称睾丸鞘膜。睾丸鞘膜分脏、壁两层，脏层紧贴于睾丸的表面；壁层贴附于阴囊的内面。睾丸鞘膜的脏、壁两层在睾丸后缘处相互移行，构成一个封闭的腔，称鞘膜腔。鞘膜腔内含有少量液体，起润滑作用。睾丸表面覆盖着一层浆膜，既鞘膜脏层，深面为较厚的致密结缔组织构成的白膜。白膜在睾丸后缘增厚形成睾丸纵隔。纵隔的结缔组织呈放射状伸入睾丸实质，将睾丸分隔成约 250 个锥形小叶。每个小叶内有

1～4 条细长弯曲的生精小管，生精小管在小叶顶端变为直精小管，直精小管在睾丸纵隔内互相吻合形成睾丸网。生精小管之间的疏松结缔组织为睾丸间质（图 9-19）。

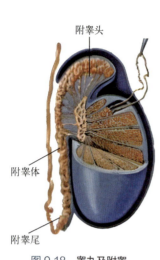

附睾头

附睾体

附睾尾

图 9-18　睾丸及附睾

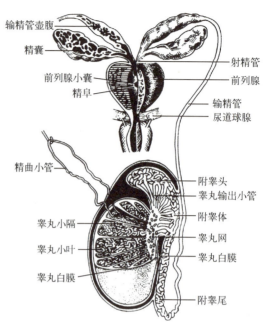

输精管壶腹

精囊

前列腺小囊

精阜

精曲小管

睾丸小隔

睾丸小叶

睾丸白膜

射精管

前列腺

输精管

尿道球腺

附睾头

睾丸输出小管

附睾体

睾丸网

睾丸白膜

附睾尾

图 9-19　睾丸、附睾、输精管、射精管及附属腺体

② 附睾、输精管和射精管　附睾具有暂时储存和输送精子的功能，贴附于睾丸的上端和后缘，可分为头、体、尾 3 部分。贴附于睾丸上端膨大的部分称为附睾头，由睾丸输出小管盘曲而成。睾丸输出小管的末端相互汇合形成一条附睾管，附睾管迂回盘曲，在附睾中部和睾丸后部形成扁圆的附睾体，下端形成附睾尾。附睾尾向后上弯曲移形为输精管的起始部。输精管沿睾丸后缘上行至睾丸上端，再经阴囊根部和腹股沟管进入盆腔，继而弯向内下沿盆腔侧壁，至膀胱底的后方，此处的输精管膨大称为输精管壶腹，壶腹下端缩细与精囊的排泄管汇合为射精管。射精管向前下穿经前列腺实质，然后开口于尿道的前列腺部。睾丸上端至腹股沟深环之间的一对柔软的圆索状结构，称为精索。精索内含有输精管、睾丸动脉、蔓状静脉丛和包绕在表面的精索内筋膜、提睾肌和精索外筋膜等结构。

 知识链接

输精管结扎术

输精管结扎术是一种简单、安全、可靠的绝育手术，是计划生育的主要手术之一。输精管结扎术仅仅阻断精子的输送通道，使精子淤积于附睾尾部，以后液化吸收。输精管结扎术后十多年又行吻合者，仍能恢复生育能力，证明该手术曲细精管上皮并无影响，对间质细胞的男性激素分泌更无妨碍，因此术后男性第二性征不会发生变化，也不会影响性功能和体力。

③附属腺体　附属腺包括精囊腺、前列腺和尿道球腺，其分泌物与睾丸精曲小管产生的精子共同组成精液。前列腺为实质性器官，形似前后稍扁的栗子状，主要由腺组织、平滑肌和结缔组织构成，上端宽大，称前列腺底，前列腺底向上与膀胱颈相接，内有尿道穿过，近底后缘处有射精管成对穿入，开口于尿道前列腺部。下端缩细，称前列腺尖，尖向下与尿生殖膈相邻，尿道由此穿出。底与尖之间为前列腺体，前列腺体的后面正中有一纵行的浅沟称前列腺沟。临床上直肠

指检时向前可扪及此沟，前列腺增生肥大时，此沟变浅或消失。

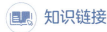 **知识链接**

精 液

精液为乳白色的液体，呈弱碱性，由生殖腺产生的精子和附属腺体的分泌物共同构成。正常成年男性一次射精排出的精液 2~5mL，含精子 3 亿~5 亿个。输精管结扎后，阻断了精子的排出途径，但生殖管道和附属腺体分泌物排出不受影响。因此，射精时仍有精液排出，但其内无精子。

（2）外生殖器

① 阴囊和阴茎　阴囊位于阴茎根部的后下方，为一皮肤囊袋。阴囊壁主要由皮肤和肉膜构成。阴囊皮肤薄而柔软，颜色深暗。肉膜是阴囊的浅筋膜，含有平滑肌纤维。外界温度的变化可以导致平滑肌纤维的舒缩，使阴囊皮肤松弛或皱缩，从而调节阴囊内的温度，适应精子的生存和发育。

阴茎悬垂于耻骨联合的前下方。阴茎呈圆柱状，可分为阴茎根、阴茎体和阴茎头三部分（图9-20）。阴茎后端为阴茎根，附于耻骨弓和尿生殖膈；阴茎前端膨大，称阴茎头，其尖端有尿道外口；阴茎根和阴茎头之间的部分为阴茎体。

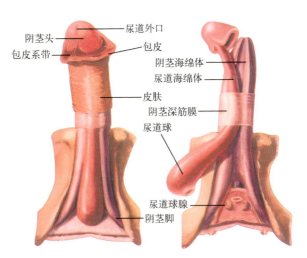

图 9-20　阴茎及尿道

阴茎主要由两条阴茎海绵体和一条尿道海绵体构成，外面包有筋膜和皮肤。尿道海绵体有尿道贯穿其全长。尿道海绵体中部呈圆柱状，其前、后端均膨大，前端膨大称为阴茎头，后端膨大称为尿道球。阴茎的皮肤薄而柔软，富有伸展性，阴茎的皮肤在阴茎体的前端，向前形成双层游离的环形皱襞，包绕阴茎头，称阴茎包皮。阴茎包皮与阴茎头的腹侧中线处连有一条皮肤皱襞，称包皮系带。

 知识链接

包 茎

阴茎头完全被包皮包裹，但能上翻露出尿道口及阴茎头，称为包皮过长。包皮口狭小或包皮与阴茎头粘连，使包皮不能上翻露出尿道口和阴茎头，称为包茎。包茎分先天性和后天性，先天性包茎分为萎缩型和肥大型，后天性包茎系炎症、外伤等使包皮口粘连狭窄所致。先天性包茎随阴茎的生长、勃起，包皮可自行向上退缩显露阴茎头。

② 男性尿道　男性尿道是尿液和精液排出体外所经过的管道。它起始于膀胱的尿道内口，穿经尿道海绵体，终于阴茎头的尿道外口，成年男性尿道长 16～22cm（图 9-20）。尿道全长有三处狭窄，分别位于尿道内口、尿道膜部和尿道外口，以尿道外口最为狭窄。尿道结石常易嵌顿在这些狭窄部位。

知识链接

男性导尿术

　　男性导尿术是临床护理常用的操作技术，常用于为尿潴留患者引出尿液、盆腔器官术前准备、留尿作细菌培养、准确记录尿量、膀胱冲洗和注入造影剂等。

　　男性导尿时，将阴茎向上提起，使其与腹壁成 60°角，尿道耻骨前弯消失，使尿道形成凹向上的一个大弯，将包皮后退，露出尿道外口，将导尿管自尿道外口缓慢插入约 20cm，见尿液流出，再继续插入 2cm，切勿插入过深，以免导尿管盘曲。

　　男性导尿时，导尿管通过的结构为：尿道外口→尿道舟状窝→尿道海绵体部→尿道膜部→尿道前列腺部→尿道内口→膀胱腔。

4.2　女性生殖系统

【病例分析 21】

　　患者，女，30 岁，结婚 3 年，曾有多次流产史，婚后积极备孕，但仍未正常受孕，前往当地某三甲医院生殖科就诊，行相关检查诊断为："不孕症"，选择进行"试管婴儿"。

　　问题：1. 临床穿刺取卵部位选择的解剖学结构基础是什么？

　　　　　2. 卵子的形成过程及排出路径是什么？

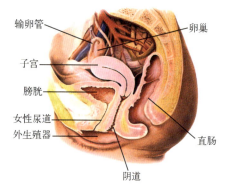

图 9-21　女性生殖器官

　　女性的生殖腺为卵巢，是产生女性生殖细胞（卵子）和分泌女性激素的器官；生殖管道包括输卵管、子宫和阴道；附属腺是前庭大腺。女性外生殖器包括阴阜、大阴唇、小阴唇、阴道前庭、阴蒂、前庭球等（图 9-21）。卵巢内卵泡发育成熟而破裂，把卵子排出至腹膜腔，再进入输卵管，一般在输卵管内与精子结合形成受精卵，然后移至子宫，在子宫内膜上着床发育成胎儿。成熟的胎儿在分娩时出子宫口经阴道娩出。

（1）女性生殖系统结构

　　① 卵巢　卵巢左、右各一，位于盆腔内子宫的两侧，紧贴于小骨盆侧壁的卵巢窝内（图 9-21）。卵巢分上、下两端，前、后两缘和内侧、外侧两面。卵巢前缘借卵巢系膜连于子宫阔韧带的后层，有血管、神经和淋巴管出入卵巢，称卵巢门；后缘游离。内侧面朝向盆腔，外侧面贴于盆壁的卵巢窝。上端借卵巢悬韧带连至盆腔侧壁；下端借卵巢固有韧带连至子宫底的两侧，固定卵巢的位置（图 9-22）。

　　卵巢的大小和形态因年龄而异，幼女的卵巢较小，表面光滑；性成熟期卵巢体积最大，如拇指头大小，由于不断排卵，卵巢表面形成许多瘢痕，显得凹凸不平；35～40 岁卵巢开始缩小；50 岁左右卵巢逐渐萎缩，月经也随之停止。

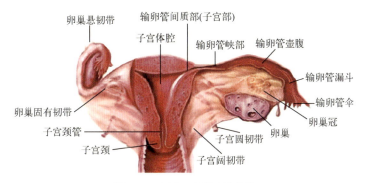

图 9-22 子宫、卵巢和输卵管

② 输卵管　输卵管是一对输送卵细胞的肌性管道，长 10～14cm，连于子宫底的两侧，包裹在子宫阔韧带的上缘内。输卵管内侧端以输卵管子宫口与子宫腔相通；外侧端以输卵管腹腔口通腹膜腔。输卵管呈长而弯曲的喇叭形，由内侧向外侧可分为四部分。

A. 输卵管子宫部　为输卵管穿过子宫壁的一段，以输卵管子宫口通子宫腔。

B. 输卵管峡，紧接子宫底外侧，壁厚腔窄，是临床输卵管结扎术的常选部位。

C. 输卵管壶腹，管径粗而弯曲，卵细胞通常在此部受精。

D. 输卵管漏斗，为输卵管外侧端的膨大部分，呈漏斗状。漏斗末端的周缘有许多细长突起，称输卵管伞，盖于卵巢表面。临床手术时，常以输卵管伞作为识别输卵管的标志。

【课堂互动】

想一想精子和卵子是怎样相遇的？临床上宫外孕的患者受精卵通常会着床在哪里？

③ 子宫　子宫是产生月经和受精卵发育成长为胎儿的场所，呈前后略扁的倒置梨形（图 9-23）。子宫位于盆腔的中央，在膀胱与直肠之间。正常成年人子宫呈前倾前屈位。前倾是指子宫与阴道之间形成的向前开放的钝角；前屈是子宫体与子宫颈之间凹向前的弯曲，亦呈钝角。

认识子宫

子宫分为 3 部分，即子宫底、子宫体和子宫颈。子宫颈是子宫下端呈圆管状的部分，其下端伸入阴道的部分，称子宫颈阴道部，为癌的好发部位。

子宫的内腔狭小，分为上、下两部分。上部位于子宫体内，称子宫腔。下部位于子宫颈内，称子宫颈管。子宫颈管的下口，称子宫口，通向阴道。未产妇的子宫口呈光滑的圆形，经产妇的子宫口变为不规则的横裂状。

④ 阴道　阴道是连接子宫和外生殖器的肌性管道，又是排出月经和娩出胎儿的通道。阴道位于盆腔的中央，前壁邻膀胱和尿道，后壁邻直肠，下部穿经尿生殖膈。阴道的上部环抱子宫颈阴道部，两者之间形成环状凹陷，称阴道穹。阴道穹后部

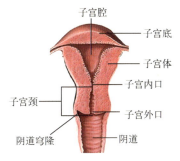

图 9-23　子宫示意图

较深，与直肠子宫陷凹紧邻，两者之间仅隔以阴道壁和一层腹膜，临床上常于此处穿刺进行诊断和治疗。

阴道穹后部穿刺术

阴道穹后部穿刺术是将穿刺针通过阴道穹后部刺入直肠子宫陷凹，抽出直肠子宫陷凹内的积液、积脓或积血等进行检查，以达到诊断和治疗疾病的目的。

阴道穹后部穿刺时，患者取膀胱截石位或半卧位。以阴道穹后部中央作为穿刺部位，穿刺针应与子宫颈方向平行，边进针边抽吸，刺入 1～2cm 有落空感时即表示进入直肠子宫陷凹，抽出积液、积脓或积血。穿刺不宜过深，以免伤及直肠。

⑤会阴　会阴包括阴阜、大阴唇、小阴唇、阴道前庭、阴蒂、前庭球和前庭大腺等。

（2）卵巢功能

① 生卵　成年女性的卵巢中有数万个初级卵泡。卵泡发育次序为初级卵泡、生长卵泡、成熟卵泡。生育年龄的妇女，除妊娠外，每月都有几个甚至十几个初级卵泡同时生长发育，但通常只有一个优势卵泡发育成熟，其他卵泡退化成闭锁卵泡。成熟卵泡破裂，卵细胞和卵泡液排至腹腔的过程，称为排卵。排卵后，残存的卵泡壁塌陷，血液进入卵泡腔，发生凝固，形成血体。随着血液被吸收，残存卵泡内的颗粒细胞与卵泡膜细胞转变为外观为黄色的黄体细胞。黄体细胞聚集成团，形成月经黄体。若排出的卵子未受精，黄体仅维持约 10d 便开始萎缩，最后被吸收并纤维化，转变成白体。若卵子受精，黄体继续生长，成为妊娠黄体。

② 内分泌功能　卵巢是一个重要的内分泌腺，主要分泌雌激素和孕激素，还可分泌抑制素和少量雄激素。雌激素以雌二醇（E_2）为主，孕激素主要是孕酮（P）。排卵前，卵巢主要分泌雌激素和雄烯二酮。排卵后形成黄体，既分泌孕激素，也分泌雌激素。一般认为黄体细胞主要产生孕激素，以孕酮作用最强。

（3）月经

月经是指随卵巢的周期性变化，子宫内膜周期性脱落及出血。是生殖系统功能成熟的标志之一。

自青春期开始，在卵巢分泌的雌激素和孕激素的周期性作用下，子宫底部和体部的内膜功能层出现周期性变化，即每 29d 左右发生一次内膜功能层剥脱、出血、修复和增生，称月经周期。每个月经周期是从月经第 1d 起至下次月经来潮的前 1d 止。子宫内膜周期性变化可分为 3 期，即月经期、增生期和分泌期。

① 月经期　月经期为周期第 1～4d，排卵未受精，月经黄体退化，雌激素和孕激素分泌量骤然下降，螺旋动脉发生持续性收缩，导致内膜缺血，组织坏死。而后，螺旋动脉突然短暂地充血扩张，血液涌向内膜功能层，导致血管破裂、出血。血液与坏死的功能层组织一起剥脱进入子宫腔，经阴道排出，即为月经。在月经期末，功能层全部脱落，基底层残留的子宫腺细胞迅速分裂增生，向表面铺展，修复内膜上皮，进入增生期。

② 增生期　增生期为周期的第 5～14d。此期卵巢内有若干卵泡正在生长，在卵泡分泌的雌激素作用下，子宫内膜发生增生性变化。增生早期，子宫腺少、细而短。增生晚期，内膜增厚达 2～3mm，子宫腺增多、增长，腺腔增大；螺旋动脉也增长、弯曲。在周期第 14d，卵巢排卵，子宫内膜由增生期进入分泌期。

③ 分泌期　分泌期为周期的第 15～29d。排卵后，卵巢有黄体形成，在黄体分泌的孕激素和雌激素的作用下，子宫内膜继续增厚至 5mm。子宫腺极度弯曲，腺腔膨胀，腺腔充满分泌物，内有大量糖原。固有层内组织液增多，而呈现生理性水肿。螺旋动脉更长、更加弯曲。基质细胞肥大，胞质内充满糖原和脂滴。卵若受精，内膜继续增厚，发育为蜕膜；卵若未受精，进入月

经期。

子宫内膜周期性变化的生物性意义在于为胚泡植入子宫内膜做准备。

胎儿形成
与发育

（4）妊娠

妊娠是胚胎和胎儿在母体内发育成长的过程。精子与卵子结合形成受精卵是妊娠的开始，胎儿及其附属物从母体排出是妊娠的终止。妊娠全过程平均约38周，通常分为三个时期。

① 胚前期　是指受精卵形成到第2周末二胚层胚盘出现。

② 胚期　是指第3周至第8周的人胚，此期包括卵裂、三胚层形成和各器官的原基的建立，胚的外貌初具人形。

③ 胎儿期　指第9周末至胎儿娩出，此期胎儿逐渐长大，各器官的结构和机能逐渐完善。

胚胎龄的推算，胚胎学者采用受精龄，即从受精日算起，是实际的胎龄，临床产科为了便于推算预产期，常采用月经龄，即从孕妇末次月经的第一天算起，至胎儿娩出共约40周（280d），以28d为一个妊娠月，则为10个月，俗称"十月怀胎"。

实训十　泌尿系统的观察与识别

【实训目的】

通过观察标本和模型，识别泌尿系统的组成与结构，并能准确说出其名称、位置和主要功能。

【实训材料】

1. 泌尿系统标本；

2. 离体肾及肾的冠状切面标本；

3. 通过肾中部横切的腹膜后间隙标本；

4. 离体膀胱标本及膀胱的冠状切面标本；

5. 腹膜后隙器官标本。

【实训内容和方法】

1. 肾

① 在腹膜后隙器官标本上，观察肾的位置、形态。注意左、右肾的位置差异及各自与第12肋之间的关系。观察肾门的位置、形态，出入肾门的结构及排列关系。比较左、右肾蒂的长短。

② 在通过肾中部横切的腹膜后间隙标本上，观察肾的被膜，注意3层被膜之间的位置关系，查看肾筋膜前后层与周围器官筋膜之间的延续情况。

③ 在肾的冠状切面标本上，观察肾的剖面结构。

2. 输尿管、膀胱和尿道

① 输尿管：在腹膜后隙器官标本上观察输尿管的形态、行程、分部及3个狭窄所在的位置。在女性盆腔正中矢状切标本上，观察输尿管的行程，尤其注意输尿管和子宫动脉交叉的情况。

② 膀胱：在男、女性盆腔正中矢状切标本上，观察膀胱的位置及毗邻关系，注意男、女性膀胱毗邻的差异。在膀胱的冠状切面标本上，观察膀胱黏膜的形态及膀胱三角的位置，辨认输尿管口和输尿管间襞。

③ 尿道：在女性盆腔正中矢状切标本上，观察女性尿道的行程及尿道外口的位置，注意与毗邻器官之间的关系。

【总结与思考】

结合实验内容，说说尿液的排出途径及尿路结石容易嵌顿之处。

 目标检测

一、选择题

（一）单项选择题

1. 关于肾位置的描述，错误的是（　　）。

  A. 第 12 肋斜越左肾后面的中部　　　　　B. 第 12 肋斜越右肾后面的上部

  C. 肾为腹膜外位器官　　　　　　　　　　D. 肾的位置不存在个体差异

  E. 肾门约平第 1 腰椎水平

2. 不经过肾门的结构是（　　）。

  A. 输尿管　　　　　　B. 肾动脉　　　　　　C. 肾静脉　　　　　　D. 肾盂　　　　　　E. 神经、淋巴管

3. 关于肾的说法，正确的是（　　）。

  A. 左、右肾均位于腹后壁腹膜的前方　　　B. 右肾位置略高于左肾

  C. 肾盂是肾蒂的主要结构之一　　　　　　D. 肾皮质由许多肾锥体构成

  E. 肾锥体的尖端称肾柱

4. 肾被膜的最外层是（　　）。

  A. 纤维囊　　　　　　B. 脂肪囊　　　　　　C. 肾筋膜　　　　　　D. 肾皮质　　　　　　E. 腹膜

5. 肾锥体位于（　　）。

  A. 肾皮质　　　　　　B. 肾小盏　　　　　　C. 肾窦　　　　　　D. 肾髓质　　　　　　E. 肾大盏

6. 成人肾门平对（　　）。

  A. 第 11 胸椎　　　　B. 第 12 胸椎　　　　C. 第 1 腰椎　　　　D. 第 2 腰椎　　　　E. 第 3 腰椎

7. 肾蒂中不包括（　　）。

  A. 肾动脉　　　　　　B. 肾静脉　　　　　　C. 肾盂　　　　　　D. 神经　　　　　　E. 肾小盏

8. 球旁细胞可分泌（　　）。

  A. 红细胞生成素　　　　　　　　　　　　B. 肾素

  C. 肾素和促红细胞生成因子　　　　　　　D. 血管紧张素

  E. 前列腺素

9. 关于输尿管的描述，正确的是（　　）。

  A. 可分为腹部和盆部两部分　　　　　　　B. 后方与小肠毗邻

  C. 起于肾大盏　　　　　　　　　　　　　D. 管壁有较厚的肌层

  E. 全长有三处狭窄

10. 女性生殖腺是（　　）。

  A. 前庭大腺　　　　　B. 卵巢　　　　　　C. 输卵管　　　　　D. 子宫　　　　　E. 乳腺

11. 识别输卵管的标志性结构是（　　）。

  A. 输卵管伞　　　　　B. 输卵管峡　　　　C. 输卵管壶腹　　　D. 输卵管漏斗　　　E. 输卵管子宫部

12. 输卵管结扎常选部位是（　　）。

  A. 输卵管子宫部　　　B. 输卵管峡　　　　C. 输卵管漏斗　　　D 输卵管壶腹　　　E. 输卵管伞

13. 女性外生殖器是（　　）。

  A. 卵巢　　　　　　　B. 输卵管　　　　　C. 子宫　　　　　　D. 阴道　　　　　E. 外阴

14. 受精的部位通常在（　　）。

  A. 子宫　　　　　　　B. 阴道　　　　　　C. 输卵管子宫部　　D. 输卵管壶腹部　　E. 输卵管漏斗部

15. 男性生殖腺是（　　　）。

A. 前列腺　　　　　B. 精囊　　　　　C. 睾丸　　　　　D. 阴囊　　　　　E. 附睾

16. 产生精子的结构是（　　　）。

A. 阴囊　　　　　B. 精曲小管　　　　　C. 精直小管　　　　　D. 附属腺　　　　　E. 睾丸网

17. 输精管结扎常选部位是（　　　）。

A. 睾丸部　　　　　B. 精索部　　　　　C. 输精管壶腹　　　　　D. 腹股沟管部　　　　　E. 盆部

18. 射精管开口于（　　　）。

A. 尿道内口　　　　　B. 尿道膜部　　　　　C. 尿道球部　　　　　D. 尿道前列腺部　　　　　E. 尿道海绵体部

19. 前列腺位于（　　　）。

A. 膀胱后方　　　　　B. 膀胱下方　　　　　C. 尿生殖膈内　　　　　D. 盆膈下方　　　　　E. 直肠后方

20. 后尿道是指（　　　）。

A. 前列腺部　　　　　B. 膜部和前列腺部　　　　　C. 海绵体部　　　　　D. 膜部

E. 膜部和海绵体部

（二）多项选择题

1. 肾实质包括（　　　）。

A. 肾窦　　　　　B. 肾皮质　　　　　C. 肾锥体　　　　　D. 肾柱　　　　　E. 纤维囊

2. 关于膀胱三角，说法正确的有（　　　）。

A. 此处无黏膜组织　　　　　B. 此处无黏膜下组织

C. 是结核好发部位　　　　　D. 表面较光滑

E. 在用膀胱镜观察时可见到输尿管间襞

3. 维持肾正常位置的结构包括（　　　）。

A. 纤维囊　　　　　B. 脂肪囊　　　　　C. 肾筋膜　　　　　D. 肾血管　　　　　E. 腹膜

4. 关于肾的构造，说法正确的有（　　　）。

A. 髓质由肾柱构成　　　　　B. 肾锥体的尖称肾乳头

C. 每个肾有 7～8 个肾大盏　　　　　D. 每个肾乳头上有 10～30 个乳头孔

E. 肾实质分为皮质和髓质

5. 输尿管的狭窄位于（　　　）。

A. 肾盂与输尿管移行处　　　　　B. 越过小骨盆入口处

C. 穿膀胱壁内段　　　　　D. 膀胱壁外段

E. 肾大盏与输尿管移行处

6. 男性尿道的狭窄部有（　　　）。

A. 膜部　　　　　B. 尿道球部　　　　　C. 尿道外口　　　　　D. 尿道舟状窝　　　　　E. 尿道内口

7. 男性尿道的弯曲有（　　　）。

A. 耻骨上弯　　　　　B. 耻骨下弯　　　　　C. 耻骨前弯　　　　　D. 耻骨后弯　　　　　E. 会阴曲

8. 输精管分部包括（　　　）。

A. 腹股沟管部　　　　　B. 睾丸部　　　　　C. 精索部　　　　　D. 前列腺部　　　　　E. 盆部

9. 关于附睾叙述正确的是（　　　）。

A. 位于睾丸后缘　　　　　B. 分头、体、尾三部分

C. 附睾头由附睾管弯曲盘绕而成　　　　　D. 有储存精子的功能

E. 附睾尾向内下移行为输精管

10. 关于卵巢的叙述正确的是（　　　）。

A. 位于卵巢窝内　　　　　B. 为腹膜内位器官

C. 下端与子宫之间有子宫系膜　　　　　D. 前缘有卵巢门

E. 上端与盆壁之间有卵巢悬韧带

11. 关于输卵管的叙述正确的是（　　　　）。

　　A. 是输送卵子的管道　　　　　　　　　B. 输卵管峡是输卵管结扎部位

　　C. 受精卵在输卵管内发育称宫外孕　　　D. 输卵管漏斗部约占全长的 2/3

　　E. 外侧端借输卵管腹腔口通腹膜腔

12. 关于子宫的叙述正确的是（　　　　）。

　　A. 位于盆腔前方　　　　　　　　　　　B. 分为底、体、颈三部分

　　C. 两侧有输卵管和卵巢　　　　　　　　D. 子宫颈的下端在坐骨棘平面的下方

　　E. 正常姿势是后倾前屈位

13. 卵巢的固定结构有（　　　　）。

　　A. 卵巢悬韧带　　　　B. 卵巢固有韧带　　　C. 子宫圆韧带　　　D. 子宫主韧带　　　E. 盆底肌

二、简答题

1. 简述输尿管的分部及生理性狭窄的意义。

2. 简述女性尿道的毗邻、特点及临床意义。

3. 简述精子的产生及排泄途径。

4. 输卵管由内侧向外侧可分为哪几部分？结扎部位在何处？常于何处受精？

模块十　感觉器官

【知识目标】

　　1.了解感受器的分类及生理特性。

　　2.掌握眼球壁及眼球内容物主要结构与功能。

　　3.掌握前庭蜗器的主要结构与功能。

【能力目标】

　　1.能够根据眼球主要功能分析常见眼科疾病成因。

　　2.在分析声波传导路径基础上，辨识传导性耳聋及神经性耳聋。

　　3.能够针对特殊人群开展眼健康科普宣传实践活动。

【职业素养目标】

　　1.培养将基础理论联系实际的临床思维能力。

　　2.强化医者仁心的职业素养，坚定健康中国的职业信念。

　　人类之所以能看到周围的景色，听到动听的音乐，感受环境的变化，都归功于人体的感觉器官，感觉器官是人体与外界环境发生联系，感知周围事物变化的一类器官。

　　感觉是客观事物在人脑中的主观反映，感觉的产生过程，首先是感受器或感觉器官接受刺激，再将各种刺激转变为相应的神经冲动，沿一定神经传导通路到达大脑皮质的相应部位，经过脑的整合，产生相应的感觉。

1 感受器概述

1.1 感受器和感觉器官

　　感受器是指机体专门感受内、外环境各种不同刺激的结构。感受器广泛分布于人体各部，其结构和功能各不相同。

　　根据分布的部位，感受器可分为内感受器和外感受器。内感受器感受机体内环境变化，多分布于身体内部的器官或组织中，如肺牵张感受器等，其特点是冲动传入中枢后，往往不能引起清晰的感觉，在维持内环境的相对稳定和机体功能的协调统一中起重要作用。外感受器感受外界环境变化，多分布于体表，如声、光、电等感受器，其特点是冲动传入中枢后，能产生清晰的主观感觉。

　　根据所感受刺激的性质，感受器又可分为机械感受器、化学感受器、光感受器和温度感受器等。

　　为更好完成感觉功能，有些特殊的感受器还需有一些附属结构，这些特殊感受器连同附属结构构成的特殊感受装置，称感觉器官。人体最重要的感觉器官有眼（视觉器官）、耳（前庭蜗器）等。

1.2 感受器的一般生理特性

感受器的种类虽然很多，功能也各不相同，但都具有以下一些共同的生理特征。①适宜刺激，即一种感受器通常只对某种特定形式的刺激最敏感、最容易接受；②换能作用，即感受器能把各种不同形式的刺激能量转换为相应传入神经的动作电位；③编码作用，即感受器能把刺激所包含的各种信息转移到传入神经动作电位的系列之中，表现为传入神经产生的神经冲动频率不同以及兴奋的神经纤维数目不同；④适应现象，即当某一刺激持续作用于同一感受器时，其传入神经纤维上的动作电位频率逐渐下降的现象。

视觉器官

2 视觉器官

【病例分析 22】

66 岁胰腺癌患者临终前决定捐赠遗体，医生对其身体状况进行全面评估后，发现患者能捐献的只有眼角膜，患者说："人的生命长度限制不了，但是宽度自己说了算。我得对这个国家、对最需要的人做一点贡献。"

问题：身患癌症的患者为什么仅能捐献角膜呢？这和角膜的哪些结构特点有关呢？

视觉器官是人和动物利用光的作用感知外界事物的感受器官，主要由眼球及其附属结构组成。人对外界各种物体轮廓、形状、颜色、大小和远近等的认识是通过眼的感光作用引起的。

2.1 眼球

眼球位于眼眶内，近似球形，前部稍凸，后部略扁。正常成年人其前后径平均为 24mm，垂直径平均 23mm 。最前端突出于眶外 12～14mm，受眼睑保护。眼球包括眼球壁和眼内容物，其后面借视神经与脑相连（图 10-1）。

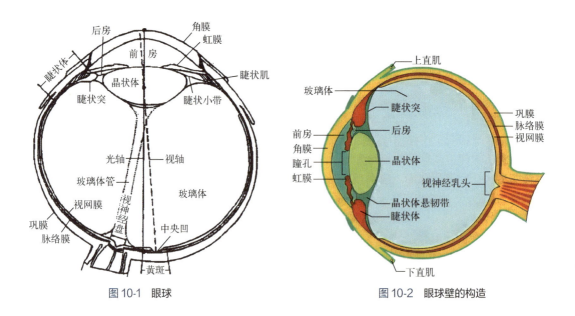

图 10-1　眼球　　　　　　　　　　　图 10-2　眼球壁的构造

（1）眼球壁

眼球壁分为3层，外层为纤维膜，中层为血管膜，内层为视网膜（图10-2）。

① 纤维膜　厚而坚韧，由致密结缔组织构成，为眼球的外壳，有保护眼球内部组织和维持眼球形状的功能，可分为前方的角膜和后方的巩膜。角膜位于纤维膜前1/6部分，主要由透明无血管的结缔组织组成，有丰富的神经末梢，感觉灵敏，具有折光作用。巩膜位于纤维膜层后5/6部分，为白色坚韧不透明的厚膜，表面附有3对眼外肌，后端与视神经表面的硬膜相连，巩膜与角膜交界处的内部有一环形的巩膜静脉窦，是眼房水流出的通道，起着调节眼压的作用（图10-3）。

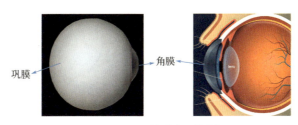

图 10-3　眼球外膜（纤维膜）

② 血管膜　血管膜位于巩膜内面，富有血管和色素，有营养眼内组织的作用，并形成暗的环境，有利于视网膜对光色的感应。血管膜由后向前分为脉络膜、睫状体和虹膜3部分。脉络膜位于眼球壁的后2/3，在睫状体后部。内有丰富的血管和色素，呈棕黑色。其功能是供给眼球营养，吸收眼球内散射后的多余光线。睫状体前方连接虹膜，后方与脉络膜相连。睫状体的前端较厚，表面有放射状突起称睫状突，它能分泌房水。由睫状突发出睫状小带（又称悬韧带）和晶状体相连。睫状体内有平滑肌称为睫状肌，可调节晶体的曲度，以增加视觉清晰度。虹膜位于睫状体前方呈圆盘状，可因人种不同而颜色不同。中央有一圆孔，是光线进入眼球的通道，称为瞳孔。虹膜内有两种不同方向排列的平滑肌，一部分环绕瞳孔周围，称缩瞳肌，另一种呈放射形排列，称扩瞳肌。缩瞳肌受动眼神经中的副交感神经支配，收缩时使瞳孔缩小；扩瞳肌受交感神经支配，收缩时使瞳孔扩大。虹膜与角膜间的夹角称为虹膜角膜角（又称前房角）。

③ 视网膜　视网膜是眼球壁的最内层，紧贴在脉络膜的内面，有许多对光线敏感的细胞，能感受光的刺激。视网膜由3层细胞组成。最外层为感光细胞层，中间层为双极细胞层，最内层为神经节细胞层。神经节细胞的轴突即为视神经纤维，组成视神经，在视神经起始处呈白色圆形隆起，称为视神经乳头，视网膜中心有一卵圆形黄色小点称为黄斑，黄斑中央下陷处称中央凹，是视力最敏锐的地点。

（2）眼球的内容物

眼球的内容物包括房水、晶状体和玻璃体。三者都是透明的，无血管，并具有折光作用。

① 房水　是一种无色透明的液体，充满于眼房内，眼房是角膜与晶状体间的腔隙，由虹膜分隔为前房和后房两部分。房水主要由睫状体分泌产生，然后在眼前房的周缘渗入巩膜静脉窦而至眼静脉。房水有运输营养物质和代谢产物、折光和调节眼压的作用。

📖 知识链接

青光眼

青光眼是一种发病迅速、危害性大、随时导致失明的常见疑难眼病。特征是眼内压间断或持续性升高的水平超过眼球所能耐受的程度而给眼球各部分组织和视功能带来损害，导致视神经萎缩、视野缩小、视力减退，在急性发作期24～48h即可完全失明。作出青光眼的诊断前应先检查4个因素，眼压、视神经的形状和颜色、视野及前房角的情况。常规的青光眼检查常常需要以下两种工具：眼压计和眼底镜。青光眼的基本治疗措施是药物的应用，以增加房水的排出量，或者降低眼内房水的产生量。在大多数病例中药物能安全地控制眼压数年。大多数药物治疗有一定的副作用，如青光眼眼药水、眼膏滴入眼睛时的刺痛感，聚焦困难，头痛或眼球后疼痛，眼红，视力下降或视物模糊（尤其是在夜里）。控制眼压的药物治疗也可能影响身体的其他脏器，产生恶心、食欲减退、手脚麻木、嗜睡、心率改变、精神紊乱等毒副反应。手术是青光眼的另一种治疗方法，但手术有出现并发症的危险，现代发展的激光手术，是一种清理堵塞或打开排液管的方法。开角型青光眼患者，只有当最大剂量药物不能控制眼压，或者患者不能忍受控制眼压药物治疗时才考虑手术。

② 晶状体　呈双凸透镜状，透明而富有弹性，位于虹膜和玻璃体之间。周缘由睫状小带连于睫状突上。其实质由多层纤维构成。晶状体曲度过大，使物像落在视网膜前方，形成近视；晶状体曲度过小，使物像落在视网膜后方，形成远视。

🌐 **课程思政**

光明工程·白内障复明

白内障是眼睛内晶状体发生混浊由透明变成不透明，阻碍光线进入眼内，从而影响了视力。初期混浊对视力影响不大，而后渐加重，明显影响视力甚至失明。白内障有很多病因，有些是先天性白内障（多见于儿童），眼外伤也会导致白内障，某些内科疾病亦可致白内障，如糖尿病、肾炎等，还有并发性白内障，大多数的患者发病与年老有关。

随着显微手术的普及和技术的提高，现代白内障囊外摘除术联合人工晶体植入术已成为应用最广泛的手术方式，该手术操作的要求相对容易，安全性大，并发症少，术后恢复视力的效果好。近年来，又开展了小切口的白内障超声乳化吸出术，术后伤口无需用缝线进行缝合，伤口愈合快，术后散光少，视力恢复快。

值得一提的是，中国扶贫志愿服务促进会针对中西部农村贫困地区白内障患者因病致贫、因病返贫这一问题，2017 年开始组织实施"光明扶贫工程·白内障复明"，动员社会力量广泛参与助力健康扶贫。国家卫健委卫生发展研究中心发布的评估报告显示，该项目到 2020 年已救治 85% 的建档立卡贫困白内障患者，减轻了中西部贫困地区约 20% 的患者就医经济负担，有效防止了白内障患者的因病致贫、因病返贫。目前，该项目更名为"光明工程·白内障复明"项目，重点面向困难群体，做成规范化健康公益项目，计划在"十四五"期间，每年救治 30 万农村白内障患者助力我国眼健康事业高质量发展。

③ 玻璃体　无色透明，半固体，呈胶状，其主要成分是水，充满于晶状体和视网膜之间，具有折光和填充作用。玻璃体内没有血管，它所需的营养来自房水和脉络膜，因而代谢缓慢，不能再生，当发生混浊，看东西时，就会觉得眼前如有蚊虫飞舞。

2.2　眼的附属结构

眼的附属器包括眼睑、结膜、泪器、眼外肌和眶脂体等（图 10-4）。

（1）眼睑

覆盖于眼眶开口处的软组织，被水平方向的睑裂分为上眼睑和下眼睑。睑裂的内眦角较钝，外眦角较锐。眼睑的游离缘生有睫毛，睫毛根部的皮脂腺称为睫毛腺。

（2）结膜

结膜为 1 层薄而透明的黏膜，将眼睑与眼球相结合，由非角化性上皮和其下方的固有层组成。覆盖于前部巩膜表面的部分称为球结膜，以角膜缘为其起点，覆盖于眼睑后面者称睑结膜。

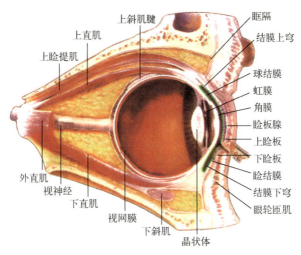

图 10-4　眼的附属结构

（3）泪器

泪器分为泪腺及泪道 2 部分。其中泪道包括泪点、泪小管、泪囊和鼻泪管。

（4）眼外肌

眼外肌为骨骼肌，位于眼球的周围，共有六条，即上直肌、下直肌、内直肌、外直肌、上斜肌和下斜肌。这六条肌肉相互协调收缩，使眼球能正常转动。

（5）眶脂体

眶脂体为填充于眼眶内的脂肪组织，具有支持眼球，对眼球起弹性垫的作用。

2.3　视觉生理

人眼能看清物体，是由于物体所发出的光通过眼的折光系统反射，在视网膜上成像，视网膜上的感光细胞将光能转变成神经冲动，经视神经传入到大脑视觉中枢而产生视觉。因此，眼的视觉功能包括折光成像过程及视网膜的感光细胞将物象转化为视神经冲动的过程。

（1）眼的折光成像及眼的调节

① 眼的折光成像　眼的折光系统是一个复杂的光学系统。它是由折射率不同的光学介质和曲率半径不同的折射界面组成。光学介质包括角膜、房水、晶状体和玻璃体。由于空气与角膜折射率之差在眼的折光系统中最大，因此进入眼内的光线，在角膜处折射最强。

近视

眼的折光成像原理与凸透镜成像的基本原理类似。位于人眼 6m 以外直至无限远的物体，由于它们所发出或反射的光线在到达眼的折光系统时已近似于平行，经眼的折光系统折射后，无须调节正好聚焦于视网膜上，形成一个清晰的倒立实像。过远或过近物体发出的光线均不能在视网膜上形成清晰的物像，只有经过人眼的调节作用才能将物像聚焦在视网膜上。

② 眼的调节　眼的调节包括晶状体凸度的改变、瞳孔的变化以及双眼球的会聚。其中晶状体的调节作用是最主要的。

晶状体调节是一种反射性调节。当看近物时，模糊的视觉形象传至大脑皮质视觉区后，可引起下行冲动到达中脑动眼神经副交感核，经睫状神经传至睫状肌，使其收缩，则连接晶状体睫状小带松弛，晶状体借弹性回缩而变凸，屈光力增强。因此，近物的光线经折射后仍可聚焦于视网膜上，形成清晰的物像。物体距眼球越近，晶状体变凸程度越大，屈光力越强，反之，视远物

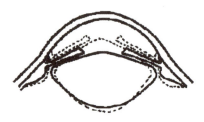

图10-5　视近物时，晶状体和瞳孔的变化
（虚线表示调节后晶状体和虹膜的位置）

时，晶状体凸度变小，屈光力也变小。

瞳孔的大小可随物体的改变而出现相应的变化。在看近物时，双侧瞳孔缩小，看远物时，双侧瞳孔散大。瞳孔的大小还可随光线的强弱而改变。强光刺激可使瞳孔缩小，暗光时瞳孔散大。临床常通过检查瞳孔对光反射，来判断中枢神经系统病变的部位、推测全身麻醉的作用深度及病情危重程度（图10-5）。

此外，看近物时，还会发生双眼眼球同时向鼻侧会聚，称为眼球会聚，以利于形成清晰的物像。

③眼的折光异常　眼的折光异常包括近视、远视、散光（图10-6）。

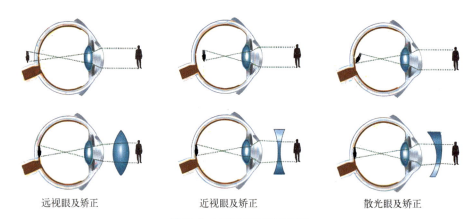

远视眼及矫正　　　　近视眼及矫正　　　　散光眼及矫正

图10-6　眼的折光异常及矫正

A.近视　多数是由于眼球的前后径过长，使来自远处物体的平行光聚集成像在视网膜之前，以致视物模糊。纠正的方法是佩戴一定焦度的凹透镜。

B.远视　大多由于眼球的前后径过短，远处物体的平行光线入眼后聚集于视网膜后而致视物模糊。纠正的方法是佩戴一定焦度的凸透镜。

C.散光　由于角膜的球面曲率不均匀，入眼的光线经折射后，聚集点不在同一平面，以致视物模糊，纠正的方法是佩戴圆柱形透镜。

（2）视网膜的感光换能作用

射入眼内的光线，刺激视网膜的感光细胞，人眼的感光细胞分为视杆细胞和视锥细胞，它们都含有特殊的感光物质，在光的作用下，感光物质发生化学反应，从而引起感光细胞发生一系列的电位变化，继而引起神经节细胞产生神经冲动。此即视网膜的感光换能作用（图10-7）。

（3）视觉的几种现象

① 视力　又称视敏度，指眼对物体形态的精细辨别能力，临床上常用视力表来检查。

② 视野　单眼固定不动地正视前方一点时，该眼所能看到的空间范围称为视野。各种颜色的视野范围不一致，白色视野最大，其后依次为黄色、蓝色、红色，绿色视野最小，临床上检查视野，可以帮助诊断视网膜、视神经方面的病变（图10-8）。

③ 暗适应与明适应　人从明亮处进入暗处时，最初看不清物体，经过一定时间后，才逐渐恢复暗处的视力，此种现象称为暗适应。相反，从暗处突然到亮处时，最初也不能看清物体，需经一段时间才能恢复视觉，此种现象称为明适应。

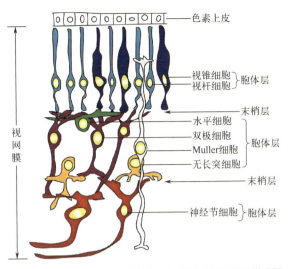

图 10-7 视网膜的主要细胞层次及其联系模式图

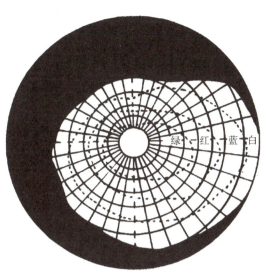

图 10-8 正常人右眼颜色视野图

【课堂互动】

　　人从暗处到明亮处及从明亮处到暗处，瞳孔相应会发生什么样的变化？试着从眼适应的角度分析。

3 前庭蜗器

耳的构造
与功能

　　前庭蜗器又称耳，由外耳、中耳和内耳 3 部分组成（图 10-9）。外耳和中耳是收集、传导声波的结构，内耳有双重感觉功能，是声波和位觉刺激的感受器。

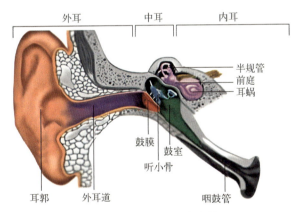

图 10-9 耳（前庭蜗器）的剖面

3.1 前庭蜗器的结构

（1）外耳

外耳分为耳郭、外耳道和鼓膜。

① 耳郭　位于头侧边呈翼状。耳郭的实质性结构部分为软骨，表面覆以皮肤，下方无软骨的柔软部为耳垂。一般哺乳动物的耳郭很发达，可以运动，有助于收集声波和声源定位。人类的耳郭不如动物发达。

② 外耳道　外耳道长 2.5～3cm，向外的开口为耳门，另一端被鼓膜封闭成盲端。一般来说它的走向为向内、向前、再向下。外 1/3 为软骨部，内 2/3 为骨部。软骨部外耳道壁内有变异的汗腺分泌蜡样耳垢，可粘住灰尘和异物，起保护作用。

③ 鼓膜　为一卵圆形的半透明薄膜，厚约 0.1mm，直径约 10mm，位于外耳道的内侧端。鼓膜富有弹性，质地坚韧，向内凹陷呈浅漏斗形。经外耳道传来的声波能引起鼓膜产生振动。临床检查外耳道及鼓膜时，一般将耳郭向后上方牵拉，使外耳道变直，以便观察鼓膜；但检查婴幼儿时，由于其外耳道发育不完全，短而直，鼓膜较水平，则将耳郭向后下方牵拉。

（2）中耳

中耳包括鼓室和咽鼓管。

鼓室是一仅由上皮覆盖开口于颞骨外的中空腔隙，容积 1～2cm³。内有 3 块听小骨，根据其外形分别命名为锤骨、砧骨和镫骨。锤骨的“柄”附着于鼓膜的内表面，锤骨的“头”与砧骨相关节，而砧骨又与镫骨相关节，构成具有杠杆特性的听骨链。镫骨底板抵于前庭窗上，周围有韧带封闭。鼓室有几个开口，一个开口是外耳道，由鼓膜封闭；两个开口进入内耳，一是前庭窗或卵圆窗，另一个是蜗窗或圆窗，分别被一层膜封闭；还有一个咽鼓管或称耳咽管，与咽部相通；向后，可与颞骨乳头内的一些气室相通。咽鼓管能起到平衡鼓膜内外压力的作用，防止在产生明显压力差时不舒服和鼓膜破裂，人在乘飞机升空的过程中会感受到这种压力的变化。

鼓室内还有与听觉有关的鼓膜张肌和镫骨肌，各有一端分别附着在锤骨柄和镫骨颈部。在高强度声刺激时，能引起这两块听小肌发生反射性收缩，提高其张力，衰减由听小骨传入内耳的振动能量，以保护内耳。

（3）内耳

内耳位于颞骨岩部骨质内，由一系列复杂的管道系统组成，又称迷路。分骨迷路和膜迷路。

骨迷路是由骨密质构成的管道，由后外向前内依次分为骨半规管、前庭和耳蜗三部分（图10-10）。膜迷路是一套封闭的膜性管道，大致相应地套于骨迷路内，由后外向前内分为膜半规管、椭圆囊和球囊、蜗管 3 部分，其内含内淋巴。骨迷路和膜迷路之间的腔隙含有外淋巴。外淋巴与内淋巴互不相通（图10-11）。

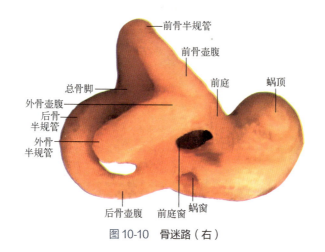

前骨半规管

前骨壶腹

前庭

蜗顶

总骨脚

外骨壶腹

后骨半规管

外骨半规管

后骨壶腹　前庭窗　蜗窗

图10-10　骨迷路（右）

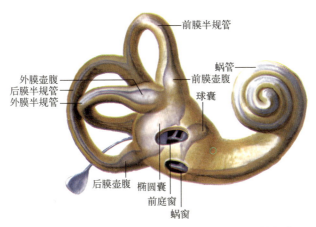

前膜半规管

蜗管

外膜壶腹
前膜壶腹
后膜半规管
球囊
外膜半规管

后膜壶腹 椭圆囊
前庭窗
蜗窗

图 10-11　内耳骨迷路与膜迷路的关系（右侧，前外侧面）

3.2　前庭蜗器的功能

（1）感知声音

声波经外耳道到达鼓膜，引起鼓膜相应的振动。经听小骨振动，继而前庭窗膜振动，冲击耳蜗内的外淋巴，引起基底膜和内淋巴振动，使毛细胞位置发生变化，毛细胞受到刺激而兴奋，产生相应的电位变化而引起蜗神经产生传入冲动，经几级神经元的传导最后到达大脑皮质颞叶的听觉中枢而产生听觉（图 10-12）。

外耳和中耳部位发生病变所引起的听力减退称为传导性耳聋。内耳及听神经部位发生病变所致的听力丧失称神经性耳聋。如链霉素和卡那霉素等可损伤听神经，引起耳鸣、耳聋，使用这些药物时应格外小心。

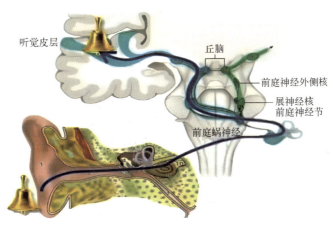

听觉皮层

丘脑

前庭神经外侧核

展神经核
前庭神经节

前庭蜗神经

图 10-12　听觉传导通路

📖 知识链接

药物中毒性耳聋

药物中毒性耳聋是由于抗生素类药物剂量过大或者患者对该药物有特殊的敏感性，在用药后出现的耳聋。我国 7 岁以下儿童，因为不合理使用抗生素造成耳聋的数量多达 30 万，占总体聋哑儿童的比例高达 30%～40%。其中，绝大多数的聋儿都是因为在小时候注射链霉素而"一针致聋"，永久失去了听力。

引起耳聋的抗生素，称耳聋性抗生素，常见有庆大霉素、链霉素、卡那霉素、新霉素等，它们能损害听觉神经与肾脏功能。据统计，每 1000 人中有 1～3 人对此类抗生素特别敏感，他们只要应用少量抗生素即可中毒。

（2）平衡功能

前庭器是感受人体运动状态及所处空间位置的感受器。内耳中的椭圆囊、球囊和三个膜半规管均含有感受性毛细胞。当人体头的位置改变，作直线变速运动或旋转变速运动时，皆可引起前庭器的内淋巴流动，刺激毛细胞而兴奋，产生神经冲动，沿前庭神经传入中枢，引起对机体所处空间位置及变速运动的感觉，同时还可反射性地引起身体姿势的改变，以保持身体的平衡。

前庭器受到异常刺激或其功能发生障碍时，常引起恶心、呕吐、眩晕等症状，称为前庭自主神经性反应。有人前庭功能过于敏感，受到轻微刺激就产生不适反应，严重时称为晕动病，如晕车、晕船等。

4 皮肤

皮肤被覆于身体表面，由表皮和真皮两部分组成，两部分紧密联系，借皮下组织与深部的组织相连，皮肤内有由皮肤衍生的毛发、指（趾）甲、皮脂腺和汗腺，统称皮肤的附属器官。皮肤有保护深部结构、感受刺激、调节体温、排泄和吸收等功能。

4.1 皮肤的基本结构

皮肤由表皮和真皮构成（图 10-13）。

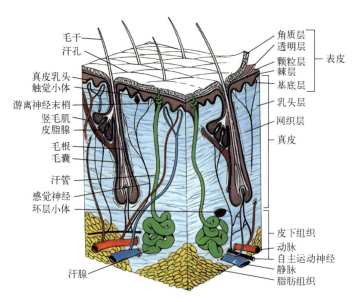

图 10-13　皮肤结构模式图

（1）表皮

表皮是皮肤的最外层，由角化的复层扁平上皮构成，无血管分布。上皮细胞之间有丰富的游离神经末梢。表皮可分为五层，由浅向深依次为角质层、透明层、颗粒层、棘层和基底层，后两层合称生发层。表皮的基底层为一层低柱状的基底细胞，细胞分裂增生能力强，增生的细胞向浅层推移，逐渐分化为其余各层细胞。

表皮是皮肤的重要保护层，而角质层的保护作用尤为明显，它对多种物理性和化学性刺激具有很强的耐受力，能阻止异物和病原体侵入，并能防止体内水分的丢失。

（2）真皮

真皮位于表皮深面，由致密结缔组织构成。真皮又分为乳头层和网状层，两层之间并无明显分界。乳头层内除含有丰富的毛细血管外，还含感觉神经末梢、触觉小体，皆为皮肤接受刺激的感受器。网状层在乳头层深面，较厚，是真皮的主要组成部分。此层内有较大的血管、淋巴管、神经以及汗腺、毛囊和皮脂腺等。

4.2　皮肤的附属器

（1）毛发

人体表面，除手掌、足底等处外，均有毛发分布。毛发可分为毛干和毛根两部分，毛发伸到皮肤之外的部分称毛干，埋藏于皮肤之内的部分称毛根。包绕在毛根周围的多层上皮细胞和结缔组织称毛囊。毛囊底部的上皮细胞不断分裂增殖而使毛根不断生长，毛干也随之增长。毛发的一侧附有一斜行的平滑肌束，称竖毛肌。它一端附于毛囊，另一端终止于真皮乳头层。竖毛肌受交感神经支配，收缩时使毛发竖直，皮肤呈鸡皮状。

（2）皮脂腺

皮脂腺多位于毛囊及竖毛肌之间，是一种泡状腺。腺细胞质中充满许多小脂滴，分泌时，整个细胞破溃形成皮脂。皮脂经很短的导管排入毛囊。毛囊开口于皮肤表面，皮脂经毛囊可排出体外，润滑皮肤及毛发。皮脂腺的分泌受雄激素和肾上腺皮质激素控制。在青春期分泌旺盛，当皮脂腺开口阻塞时，则形成粉刺。

（3）汗腺

汗腺为管状腺，由分泌部和导管部构成。分泌部位于真皮深部或皮下组织内，管道盘曲成团。导管部从真皮向表皮蜿蜒上行，开口于皮肤表面的汗孔。人体的皮肤绝大部分都有汗腺分布，以手掌和足底处汗腺最多。分布于腋下、乳晕、阴部等处的汗腺较大称大汗腺。大汗腺分泌物较浓稠，经细菌分解后可发出特别臭味，由腋下发出的臭味俗称狐臭。

（4）指（趾）甲

指（趾）甲露于体表的部分称甲体；甲体下的皮肤称甲床；甲体近侧部埋入皮肤内称甲根；甲根深部的上皮为甲母质，为指（趾）甲的生长点。

4.3　皮肤的感觉功能

一般认为皮肤感觉包括由机械刺激引起的触觉、压觉，由温度刺激引起的温度觉（冷觉和热觉），以及由伤害性刺激引起的痛觉。

（1）触觉和压觉

触觉是轻微的机械刺激作用于皮肤引起的，压觉是较强的机械刺激作用于皮肤引起的，两者适宜刺激均是机械刺激，统称为触压觉。触压觉感受器是游离神经末梢、毛囊感受器或环层小体等。鼻、唇、指尖等处触压觉感受器密度最高，故最为敏感。

（2）温度觉

冷觉和热觉合称温度觉，分别由冷感受器和热感受器兴奋而引起，一般皮肤的冷感受器较热感受器多。

（3）痛觉

痛觉由各种不同性质的伤害性刺激引起。皮肤的痛觉感受器都是游离神经末梢，当伤害性刺激作用于皮肤时，可出现两种类型的痛觉，先快痛和后慢痛。快痛是一种定位明确、感觉清晰的尖锐"刺痛"，发生快，消失也快，一般没有明显的情绪变化。慢痛是一种定位不精确、感觉较模糊的"烧灼"痛，疼痛的发生和消退都比较缓慢，往往会出现心率加快、血压升高、瞳孔扩大和汗腺分泌等表现，并伴有明显的情绪反应。

5 常见感觉器官疾病认知

5.1 沙眼

沙眼是由沙眼衣原体引起的一种慢性传染性结膜炎。因在睑结膜面形成粗糙不平的外观，呈沙粒样，故称为沙眼。沙眼是致盲的主要疾病之一。

（1）病因

沙眼的病原菌是沙眼衣原体。沙眼为双眼发病，通过直接或间接接触污染物传播，节肢昆虫也是传播媒介。易感危险因素包括不良的卫生条件、营养不良、酷热或沙尘气候。热带、亚热带区或干旱季节容易传播。

（2）临床表现

一般起病缓慢，多为双眼发病，但轻重程度可有不等。沙眼衣原体感染后潜伏期为 $5\sim14d$。幼儿患沙眼后，双眼发病，有异物感、畏光、流泪，有黏液或黏液脓性分泌物，可自行缓解，不留后遗症。

成人沙眼为亚急性或急性发病过程，早期即出现并发症。沙眼初期表现为滤泡性慢性结膜炎，以后逐渐进展到结膜瘢痕形成。急性期症状包括畏光、流泪、异物感，较多黏液或黏液脓性分泌物。可出现眼睑红肿、结膜明显充血，乳头增生，上下穹隆部结膜满布滤泡，可合并弥散性角膜上皮炎及耳前淋巴结肿大。

慢性期无明显不适，仅眼痒、异物感、干燥和烧灼感。结膜充血减轻，结膜污秽肥厚，同时有乳头及滤泡增生。病变过程中，结膜的病变逐渐为结缔组织所取代，形成瘢痕。

（3）治疗

原则上以局部用药为主。重症沙眼除滴眼药外，还可辅以手术治疗。

① 药物治疗　沙眼衣原体对四环素族、大环内酯类及氟喹诺酮类抗菌药物敏感。局部可滴用 0.1% 利福平或 15% 磺胺醋酰钠滴眼液，晚上用四环素软膏或红霉素软膏。急性期或严重的沙眼应全身应用抗生素治疗，可口服多西环素或红霉素。

② 手术治疗　手术矫正倒睫及睑内翻，是防止晚期沙眼瘢痕形成导致失明的关键措施。

5.2　细菌性结膜炎

【病例分析23】

　　患者，男，16岁，双眼先后出现发痒、发红、异物感2d。自述眼部分泌物多，晨起时明显，检查：双眼结膜明显充血，以穹隆部结膜为甚，角膜透明。

　　问题：1. 患者初步诊断为什么疾病？
　　　　　2. 如何指导该患者正确用药？
　　　　　3. 如何对该患者进行健康教育？

　　正常情况下结膜囊内可存有细菌，这些正常菌群主要是表皮葡萄球菌、类白喉杆菌和厌氧痤疮丙酸杆菌，这些细菌可通过释放抗生素样物质和代谢产物，减少其他致病菌的侵袭。

　　细菌性结膜炎是一种常见感染性眼部疾病，约占所有结膜炎患者的5%。当患者有结膜炎症和脓性渗出物时，应怀疑该病。

（1）病因

　　常见的致病菌为Koch-Weeks杆菌、肺炎球菌、流感嗜血杆菌，金黄色葡萄球菌也可见到。

（2）临床表现

　　① 急性细菌性结膜炎　俗称"红眼病"，是由细菌感染引起的一种常见的急性流行性眼病。发病有季节性，春秋两季多见，传染性强，也可流行于学校、工厂等集体生活场所。多双眼发病，潜伏期1～3d，两眼同时或相隔1～2d发病。发病3～4d炎症最重，以后逐渐减轻。其主要特征是发病急，结膜明显充血，有脓性或黏液脓性分泌物，有自愈倾向，病程多为2～4周。

　　A. 自觉患眼刺痒有异物感，严重时有眼睑沉重感及畏光、流泪和烧灼感。

　　B. 有时因分泌物附着在角膜表面瞳孔区，造成暂时视物不清，冲洗后即可恢复视力。

　　C. 眼睑肿胀，睑、球结膜明显充血呈鲜红色，以睑部及穹隆部结膜最为显著。

　　D. 有大量脓性或黏液脓性分泌物，严重者在结膜面可有假膜出现，又称假膜性结膜炎。

　　E. 结膜下出血，球结膜下散在点、片状出血。

　　F. 角膜并发症主要是由Koch-Weeks杆菌引起。表现为卡他性角膜边缘浸润及溃疡，病变开始呈浅层点状浸润，以后浸润互相融合，遗留云翳。

　　② 慢性细菌性结膜炎　可由急性结膜炎演变而来，或毒力较弱的病原菌感染所致。多见于鼻泪管阻塞或慢性泪囊炎患者，或慢性睑缘炎或睑板腺功能异常者。金黄色葡萄球菌和摩拉克菌是慢性细菌性结膜炎最常见的两种病原体。

　　A. 主要症状为患眼痒、干涩感、刺痛、异物感、眼睑沉重及视力疲劳等，尤以晚间或阅读时明显加重。

　　B. 睑结膜轻度充血，长期慢性炎症刺激者则出现睑结膜充血、肥厚、粗糙、有乳头增生，呈天鹅绒状。

　　C. 有黏液性或白色泡沫样分泌物，量少，常聚集于眦部。

（3）治疗

　　去除病因，抗感染治疗，在发病早期和高峰期做分泌物涂片或结膜刮片检查，确定致病菌，并做药敏试验，选择有效药物治疗。根据病情的轻重可选择结膜囊冲洗、局部用药、全身用药或联合用药。

① 结膜囊冲洗　对分泌物多的患者，可用 3% 硼酸溶液或生理盐水冲洗结膜囊；冲洗时要小心操作，避免损伤角膜上皮，冲洗液勿流入健眼，以免造成交叉感染。

② 局部治疗　根据不同的病原菌选用不同的抗生素眼药水滴眼，常用药物有广谱氨基糖苷类或喹诺酮类药物，如 0.3% 妥布霉素、0.3% 氧氟沙星、0.3%～0.5% 左氧氟沙星滴眼剂或眼药膏。

5.3　中耳炎

【病例分析 24】

患者，男，36 岁，半月前因右侧外耳瘙痒，用棉棒擦拭后发生疼痛，未在意，5d 前感觉疼痛加重。查体：T 39.8℃，R 26 次 /min，BP 110/70mmHg，听力尚佳，右侧外耳有黄色脓性分泌物，耳郭牵拉痛，乳突区压痛，听力正常。

问题：1. 患者初步诊断为什么疾病？
　　　2. 如何对该患者进行健康教育？

中耳炎是累及中耳（包括咽鼓管、鼓室、鼓窦及乳突小房）全部或部分结构的炎性病变，好发于儿童。可分为非化脓性及化脓性两大类。非化脓性中耳炎包括分泌性中耳炎、气压损伤性中耳炎等，化脓性中耳炎有急性和慢性之分。本节主要讲述化脓性中耳炎。儿童患有急性中耳炎如不进行规范化处理，可导致患儿听力下降，严重者可引起颅内外并发症，包括耳后和耳下脓肿，以及脑膜炎、硬膜外脓肿、硬膜下脓肿、脑脓肿等颅内并发症，甚至危及生命。

（1）病因

① 急性化脓性中耳炎　主要致病菌为肺炎链球菌、流感嗜血杆菌、乙型溶血性链球菌、葡萄球菌及绿脓假单胞菌等。致病菌经咽鼓管感染中耳最常见，尤其是儿童发生急性上呼吸道感染时，隐匿于鼻咽部的致病菌更易经咽鼓管侵犯中耳。

② 慢性化脓性中耳炎　主要致病菌为金黄色葡萄球菌、绿脓假单胞菌及变形杆菌等，可合并两种以上细菌的混合感染，且菌种常有变化。病变位于鼓室、鼓窦、乳突和咽鼓管。部分患者可伴中耳胆脂瘤。

（2）临床表现

急性中耳炎可以发生在任何年龄，但最常发生在 3 个月到 3 岁。最常见的初始症状为耳痛，常伴听力下降。婴儿常仅表现为烦躁或入睡困难。发热、恶心、呕吐、腹泻多发生在儿童。

慢性中耳炎可由急性中耳炎、咽鼓管阻塞、机械性外伤、热或化学灼伤、气流伤或医源性损伤（如鼓膜切开通气管置入术后）引起。

慢性中耳炎常在上呼吸道感染，或洗澡、游泳时水进入中耳后加重。感染常由革兰氏阴性杆菌或金黄色葡萄球菌引起，导致无痛性、化脓性的，有时有臭味的耳溢液。持续的慢性中耳炎常引起中耳的破坏性病变（如砧骨长突的坏死）或耳内息肉（肉芽组织通过鼓膜穿孔脱出到耳道）。

慢性中耳炎常表现为传导性耳聋和耳漏。除非发生相关的颞骨骨炎，疼痛很少见。鼓膜穿孔并流脓，耳道被肉芽组织堆砌和浸渍。

（3）治疗

① 抗菌药物　推荐选用口服阿莫西林或选择口服大环内酯类的阿奇霉素等。以上药物治疗无效，可选用第 2 代或第 3 代头孢菌素，如肌注头孢曲松和口服头孢地尼等。

②局部治疗

A. 1%酚甘油滴耳剂，主要针对急性非化脓性中耳炎的早期耳痛症状。

B. 3%过氧化氢清洗加局部采用非耳毒性抗菌药物滴耳剂，主要针对化脓性中耳炎的耳流脓。

C. 鼻腔局部用减充血剂（使用不能超过7d），以及抗组胺药或鼻用激素，可缓解咽鼓管咽口炎性黏膜的肿胀，降低中耳腔负压，减少渗出，减缓疼痛。

③手术治疗 鼓膜切开引流术主要针对急性化脓性中耳炎引起的并发症，如耳后脓肿、急性化脓性乳突炎等。

实训十一 感觉器官的观察与识别

【实训目的】

通过观察标本和模型，识别眼、眼附属器官、耳的组成与结构，并能准确说出其名称、位置和主要功能。

【实训材料】

1. 眼球放大模型；

2. 眼内结构解剖标本；

3. 牛眼球冠状切面标本；

4. 耳放大模型；

5. 听小骨标本或模型；

6. 内耳迷路模型。

【实训内容和方法】

1. 利用眼球放大模型观察眼球的形态和构造，并注意视神经盘和黄斑的位置。

2. 利用眼球切面标本或模型观察眼球壁和眼球内容物及眼房。

3. 在活体观察上、下睑，睑结膜、球结膜，角膜、虹膜和瞳孔的形态。

4. 利用耳放大模型观察耳的分部及各部的结构。

5. 利用耳放大模型观察鼓室、咽鼓管的位置和形态，并注意观察鼓室内听小骨的位置和连接关系。

6. 利用骨迷路模型观察骨迷路，辨认骨半规管、前庭和耳蜗的位置及形态；骨迷路和膜迷路之间的关系。

【总结与思考】

结合实验内容，说说视觉的盲区是如何形成的。为什么日常生活中人们感觉不到盲区？

 目标检测

一、选择题

（一）单项选择题

1. 关于角膜，错误的说法是（ ）。

　A. 无色透明　　　　　B. 有屈光作用　　　　C. 无毛细血管及感觉神经末梢　　　　　D. 富有弹性

　E. 表层损伤后，能很快再生恢复

2. 角膜内含有（ ）。

　A. 毛细血管　　　　　B. 感觉神经末梢　　　C. 色素细胞　　　　D. 毛细淋巴管　　　　E. 视细胞

3. 沟通眼球前、后房的结构是（　　　）。

　　A. 虹膜角膜角　　　　B. 巩膜静脉窦　　　　C. 泪点　　　　D. 瞳孔　　　　E. 眼静脉

4. 关于虹膜，说法正确的是（　　　）。

　　A. 分泌房水　　　　　　　　　　　B. 是中膜的中间部分

　　C. 内含瞳孔开大肌，为副交感神经支配　　D. 为脉络膜的一部分

　　E. 颜色因人种而异

5. 无屈光作用的结构是（　　　）。

　　A. 房水　　　　　　　B. 玻璃体　　　　　　C. 虹膜　　　　D. 角膜　　　　E. 晶状体

6. 产生房水的部位是（　　　）。

　　A. 玻璃体　　　　　　B. 晶状体　　　　　　C. 睫状体　　　　D. 虹膜　　　　E. 脉络膜

7. 属鼓室内的结构是（　　　）。

　　A. 听小骨　　　　　　B. 球囊　　　　　　　C. 螺旋器　　　　D. 半规管　　　　E. 乳突窦

8. 镫骨底附着于（　　　）。

　　A. 前庭窗　　　　　　B. 蜗窗　　　　　　　C. 鼓膜　　　　D. 蜗孔　　　　E. 前庭半规管开口

9. 关于咽鼓管，说法正确的是（　　　）。

　　A. 为鼓室与口腔的通道　　　　　　B. 后外侧为软骨部，内侧为骨部

　　C. 向外开口于鼓膜　　　　　　　　D. 小儿咽鼓管短细

　　E. 平时处于关闭状态

10. 感光最敏锐处是（　　　）。

　　A. 视神经乳头　　　　B. 视网膜　　　　　　C. 黄斑　　　　D. 中央凹　　　　E. 眼球后极

（二）多项选择题

1. 关于视近物时晶状体的调节过程，错误的有（　　　）。

　　A. 睫状肌收缩　　　　B. 睫状小带被拉紧　　C. 晶状体曲率减少　　D. 晶状体的折光能力增强

　　E. 将近处辐射光线聚焦在视网膜上

2. 关于眼球，说法正确的有（　　　）。

　　A. 由眼球壁及其内容物组成　　　　　　　　B. 内容物包括泪器、眼睑等

　　C. 屈光装置包括角膜、晶状体、玻璃体和房水　　D. 后部借视神经连于端脑的视交叉

　　E. 眼轴是通过前、后极的连线

3. 关于瞳孔，说法正确的有（　　　）。

　　A. 位于虹膜的中央　　　　　　　　　　　　B. 周缘有两种平滑肌来调节瞳孔大小

　　C. 瞳孔开大肌由动眼神经支配　　　　　　　D. 强光照射时瞳孔缩小

　　E. 为房水循环的必经通道

4. 眼球壁包括（　　　）。

　　A. 巩膜　　　　　　　B. 睫状体　　　　　　C. 脉络膜　　　　D. 球结膜　　　　E. 视网膜

5. 眼的屈光装置包括（　　　）。

　　A. 房水　　　　　　　B. 晶状体　　　　　　C. 玻璃体　　　　D. 角膜　　　　E. 结膜

6. 关于晶状体，说法正确的有（　　　）。

　　A. 位于角膜的后方　　B. 为无色透明富有弹性的双凸透镜状　　C. 无血管神经

　　D. 视近物时变凸　　　E. 视近物时变薄

7. 关于房水，说法正确的有（　　　）。

　　A. 由睫状体产生　　　B. 由眼后房注入巩膜静脉窦　　　C. 由眼前房注入巩膜静脉窦

　　D. 维持正常眼压　　　E. 青光眼是房水回流受阻所致

8. 关于睫状体，说法正确的有（　　　）。

A. 是中膜的肥厚部分   B. 有睫状小带连于晶状体

C. 产生房水   D. 其内的睫状肌受动眼神经支配

E. 睫状肌参与瞳孔的调节

9. 关于中耳，说法正确的有（   ）。

A. 由鼓室与鼓室壁组成   B. 借肌咽鼓管通鼻咽部

C. 是声波传导的重要组成部分   D. 中耳炎时可导致颅内感染和面瘫

E. 内含有听觉感受器

10. 骨迷路包括（   ）。

A. 耳蜗   B. 前庭   C. 半规管   D. 蜗管   E. 球囊

二、简答题

1. 说明房水的循环途径和生理作用。

2. 简述声波的传导路径。

参考文献

[1] 张颖囡，刘璋.人体解剖与生理.2版.北京：化学工业出版社，2024.

[2] 钱兴勇.正常人体结构与功能.北京：中国科学技术出版社，2017.

[3] 孙志军，李宏伟.医学基础.3版.北京：人民卫生出版社，2018.

[4] 虎松艳.实用医药基础知识.2版.北京：化学工业出版社，2013.

[5] 王海梅，韩芬.人体解剖生理学.上海：上海浦江教育出版社，2022.

[6] 赵冰.临床医学概论.北京：中国医药科技出版社，2019.

[7] 孙秀玲.人体解剖学.2版.北京：化学工业出版社，2025.

[8] 楚德昌.人体解剖生理学.2版.北京：化学工业出版社，2019.

[9] 楚德昌.人体解剖生理学实验.2版.北京：化学工业出版社，2021.

[10] 阮志燕.实用医学概要.北京：化学工业出版社，2018.

[11] 宋桂红，崔杏芳，范国正.临床医学概要.北京：化学工业出版社，2025.

目标检测
参考答案

病例分析
参考答案